U0501608

博客：http://blog.sina.com.cn/bjwpcpsy
微博：http://weibo.com/wpcpsy

艾瑞克森
催眠治疗理论

Therapeutic Trances——The Cooperation Principle in
Ericksonian Hypnotherapy

[美] 斯蒂芬·吉利根 著 王峻 谭洪岗 吴薇莉 译

世界图书出版公司

北京·广州·上海·西安

图书在版编目（CIP）数据

艾瑞克森催眠治疗理论 /（美）吉利根（Gilligan，S. G.）著；王峻等译。—北京：世界图书出版公司北京公司，（2022.9重印）
书名原文：Therapeutic Trances: The Cooperation Principle in Ericksonian Hypnotherapy
ISBN 978-7-5062-8685-5

Ⅰ.艾... Ⅱ.①吉... ②王... Ⅲ.心理学—催眠治疗 Ⅳ.R 749.057

中国版本图书馆CIP数据核字（2007）第105095号

Therapeutic Trances By Stephen G. Gilligan
Original English Language Edition© 1987 by Stephen G. Gilligan
Authorized translation from English language edition published by Routledge, part of Taylor & Francis Group LLC.
Simplified Chinese edition ©2006 by BEIJING WORLD PUBLISHING CORPORATION
All rights reserved.

艾瑞克森催眠治疗理论

作　　者：	[美] 斯蒂芬·吉利根
译　　者：	王峻 谭洪岗 吴薇莉
责任编辑：	俞涛
装帧设计：	黑羽平面工作室

出　　版：	世界图书出版公司北京公司
发　　行：	世界图书出版公司北京公司
	（地址：北京朝内大街 137 号　邮编：100010　电话：64077922）
销　　售：	各地新华书店
印　　刷：	三河市国英印务有限公司

开　　本：	787 × 1092　1/16
印　　张：	21
字　　数：	332 千
版　　次：	2007 年 10 月第 1 版　2022年9月第14次印刷
版权登记：	图字 01-2007-3159

ISBN 978-7-5062-8685-5/R·160　　　　　　　　　　定价：58.00 元

序言

在1986年圣地亚哥的第二届催眠与策略干预年会上，我有幸与Stephen Gilligan共事。年会由圣地亚哥的米尔顿·艾瑞克森学院主办，Gilligan在他的讲话中说了这个笑话："换一个灯泡需要多少艾瑞克森学派治疗师？答案是8个。1个人换灯泡，7个人讲隐喻故事，故事的内容是艾瑞克森会如何把这件事做得更好。"

好在，这本书不是关于艾瑞克森如何做得更好的。事实上，它甚至都不是关于艾瑞克森的。虽然主题是艾瑞克森学派的催眠诱导，但这实际上是一本治疗性改变的手册——教你提升作为治疗师的沟通能力的书。

当然，所有治疗师都会从提升沟通技能中获益。这个行业令人振奋的一面是，我们没有切实的工具——只有沟通艺术。我们仅有的工具，就是我们自己。

为了使沟通具有治疗效果，你需要愈加意识到你所给信息的效果，和你所给的信息能够具有的效果。在这个意义上，这本书是关于艾瑞克森的，因为没有人能够成为比他更好的沟通榜样。他用了他的整个生涯来提升他的人际意识和人际影响力。

许多人追寻艾瑞克森，并对他原创的和持久的贡献持有浓厚兴趣。他们包括：Jay Haley、Ernest Rossi、Richard Bandler、John Grinder、Stephen Gilligan、Carol Lankton、Michele Ritterman和Bill O'Hanlon。后来，这些专家发展了帮助实践者的模型，他们在自己的临床工作中达到了艾瑞克森所达到的某些高度。甚至杰出的人类学家Margaret Mead和Gregory Bateson，也向艾瑞克森学习他的方法。

在本书中，Gilligan带入了他作为实验心理学家的训练，并综合了其导师Erickson、Bandler、Grinder以及Bateson的方法。从这三个源头，他创建了自己的模型——最新的更新模型。他的方法带有他学得最好的课程的烙印：创造性、勇敢、深刻——如何有效地加入（join）催眠，还有语言学和哲学。

Gilligan不只是合成者，他也是先驱和发扬光大的人。他对心理治疗的贡献是原创的，也是持久的，就像这本书是原创的和持久的一样。为了从历史的观点看这本书，我们要对米尔顿·艾瑞克森有所了解。艾瑞克森是一位精神科医生，是现代催眠之父，也是催眠的后续产物——简快策略治疗的创始人。他是一位心理治疗大师，他使用催眠是因为这是影响力沟通的典范模式。艾瑞克森以使用间接的基于催眠的方法而闻名，他使用这一技术，是因为这是让来访者意识到他们改变的能力，并得到其合作的最有效的方法。

治疗的一个主要问题是增强病人的服从性。病人前来治疗，常常是因为他们失去了与自我内部和重要他人合作的能力。他们在限制选择的重复模式中迷失，失去了走向改变的内在能力。

催眠诱导无疑可以促进合作，即使直接提议也是如此。例如，如果在有效的催眠诱导后告诉病人"香烟的味道很糟糕"，病人也会接受。事实上，艾瑞克森在中年就强调，催眠诱导的主要目标是引发病人的合作。

Gilligan帮我们了解到，如何有效使用非常规的艾瑞克森派治疗沟通，尤其是在诱导催眠状态方面。诱导是一个过程，其间，治疗师帮助病人形成新的富有弹性的观点，病人学习如何产生催眠现象，如知觉改变，自主（非意志控制的）行为，改变记忆功能，等等。

检验催眠所能达到的效果，我们会震惊于症状与催眠现象之间如此相似。例如，恐怖症病人会用关于未来的鲜明的（甚至是不自主的）"可怕景象"吓倒自己；而在催眠中，同一个病人可以同样鲜明地想象愉悦场景。

艾瑞克森用一句俗语描述根本准则："如果你有幻想的痛苦，你也可以有幻想的快乐。"追随艾瑞克森的脚步，我已经指出了将问题保持下来的机制，这同时也是产生解决方案的机制。事实上，机制总是良性的。最后的结果（表现出抱怨的）可能有问题，但结果不好并不意味着治疗师要把婴儿连同洗澡水一起泼掉。病人发展出的问题策略，可以看做是良性甚至正面的。因为这些策略已经发展得很好，使用它们好过扔掉它们再去发展新的策略。

不同于以往作者的是，Gilligan详述并发展了保持问题、产生催眠现象、产生解决方案机制的相似性。这是非常重要的概念，单是这一点，学习这本书便很有价值。同时本书还有其他的贡献。明显的例子就是精细分析了对于催眠病人的"既是/又是"推理、联想与隔离策略，以及混乱技术。事实上，Gilligan关于混乱（confusion）的那一章，是在艾瑞克森20多年前的原创文章之后，这一技术的最重要的进展。令人惊讶的是治疗性混乱没有更多的相关资料，因为艾瑞克森认为这是他为催眠所贡献的最重要的技术。Gilligan的篇章丰富了治疗脉络，未来的多年将会被继续引用。

本书还有一个品质，这是不用参加Gilligan国际闻名的工作坊，而最能体验Gilligan本人的一本书。Gilligan在他的工作坊里，着重强调治疗师的成长和发展。

这本书也类似。这是第一本对于治疗师，和对病人、问题、技术、理论同等强调的催眠书籍。书中给予了治疗师实用方法来有效地实施催眠和处理"难以接纳的体验"，例如，治疗师带到情境中的问题。

本书是艾瑞克森学派催眠的基本原理书——根本准则和基本技术。它是实践理念的宝藏，给了治疗师要提问的具体问题，也给了要寻求的总体治疗理念。学者风范的概念写得严谨有序。我们更期待现实版本：技术被当场示范而不只是加以解释。在艾瑞克森式方法使人们注意到催眠的时代，这本书将激励其生长和发展。

所以，需要多少个艾瑞克森治疗师来换灯泡？答案是：1个。但有了Gilligan让我们了解怎样做得更好，这绝对有帮助。

学习Gilligan是一种享受。我期待着这本书的效果。

Jeffrey K. Zeig博士

米尔顿·艾瑞克森基金会会长

亚利桑那州，凤凰城

1986年8月

前言

本书是关于催眠的治疗用途的书籍。它主要是为治疗师而写，虽然其他健康专业人士也会从中受益。基于与艾瑞克森博士的长期密切合作，本书的目的是为读者提供一种治疗师如何通过与来访者合作来解决问题的感觉。

本书的主要前提假设是，催眠是描述体验如何被生成的极佳模型。催眠被定义为一系列体验式专注的交互序列，该序列将产生一种改变的意识状态，在其中自我表达开始自发发生（即，没有意识的干预）。正如我们将要看到的那样，这种自然方法使来访者不仅体验到"失去控制"的症状，而且体验到公用语言所描述的治疗性催眠状态；因此，问题取向就成了已经见效的自然的"催眠诱导"取向（cf. Ritterman, 1983）。用相同的语言描述问题及其解决方法，就允许了催眠诱导和其他治疗性沟通直接从来访者采用的"问题诱导"演变过来。通过这种方式，艾瑞克森学派从业者正是使用来访者保持有限现实的这种模式，来扩展出多种可能性。

该观点的另一个主要前提假设是，体验的价值主要决定于其情境。例如，一个年轻的女性来访者抱怨说，数月来每当她闭上眼睛试图放松一下时，她就会看到热情的"眼睛"。这双眼睛是脱离实体的（即，与脸或身体分离开的），一直盯着她，直到她睁开眼睛并重新适应现实。这位女士越来越感到被上述体验所困扰，所以才来寻求治疗帮助。

有趣的是，几个月后在德国的一个团体训练小组内，有一例相似的经历被报告出来。在团体催眠过程中，一般认为来访者会发展出一种适宜的解离状态（"the Middle of Nowhere"），此刻无意识可能会与我们分享进一步发展自我的有意义的象征性符号。当催眠结束后，请来访者报告自己的体验，一位女来访者举手袒露了她自己非常有价值的体验。她说，在催眠中她沉浸于一种令人愉悦的"空洞样"状态中，之后又渐渐意识到一双眼睛缓慢地从远处朝她移过来。她隐隐地感觉到这种非凡的体验可能蕴含着深刻意义，就好像"某人或某物正在重返她的身边"。带着深深的感动，她觉得不必再用意识去分析该体验了。

因此，同样的"脱离实体的眼睛"的类催眠现象被不同的两个人所体验。对其中一个是问题，而对另一个却是解决办法。将要被讨论的"产生不同的差异"（cf, Bateson, 1979），可以被概括成一个词：情境。我们将会看到，情境（"随着故事发展的背景"）可以用多种语言来描述：（1）生物逻辑的（体验呈现及参与者的节奏），（2）社会逻辑的（表达被提供的社会团体），（3）观念逻辑的（某人或某社会团体所表达的意图或观点），（4）心理逻辑的（某个人表征和理解某现象的结构）。

根据这些不同情境的价值，现象逻辑的体验可以具有相当不同的意义。例如，在一个涉及无节律的生物模式（如呼吸暂停、肌肉紧张）、没有团体支持、没有觉得要让眼睛出现，以及觉得需要通过躲避眼睛而与其发生联系的情境下，"无连接的眼睛"现象被体验成一种问题。而与之相反，同样的现象发生在具有平衡的生物节律、团队支持和承认、邀请某种不寻常符号出现的感觉，以及强调无论发生什么都将被接纳和欣赏的关系的情境下，则被体验成一种解决办法。

所有这些都表明，治疗师的任务就是将问题过程重新情境化，从而使得它们成为来访者的发展成长过程中有价值的解决契机。比如，对于那位被"那双眼睛"所困扰的女士，我首先将她置于一种柔和的但却是吸引人的气氛里，在了解了其体验中的一些细节后（诸如眼睛何时、何地、和谁一起出现等），当我开始进行催眠性交流时，我要求她睁大眼睛注视着我的眼睛。这些交流详尽地描述了我眼睛里的吸引力是如何保持恒定，即使当我的脸可能以多种令人吃惊，然而却仍然安全的方式进行变化的时候。通过这种将眼睛从面部脱离的过程，她本人自然发展出的"脱离实体的眼睛"的技术，在治疗关系中得到体验性的再创造。进而，催眠暗示描绘出多种可能的方式，令她的无意识可以开始探索，并将这双眼睛作为一种安全的自我发现和自我发展的方式来与之发生联系，同时了解到她能够用我的声音作为整个探索过程的向导和安全锚。这样一来，问题就被体验性地重构成一个机会，以掌握她的无意识发展出的一种有意义的催眠过程。

通过催眠治疗关系将问题转变为解决方案的看似荒谬的方法将在本书的八章内进行详细探讨。第一章提出了一个理解艾瑞克森学派催眠理论的框架，并对比了更加传统的独裁派（强调催眠师的威力）和标准派（强调来访者的感受性）观点与艾瑞克森学派理论（强调催眠师与来访者之间的合作关系）的交互作用观点。本章还明确了艾瑞克森学派催眠治疗中其他的关键理念：（1）人人都是独特的；（2）催眠是交流意念的一个体验性过程；（3）人人具有再生性资源；（4）催眠状态激发资源利用；（5）催眠状态本质上具自然性与生物性；（6）艾瑞克森催眠理论致力于问题解决而不是问题本身；（7）人的独特性可以在许多层面上被欣赏；（8）无意识可以再生性地进行运作。

第二章探讨了催眠体验。首先回顾了用来描述催眠的理论和隐喻，紧跟着的是将催眠作为一个具有多功能的跨情景、生物性关键过程的一个自然观点。接下来又明确了催眠体验的现象学特征（如：不费气力的表达、时间/空间多变性、催眠逻辑）。本章详细阐述了为何症状性现象与催眠现象是表达于不同情境下的相同现象，而治疗情境又是如何被用来将"债务"变成"资产"。

第三章概述了艾瑞克森学派催眠治疗的一般理论及三种关键理念。第一，统整性是保证治疗效果的基本要素。第二，催眠治疗师可以与来访者建立一种"人际互动式催眠状态"，作为激发无意识创造性从而实现治疗目标的方式。第三，合作原则（即，接纳并运用来访者的现实情况）是所有治疗技术的首要基础。纵贯本章，始终都在强调对治疗过程的灵活性与敏锐性的需要。

第四章详细论述了这种对另外一个人现实情况的适应如何在多层面上得以实现。首先确定了通过言语及非言语渠道来介入并引导来访者的行为的方法，然后讨论如何观察并运用"微行为"（"最小限度的"）线索。接着，又探讨了如何将合作原则应用到大量的行为中去（如，症状、生活方式、技能以及资源）。总之，本章强调了催眠交流在体验性反馈回路内部展开的理念。

第五章集中讨论了催眠治疗初始阶段中的具体情况。此阶段包括以下两方面的补充过程（1）收集来访者如何生成并保持现状的信息，（2）介绍治疗性催眠状态是体验性的、自然而然的过程。这样一来，催眠治疗师寻找并确定来访者固守的价值观（如，社会关系、意图、固着的行为模式、信念），然后运用这些价值观去发展治疗性的体验过程。

第六章详细论述了引出催眠性反应的方法。细微的接近技术包括询问问题、嵌入暗示、预示催眠反应、概括性语言、讲故事、使用联想提示、发展新的联想连接、跟随并引导主导的认知特征、构建并认可催眠性反应。所有这些技术都是在一个敏感的人际反馈回路中使用自然而然的交流，将来访者浸入在体验性的现实里，而体验性的现实既有利于催眠状态的形成，也有利于治疗性变化的发生。

第七章讨论了来访者的反应将如何干扰治疗性催眠状态的直接形成，以及治疗师将如何利用这些反应作为催眠混乱技术的基础。这些"解构"技术最先由艾瑞克森先生提出，它们主要涉及与来访者的行为模式结盟，然后再使其中断或不堪重负，以激发来访者的催眠感受性。这一章着重强调情境因素（关系、非言语交流等等）的重要性。

最后一章试图论证以上各章所探讨的技术与原则是如何在实践应用的多种领域中组合在一起的。首先检验了有关诱导技术的详细"摘录"，然后讨论了它在儿童、精神病患者、紧急情况以及团体中的应用。最后提出了一系列问题，供催眠治疗师识别自己在与来访者的关系中到底卡在了什么地方。

无论是对治疗师还是对来访者，本书始终强调无意识的再生性。即当治疗师与来访者都相信他们的无意识过程以共同努力的方式进行合作时，无论多么令人烦恼的问题，都能找到其创造性的解决办法。因为有些人会错误地认为，此观点是在主张治疗师所使用的不动脑子的、自恋式的自由联想，所以从一开始应该澄清一切都不可以远离事情的核心。接下来本书所概括的这种方法要求治疗师对来访者彻底地承诺，涉及完全的体验式存在，以及在许多层面上去介入并区分各种模式的能力。治疗师要想在"可控的自发性"过程中发现如何才能自如地"成为来访者的现实中的一部分，却又分离于来访者的现实"，就必须全身心投入。正如我们将要看到的那样，治疗师必须和自己的无意识能量及来访者的无意识能量保持和谐同步，并对这两者加以利用，治疗才能成功。

最后强调一点：本书并非包罗万象、详尽一切的。对于艾瑞克森学派治疗来说，这只是一种可能的理论，并且其他的人已经从不同的视角进行了概括（参见Zeig, 1985a, 1985b）。此外，本书是系列丛书中的第一部；另外的几本书将阐述有助于以可变的形式应用艾瑞克森催眠原则与过程的催眠治疗结构和心理治疗模式。

我诚挚地邀请你以你自己的视角和风格去阅读本书。无论你是否发现了各种技术之间的相关性，我都希望你能够认真地将合作原则作为转变式变化的基础，不管是在治疗中还是在人类交往的其他领域中。

致 谢

本书的诞生承蒙许多人的帮助，在此特别对下列人员表示诚挚的感谢：

感谢阅读书稿并给予反馈的同事们，尤其是Chris Beletsis、Lisa Chiara、Steve Dwoorman、、Hank Freedman、John Klinkert、Barbara Larocca、Marc Lehrer、Carol Locke、Neil Perrine、Eileen Shields、Jeff Zeig；

感谢Julianna St. John以她熟练的秘书技能给予我大量帮助；

感谢Brunner/Mazel公司的Ann Alhadeff给予无价的编辑方面的帮助；

感谢我多年来的教学搭档Paul Carter，在本书成稿过程中给我许多有意义的观点和想法；

感谢我的学生和我的来访者，没有他们的陪伴我将无法学到任何东西；

感谢我的妻子——我灵魂的伴侣Denise Ross，在我几乎不能完成书稿的艰难时刻，是她的爱和陪伴给了我莫大的激励；

感谢Milton Erickson，他那奇特而多角度的方式改变了我的治疗理念，也让我的生活本身受益匪浅。

目录

艾瑞克森的催眠理论

一提到催眠，人们会不由自主地想到：威力（power）、神奇的治愈效果、神秘、失去控制等等。令人遗憾的是，这其中的许多普遍观念都具有误导性。本章将要对艾瑞克森的催眠理论与长期存在的有关催眠的普遍误解进行辨别和区分。第一部分将回顾催眠关系的各种概念性的内容："独裁"派强调催眠师的作用；"标准"派强调被催眠者一方；而"合作"派则重视催眠师和被催眠者的关系。第二部分将概述艾瑞克森催眠理论的八种深层理念：（1）人人都有独特之处；（2）催眠是一个交流意念的过程；（3）人人拥有再生性（generative）资源；（4）催眠状态激发资源利用；（5）催眠状态是自然产生的；（6）转变性变化是过程校正而不是错误校正；（7）人的独特性可以在许多层面上得到欣赏；（8）无意识能够自动地、具有很强再生能力地起作用。

催眠关系

催眠传统上被看做是催眠师与来访者之间的一种社会性互动过程，其目的是使来访者产生一种特殊的"催眠"状态。在此种状态下，通常假设来访者的行为和体验与其清醒状态下有所不同。

1

虽然大多数催眠从业者都认同此假设，但是他们对催眠关系的具体本质却持有不同见解。为了澄清这些理解上的差异，应首先区分下列三个催眠派别：独裁派、标准派与合作派。

独裁派

对本流派最极端的描述是：某个具有"特殊"心理能力（如"催眠眼"、"坚强意志"）的"强大力量"个体（催眠师），促使另一个人（被催眠者）进入一种相对被动的状态，即非常容易接受催眠师"暗示"的一种状态。这些暗示可以"强迫"受试者做出各种行为（从学狗叫到戒烟），而这些行为都是患者在清醒状态下不愿意或者无法做到的。此派别的观点中充满了"意识在物质之上"、"失去控制"、"植入暗示"和"易感性"等概念，这些概念本身也部分地被书籍、电影和民间传说所"灌输"，并通常受到外行的广泛认可，而且许多运用催眠技术的治疗师也暗中对这些概念深信不疑。

独裁派的理论格外受到舞台催眠的青睐。这些被催眠的人通常伙同一群朋友出席夜晚俱乐部的表演，他们都是自愿上台，催眠师首先发起一段简短急促（5至10分钟）的诱导性语言，然后发出命令性的指令使这些受试者做出不寻常的，而且往往是令人发笑的行为，比如掉了一只鞋、像动物一样的动作，或者开始脱衣舞表演。当跟随催眠师回到他们的桌子旁时，这些受试者会得到那些深深着迷的朋友们的一阵欢呼和奉承。在这种意义上，舞台催眠与一瓶酒精的作用相类似：正常情况下被限制的人们此时可以狂野地表演，然后将责任推给某个人（催眠师）或者某种东西（这种催眠状态），而不是他们自己。

这种直接和强硬的方法也被许多临床催眠师所运用，虽然没有如此轰动壮观。尽管临床医生是在一种不同的情景下进行操作并出于不同的目的（如帮助受试者改变），但他们经常暗中将催眠过程想象成一个他们可以向受试者实施意念控制的过程（如，施催眠术），而后命令他们改变那些不良的行为模式（如吸烟、暴食等）。

虽然独裁派的追随者们通常是出于善意的目的，但他们的做法却助长了人们对催眠的误解。例如，无意识一般被解释为非个体本身的东西，而被认为是某种

"空白状态"或"肥沃的土壤"，可以将暗示"写入"或"植入"。据说这些说法对受试者的行为产生了强有力的影响，有时迫使他们做出与意志或正常的行为习惯不一致的行为表现，其中最不幸的暗示即催眠师掌握着控制受试者的权力。正如我们在后面章节中将要看到的那样，这种关于失去控制的错误信念极大地阻碍了许多人在催眠过程中的充分参与。

独裁派的概念部分地来源于催眠领域历史人物的著作，如麦斯默（Mesmer[①]）、伯恩汉姆（Bernheim）、夏柯（Charcot）和弗洛伊德（Freud）。尽管这些人有着不同的理论主张（见Ellenberger，1970，做详细比较），但是他们都强调催眠发生在不对称的关系中：即催眠师（通常是一个具有领袖魅力的男性）摆布一个被动的受催眠者（通常是女性）。例如，艾伦伯格（Ellenberger, 1970）对19世纪晚期最杰出的科学家之一夏柯的描述：

> 在公众的眼里，夏柯（Charcot）已经探索到了人类心灵的深处，因此他被称为"神经症领域的拿破仑"。他已被认为是发现歇斯底里症、催眠术、双重人格、僵直性昏厥和梦游症的人。据说有一奇怪的情况，关于他对Salpetriere医院里歇斯底里症女患者们的控制以及那里所发生的一切，据说发生了奇怪的事情。朱尔斯·克拉里蒂斯（Jules Clareties）曾提到在Salpetriere医院一个受试者的舞会上，有人不小心碰响了一个铜锣，于是许多歇斯底里症女受试者同时陷入僵直性昏厥并且保持着可塑性姿势，而当铜锣再次响起，她们又恢复了知觉（p. 95）。

独裁派强调催眠师的作用，而不考虑每个受试者的知识、信念和能力等特点，也不管受试者选择如何（或是否）参与催眠事件的能力。因此，正如我们将要看到的，该流派在发展持续性治疗变化方面的价值是有限的。

独裁派这些局限性的观念之所以能够如此长期地流传至今，部分原因是弗洛伊德在20世纪之交完全拒绝使用催眠，多年来几乎消除了对催眠严肃的科学检验。正如奇科和莱克伦（Cheek & LeCron, 1968）所评论的那样：

[①] Anton Mesmer（1734～1815），奥地利人，于1775年首先在维也纳示教催眠术，开创了现代催眠术的前身。
——译者注

弗洛伊德在19世纪90年代开始进行催眠实践，与他一起工作的普通科医生Breuer是当时最好的医学催眠师之一。弗洛伊德几乎不怎么了解催眠，是一个糟糕的催眠操作者，并且还对催眠抱有错误的观念：即必须要进入深度催眠状态才能达到良好的治疗效果。弗洛伊德的受试者只有十分之一能进入深度催眠，这令他的挫败感非常强烈。而Breuer医生的治疗效果则要好得多，他们之间有过很多竞争和敌对，弗洛伊德对此不能容忍，所以他放弃了催眠，寻找其他的方法并发展出自由联想和释梦。

虽然弗洛伊德对心理治疗和心理知识的贡献是巨大的，但是他放弃催眠这件事却是有害的，因为它阻碍了催眠治疗的发展近50年。今天许多精神科医生和大部分分析师都对催眠不怎么有兴趣，他们对催眠所知甚少却相信它没有价值，因为弗洛伊德开始使用并且最终放弃了它。他们中的许多人笃信催眠治疗仅仅通过暗示令症状解除，正如伯恩汉姆应用的那样。因此，催眠治疗的效果通常被认为只是暂时的，虽然伯恩汉姆和当时其他内科医师已经明确地证明这种观点是错误的（p. 18）。

所幸的是，有关"独裁"和直接暗示的催眠模型正在逐渐被丢弃。这在很大程度上应归功于我们所称做的标准派。

标准派

此流派尤其被实验心理学家们所推崇。它不强调催眠师的威力，而强调受试者为研究的主要对象。标准派通常假设催眠反应性是个体的稳定特质。同样，催眠师可以运用一套标准化的沟通方法，不论遇到什么样的受试者都可以保持不变。换言之，受试者要么是可被催眠的，要么是不可被催眠的。催眠师的行为实际上并不重要。

标准派最具影响力的拥护者是学术委员，他们为了使催眠合法化而将其置于实验心理学的严格检验之下（例如，Hilgard, 1965; Hull, 1933）。的确，他们的努力应该受到嘉奖，因为正是他们将催眠从"麦斯默隐喻"作用中拯救出来（如"独裁派"的观念），从而在科学领域重建起催眠令人尊敬的性质。然而，由于标准派严格坚持实验心理学的默认假设——即研究之根本对象是个体，它极端缩小了催眠过程中其他变量的相对重要性（如催眠师与受试者的关系）。由于兴趣点放在了受试者行为上，所以人们努力在实验方法上控制所有其他因素。例如，人们投放了许多精力在开发标准化诱导语上（将诱导语录制在唱片或磁带上），从而完全降低了对操作者的需求（操作者可能会使得实验测试出现偏差）。当然，这在本质上不会引起争论：实际上，如果这样的程序可以使得大多数受试者体验到催眠状态，那么它就相当值得赞赏了。

然而，很快结果就明朗了——即只有一部分受试者对标准化诱导语做出了催眠性反应。具体情况是，大约15%的受试者属于高反应性，65%的受试者属于中等反应性，20%的受试者则根本不具备反应性（见Hilgard, 1965）。基于这些个体差异性，加上发现特定的受试者对标准化测试的反应性基本保持稳定（参见如，Higard, 1965），许多实验者（Hilgard, 1965; Shor, Orne, & O'Connell, 1966）认为可催眠性是一个稳定的特质：有些人拥有，有些人却没有。正如西尔格德（Hilgard, 1965）曾评述道：

> 无论什么时候，如果人的某种能力被测量，问题就会出现——如，该能力的稳定性如何？随着时间的推移该能力将如何发挥作用？关于智商的稳定性，据说历史上的研究就遇到过这样的问题，而今关于可催眠性我们也面临着同样的问题……证据……表明**在标准化条件下催眠感受性是一种非常可靠的特质**。

在这个意义上，标准派将催眠的成功和失败都归于接受催眠的**受试者**身上，而催眠师并不是那么重要。

标准派也存在问题。首先，它假设引导受试者放松并想象各种各样事物的标准化诱导语，是评估个体基本催眠感受能力的有效方法。这就好像通过测试一个人跳狐步舞的能力来评估他的舞蹈技能一样，关键是有的人能跳迪斯科却不会跳华尔兹；有的人能跳方块舞却不会跳摇摆舞等等。有的受试者能够迅速令自己的经验与放松指导语契合在一起，有的受试者，尤其是那些产生大量内在对话的受试者，则只能对其他的诱导性交流产生反应。正如我们将进一步详细探讨的那样，有许多方法可以导致受试者进入催眠状态；治疗师的任务就是为特定来访者找到最合适的诱导方法。

第二个问题是，标准派根据对测验暗示的行为反应来界定催眠感受能力。这样一来，那些不能将自己的手体验为非常沉重的个体很可能就不是良好的催眠对象。虽然使用外在行为来评估内在状态是可以理解的，特别是在实验领域，但它掩盖了重点：催眠主要是一种体验，如同爱或愤怒，不同的人会有不同的感受。我们不会因为一个人没有打人就判断他没有生气，或者因为一个人没有吻实验者就认为他没有爱。与之相似，有些可催眠的受试者不愿意或不能够顺从实验测试的种种要求；有些受试者为了走出催眠状态而走出了催眠状态（见Erickson，1967）。所以，根据目前的观点来看，认为这些人不具备体验催眠状态能力的结论有待商榷。

第三个问题是，虽然人们发现催眠感受性分数可以显著地受到很多因素的影响，包括替代性诱导策略（Kubie & Margolin, 1944）、药物（Sjoberg & Hollister, 1965）、态度（Kroger, 1963）、预期（Barber, 1969, 1972; Wolberg, 1948）、环境（Kramer, 1969; Tart, 1964）、特别训练（Blum, 1961; Sachs, 1971）和模仿（Zimbardo, Rapaport, & Baron, 1969），但是标准派却不能准确地解释这一结果。那些坚信易被催眠的能力是一个稳定特质的理论家们，他们把这些重复出现的不断增强的催眠反应性（见Diamond, 1974，综合分析回顾）解释为受试者态度改善的结果（Hilgard, 1965）；换句话说，受试者愿意参与催眠治疗的程度随着时间的推移而不断增长。在这些证据面前，理论家们非但没有抛弃他们的理论，却提出诸如催眠易感性高原的观点（Shor, Orne, & O'Connell, 1966）。该观点假设每个人的被催眠能力都有一个上限，位于这个上限之下人们可以被催眠（这种现象经常发生，尤其在头几次治疗中），但是不能超过这个上限。

在标准派内部，这些约束妨碍了催眠师灵活采取适合受试者特点的治疗方法（cf. Dorcas, 1963）。他们还让一些人相信他们将永远不可能体验催眠状态。例如，在与朋友和来访者讨论催眠的时候，我已经使得相当数量的人失望地承认自己不是"好的"催眠对象。这些人中的大多数人都形成了这样的一个信念，即当实验者或者临床医生告知他们没有能力跟随标准诱导语进入催眠状态时，这就意味着他们永远不可能体验催眠了。然而，我个人，以及我的同事们的经验也强有力说明了事实并非如此：大多数的"阻抗者"或"不易感者"经过专门的训练后都可以体验到催眠状态。

当然，并不是说所有的人可以被催眠的程度都是同等的。面对直接的催眠暗示，一些受试者能够迅速地产生深度反应，而其他的人则可能永远感觉不到自己有什么反应。在这一点上，临床经验几乎不存在分歧。争论的关键是，对标准催眠诱导语不产生反应的人是否能够对那些在人际气氛浓厚情境下灵活的催眠技术有所反应（如治疗）。关于这个问题，标准派的回答是否定的，而当今的观点则断言每个人都有能力进入并沉浸在催眠关系中。人们在许多参数上都有很大差异，比如进入催眠状态的时间、在催眠状态中所展现出来的行为，以及在催眠状态中的人际需要等等。因此，治疗师的任务就是识别并创造出最适合催眠进展的条件。简言之，如何做到这一点是本书关注的核心问题。

在结束对标准派的讨论前，我们应公正地看到它在某些方面还是非常可取的。标准指导程序在实验条件下往往是必需的，因为实验要严格控制变量。另外，标准化测验可以识别出那些没有什么麻烦就可以体验到催眠状态的受试者（如测验中的高分受试者）。它们还可以指出受试者将会很容易地形成哪一种催眠现象（如催眠的梦、年龄退行）。这对催眠研究者来说非常有价值，因为这可以允许他们选择适合其研究目的的受试者。标准化测验还可以帮助临床医生评估针对某个特定的受试者到底需要投入多少注意；另外，它还可以提出适合某个特别来访者的催眠治疗策略（如梦型易催眠者）（参见如，Spiegel & Speigel, 1978）。还应该指出的是，标准化测验也能够提供关于一个人可以轻松做什么的洞察力，但是它不能够显示某个个体本质上不能做什么。换言之，易感性测验的高分通常说明这个受试者将会对任何催眠指导语产生反应；低分则表明需要催眠师对这个受试者采取不同的策略或者要进行更多的训练。

合作派

许多现代催眠治疗师都认为，催眠反应可以反映出来访者内部动机与兴趣之间的相互作用、治疗师的灵活性和敏感性，以及治疗师与来访者之间的和谐程度。

合作派的主要创始人是医学博士米尔顿·艾瑞克森（Milton H. Erickson），他倾注了将近60年的精力去探索催眠的创新性和治疗性应用。艾瑞克森发展出一种独特的心理治疗理论，这种理论属于首创的合作理论之一：

> ……催眠应该首先是情境的结果，即情境中人际和内心关系建设性地发展，它既服务于催眠师，也服务于受试者。这一点既不能通过严格的程序和固定的方法来实现，也不能通过努力达到某个具体目标来实现。人类行为是复杂的，动机也是隐蔽的，所以我们必须认识到在参与联合活动的两个人之间的任何一种情境中，存在着多种因素的交互作用（1952; in Rossi, 1980a, pp. 166-167）。

因此，合作派强调贯穿催眠内部变化过程的三个单元。如图1.1所示，催眠师、受试者，以及催眠师—受试者之间的关系，此三者中的任何一方都是一个自主系统，它们又在一个"共同体"内相互协作。合作派强调催眠状态总是发生在关系的背景中，其中催眠师和受试者都不能被看做是彼此独立的。

在合作背景下，催眠师和受试者有着以下不同的假定角色：

> 无论催眠师起着什么作用，受试者的作用具有更多的主动性功能。这些功能来自能力、学习和整个人格的体验史。催眠师仅仅引导、指向、监控，并向受试者提供创造性工作的机会。为了实现以上作用，催眠师必须理解情境及其需要，充分保护受试者，还要能够识别已经完成的工作。催眠师必须

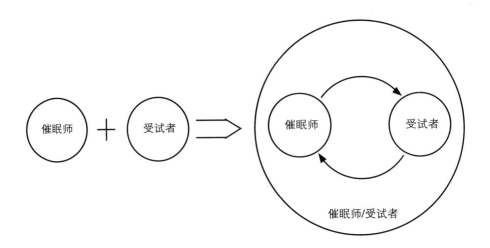

图1.1　合作的催眠关系

接受和利用所形成的行为，并能够创造有利于受试者充分发挥功能的机会和情境（Erickson, 1952; in Rossi, 1980a, p. 167）。

因此，艾瑞克森派别的催眠师遵循利用的原则进行合作，其中来访者的自我表达模式被视为构建治疗性催眠状态的基础。这需要适应性的而不是标准化的指导，即催眠师先是跟随，然后再对受试者正在发生的行为进行引导。所以说，进入催眠状态的途径总是独特的，是以催眠师和来访者双方独特的表达为基础的。换言之，催眠状态是催眠师与来访者联盟中经验和人际作用的呈现，因此使得双方会越来越接纳对方。完成这个过程的方法会在后续的章节中进一步详述。目前的要点为：艾瑞克森催眠理论的基础是合作、利用和灵活性。

分歧概述

到现在为止我们已经看到，催眠关系在不同的方面有着不同的概念：独裁派认为催眠师的威力是主要的；标准派关注的是受试者的催眠易感受性；而合作派则强调催眠师与受试者之间的相互作用。这样或那样的不同似乎已经造成了无尽的争论，尤其是在实验者与临床医师之间。例如，实验者倾向于谴责临床医师拒绝承认"科学的事实"，即很多临床医师通过驳斥实验室结果缺乏生态效度的方式而加以拒绝。虽然许多研究者并没有陷入这种相互对抗的状态中（参见如，Perry, Gelfand, & Marcovitch, 1979），但是现存的两极分化仍是不幸的，因为它否认对方的贡献。

为什么会存在这些分歧？如表1.1所示，差异可能部分归因于各流派源自不同的情境背景和兴趣。

独裁派催眠师通常处在一个必须显示出自己能力超凡和威力无比的情境中，而实验室研究者则是在引起探究的现象中接受训练，并投入在客观的观察之中。现代临床催眠师尽其所能去帮助来访者，而且要不断地对治疗关系的本质进行质疑。相应的，娱乐者或有超凡魅力的表演者、实验者和临床医师都有必要采用不同的观察框架、意图和交流策略。

他们还会对其数据有不同的解释。例如，在考虑受试者未能进入催眠状态的问题上，独裁派操作者倾向于把这个看成"阻抗"；标准派实验家会得出受试者

表1.1 催眠关系的不同方面

	理论种类		
	独裁派	标准派	合作派
情境背景	夜总会；诊所	实验室	临床实践
意图	压制、误导和娱乐观众	研究具体现象	创造转变的机会
关注点	催眠师	受试者	合作关系
催眠师交流类型	直接和专横的指令	标准化和变化着的指导语（通常是允许的）	非常灵活，适应来访者的模式
受试者的一般任务	表现出怪异的不寻常行为	跟随实验指导语	在安全的人际情境下发展亲密的内心体验
诱导时长	短	短	可变化，但通常比较长（30～60分钟）
对"非催眠"反应的解释	受试者出现"阻抗"	受试者对催眠"没有易感性"	治疗师需要根据来访者的特定模式进行调整
感兴趣的主要数据	受试者的行为	受试者的行为	来访者内心体验和后续的行为变化

对催眠"没有易感性"的结论；合作派治疗师则认为有必要利用一种更适合的交流策略。通过了解这些基本分歧源自不同情境背景，我们就能够开始看到这些流派之间潜在的互补性了。

当然，很有可能要继续保留一些不可消除的分歧，或许最重要的疑问为是否所有的人都是可被催眠的。许多临床医师都给出了肯定回答，大多数实验者却持否定态度。然而，甚至这种看似不可调和的分歧都可以归结为语义上或者程序上的差异。正如佩里、戈尔方德和马克维奇（Perry, Gelfand, & Marcovitch, 1979）所指出的那样，催眠状态通常被临床工作者定义为受试者的主观体验，而实验者则根据通过的行为数量来对其进行评估。此外，实验程序规定了一套不可改变的条目，而临床实践则要求催眠师运用那些对每个来访者来说最有效的技术。因此，反对者们可能正在讨论两种不同的现象，争论的也是不同系列的数据（cf. Erickson, 1967; Perry & Laurence, 1980; Perry & Walsh, 1978; Weitzenhoffer, 1980）。通过建立一个共同的讨论基础，不同的立场才可能得到一定程度的整合。

艾瑞克森催眠理论背后的深层观点

迄今为止，我们已经看到艾瑞克森催眠理论强调一种以合作原则为特征的人际关系。本节将进一步明确该理论的核心假设。本节对每一种特点只做简短讨论，随后章节将做详细阐述。

1. **每一个人都是独特的**。米尔顿·艾瑞克森给我印象最深的品质之一是，他那么自觉自愿、那么有能力地实践着他的理念基石——每一个人都是独特的。这个核心理念的产生，似乎部分地源自艾瑞克森本人的独特性。他的其他特点包括：色盲、五音不全、两次因小儿麻痹症致瘫，而且还是个阅读困难者。他学着欣赏自己上述这些特点，以及其他与常人不同的方面，把它们看做是自己的特别之处，让他学会享受生命。而后，同样的取向被用来帮助他的受试者，即利用受试者们自己的境况作为他们自我发展的基础。

艾瑞克森将这一信念应用于催眠工作，他在1952年曾这样说道：

催眠工作的首要问题是引发满意的催眠状态……如何可靠地获得不同受试者之间可比较的催眠状态，以及同一受试者不同时间点上相似的催眠状态，构成了一个核心问题。

上述困难源于这样一个事实，即催眠依赖于人际关系和个人内心关系。随着催眠的每一步进入，个体的个性化反应也会有不同。与之相一致的是，人际关系和内心关系具有易变性和不稳定性。另外，每个人的个性都是独一无二的，其自发的行为反应模式必然随着和时间、情境、目的，以及所涉及个性之间关系的不同而变化。

从统计意义上来说，可以获得催眠性行为的某个均值，但是这一均值并不能代表任何一个受试者的表现。因此，这些均值不可以用来评估个体表现，也不可以用来评估具体的催眠现象（in Rossi, 1980a, p. 139）

艾瑞克森反复强调，治疗性交流既不应该以理论概括为基础，也不应该以统计概率为基础，而是应该以来访者当下自我表达的实际模式为依据（如：理念、行为、动机、症状）。这种主张的确比较激进，因为它要求治疗师在忘掉所有经验的状态下开始每一个治疗。该观点假设，来访者的表达是"现实"的个性化模式，而且治疗是在接纳并利用这些模式的基础上进行的。要做到这一点，治疗师必须发展出一个接纳状态，即甩开经验模式的框框，变成"学生"去学习一个新的"现实"（如：当下来访者的现实）。

2. **催眠是一个交流意念的体验过程。**一个意念就是一种不同的特点（distinction）、"产生差异的一种差别"（Bateson, 1979）、一种对比、一些信息。一个意念就是一种闭合的形态、一种产生界限的行为，在一个领域内区分出一个数字的方式（cf. Brown, 1979）。在强调催眠就是意念交流时，哈特兰德（Hartland, 1971）曾这样评论道：

> 引发催眠状态及其现象，归根结底就是交流意念并引导出受试者一系列的想法和联想，最终引起行为反应。甚至在催眠师对来访者做些什么，或者告诉他做什么以及如何去做时所产生的催眠状态，仍然是意念（idea）、联想、心理过程，以及受试者心中已有的、只是由此被唤醒的内在理解的结果。催眠领域里有太多的治疗师将他们自己的行为、意图和欲望看成是有效的力量，并且不加批判地相信正是他们诱导或者引发出受试者的特别反应。他们未能意识到他们的所说或所做只是一种手段，用来刺激和唤醒受试者内在的、过去的知识和理解，这些理解有一部分是处于意识层面的，而有些则是无意识获得的……催眠师所做的每一份努力都应该引导受试者的注意力去触及他的内在、身体感觉、记忆、情绪、想法、感受、意念、过去习得的知识和经验。以这种方式组织起来的良好催眠技术即便在看似不利的情形下也能收到显著的效果（p. 375）。

因此，有效的催眠暗示或意念可以激活人们自我认同中已经存在的想法或者特点。

理解此观点的关键是，要意识到意念的存在是多种形式或多种形态的：一个特点可以表达成一种感觉、一种意象、一种知觉、一种信念、一种运动性表达（motor expression），或者是一种认知。也就是说，一个人总会拥有各种各样的**意念：艾瑞克森学派治疗师的任务是识别并利用这些有趣的意念，把它们当做催眠发展的基础。**例如，一个来访者寻求缓解"焦虑"。调查显示，除了其他意念之外，该症状群包含着一个简单的胸部感觉特点。因此，部分的催眠交流详细描述成以下这个简单的意念①：

> 鲍勃，此刻你已经获得了一种能力，可以全神贯注于很多不同的事情……我们都这样做……你有能力以很多种不同的方式体验感觉，以及体验许多不同领域的感觉……此刻我还不会提及你的双手和双脚上的**感觉变化**，因为你明确地选择了你的胸部作为**集中注意力进行体验的地方**……你已经显示出你感受到了胸部的许多感觉……然而我想挑战地告诉你，你还没有投入足够的注意力去感受你在胸部产生的所有不同的感觉……那么当你吸气和呼气……吸气、呼气……当你在这里看着我……对……听着我的声音，**感受你胸部的感觉**……我想知道你是如何感受到开始有这种感觉的，以及在哪里开始的，你又是如何感受到它的扩散……它是停留在你的肚脐之上还是脖子之下……**请深深地全神贯注于你的能力上，让你的潜意识在有需求时于你的胸口形成适当的感觉，并以一种安全和舒适的方式去回应着这些感觉，当你这么做的时候情况又是如何在发生着变化……**

这样一来，意念（胸部感觉）将来访者个体化，被用来吸引其注意力并引发其催眠状态。接下来我们还好提供许多这样的例子。

当将催眠定位成意念交流的时候，其目标就是经验性的参与而不是概念性的理解。正如我们将要看到的，意念的非言语性呈现是催眠技术的重要组成部分。治疗师的工作就是在体验上吸引来访者，然后利用催眠来重新引导来访者的注意力，最后达到治疗目的。

3. **人人都拥有再生性资源**。艾瑞克森学派催眠者假设，人们拥有的能力和资源远远超出他们所能意识到的数量。事实上，一个人所拥有的资源足以过上幸福美满的生活。遗憾的是，许多资源都与来访者的当下体验相分离。例如，每个人都有对他人友善的能力，然而很多人却在这一点上否认自己。即使这样的资源是可以获得的，却常常被他们不必要地限制了。因此，一个来访者假定他只可以对他的儿子亲切；另一个来访者虽然相信自己可以亲切温和地待人，但前提是要与

---

① 本书中例证引用中所使用的楷体字，表示这些词语的意义都是以一种非语言的形式所传达出来（通常更柔和或者更强烈）。这些"嵌入式暗示"的价值将在第5章进行阐述。——作者注

那个人有某种长期的承诺。这两个现实模型都禁止了自发和适当的友善表达。

基于这些观察，艾瑞克森学派治疗师通常不会试图给来访者强加任何东西。相反，他们帮助来访者学会利用自己已经拥有的技能和资源。他们假定，这些资源的开发利用不是通过治疗师（或来访者）的概念性理解，而是通过来访者自己体验性的探索才得以实现。正如我们将要看到的，无论是源自来访者自然经历的催眠诱导，还是在那些含有旨在引导或重组来访者相关资源的转换策略的一般性治疗中，情况的确都是如此。

4. **催眠状态激发资源利用**。在治疗中，催眠状态的一个主要益处是它可以去除个体的僵化设置，重构和重组自我系统。这里的假设是：有意识的、目标取向的活动可以典型地使那些心理定势或者框架显现出来，正是这些心理定势和框架将人的注意力局限在或集中在那些与其内心框架相关的刺激上。这种偏差加工过程在实验研究文献中多有论述。例如，高顿·巴尔（Gordon Bower）和我就曾做过一系列的研究（Bower, Gilligan, & Monteiro, 1981; Gilligan, 1982b; Gilligan & Bower, 1984），其中训练催眠受试者产生某特定的情绪状态（快乐、悲伤、愤怒），然后再进行各种各样的认知任务测试如记忆、知觉、故事复述、预测、主观估计等等。无数次的实验发现，情绪使得认知出现偏差：例如，快乐的受试者回忆起快乐的记忆，而悲伤的受试者则回忆起悲伤的经历。实验的结果反复地证明了的确存在一些严重限制信息加工的框架（如情感的、认知的、姿势的）（e.g., Higgins, Herman, & Zanna, 1981）。

上述这些偏差在临床上也有关联性，因为我们可以观察到有问题的人们经常固着于某些僵化的加工结构。换句话说，他们的意识加工过程陷入了一个自成体系的无休止的循环中，并因此与无意识资源分离开来。我们将在第5章探讨多种通道上（如：姿态、语言输出、行为表现、意象、记忆提取、思维方式等）的重复行为是如何证明这种分离的。这种固着将禁止针对变化的需要、变化的情境和变化的关系所做出的灵活调整；相反，它将会确保不良的相同结果一再反复出现。催眠状态通过提供自我接纳的去框架（如无偏差的）状态，打开新的生存方式，从而促进那些转变所需资源的利用。我们将在后续章节对该观点进行深入探讨。

5. **催眠状态是自然而然产生的**。催眠经验不能与人的正常功能模式相分离。正如我们将在下一章进行广泛讨论的那样，它们既不怪异，也不是人为的。它们与我们每个人通常体验到的过程非常相似，就如同阅读一本引人入胜的小说、坠入爱河，或者做白日梦。通常情况下，催眠状态的不同之处是出于特定的目的，经验性的参与被加以强化，并且被延长一段时间。正如艾瑞克森这样说道（in Rossi, Ryan, & Sharp, 1983）：

> 催眠状态下你将有什么样的行为表现？其实，催眠状态下根本不会出现你在日常清醒状态下所无法做出的行为。催眠的优势在于那些在日常生活中突然出现的行为可以被控制、引导和拉长。或许健忘症就是最佳例子。如果要求你们中的任何一个人忘掉某些事项，这在你们平日的清醒状态下很难做到。但是有多少次把你介绍给某个人，告诉你这个人的名字，你重复着他的名字与他握手，并决心记住这个名字；而当你刚刚放开他的手的时候却忘掉了他叫什么名字？不论你的意愿如何，在平时的清醒状态中瞬间遗忘就是这么容易发生，在催眠状态下也是如此。因此，利用催眠只是要求人们在一个特定时间并且在一个特定的时段内，行使他们在日常生活中的某些功能。你要求人们以他们之前不知道的方式去运用他们经验中的知识和能力……我们大多数人真的不知道我们到底能做什么（p. 183）。

催眠状态的操作要与个体本人的常态过程保持一致，也就是说自然的交流才能更好地引发出催眠状态。例如，艾瑞克森学派催眠师并不像实验派催眠师那样试图通过标准化的、听起来不自然的交流来引发来访者实现年龄退行，而是要求来访者重现并描述出儿时的想象玩伴、宠物、邻居，或童谣旋律。

自然产生的催眠状态营造出一个理想的氛围，来访者可以通过接触、承认，然后再转变基本的体验关系来达到深层的系统变化。换言之，进入催眠的来访者可以在一个较深层的自我评价背景下根据经验去连接问题状态背后的各个方面，然后利用种种资源来实现转变性变化。正如接下来的章节里会清晰地阐述到的，这一点可以通过多种方式做到。

最后，自然的催眠状态意味着它可以是自我肯定的，也可以是自我贬低的。即催眠过程不仅出现在日常恍惚状态中，还出现在症状（问题）状态里。例如，考虑一下意念动力学（ideodynamicism）的核心催眠原则：不需用意识调节或努力，一个动作就可以被感受为自动地"就这样发生了"。在催眠中，这或许可以通过手掌漂浮来说明；在人力车夫日常"恢复精力"的恍惚出神中，这或许会被报告为"我的整个身体不费力气地在移动"；在症状性催眠里，一个人可能会抱怨：不管多么努力地进行控制（压制、消灭、压服），暴食之类的过程仍然自动地"就这样发生了"。在每个案例中，意念动力性的表达都是催眠状态开始的信号。

因此，催眠状态可以引发问题或者解决办法，这取决于整个情景的价值。正如我们将要看到的那样，这种理解允许艾瑞克森学派催眠师利用治疗性的催眠状态，去转变并评估来访者在自我贬低的催眠状态里反复出现的症状性表达。

6. 艾瑞克森催眠理论使来访者进行过程联盟（course-alignment）而不是错误纠正。 艾瑞克森关注实现治疗目标及当下自我的需要，而不是理解过去。他的理论相当积极：过去意味着很多知识的习得，其中大部分已经遗忘，还有一些以自我贬低的方式进行限制，然而所有这些都是"颇具价值"的资源①；现在为吸收新知识和自我欣赏提供了无尽的可能；未来掌握着许多进一步自我发展的可能性。因此，来访者当下的理解和知识——无论它们表现为资本还是缺陷、是"好的"还是"坏的"——都应该把它们作为长远发展学习的基础而加以珍惜。艾瑞克森学派催眠师让来访者定位于他们的目标和兴趣，并提供实现这些目标的机会。

这种取向强调自我发展，就像人们进化中的自然生物过程一样，问题或错误不过是对原先计划的偏离。在发展历程中问题被看做是至关重要的，但却是第二位的，而解决问题（成长）才是首要的。皮尔斯（Pearce, 1981）曾做过如下充分的阐述：

> ……一个了不起的生物计划……植入了我们的基因里。这个计划是灵活的，可以包含无限的变化……
>
> 发展就是学习行走这套已经植入我们内心的直线系统。正如对任何技能

---

① 再一次，治疗性的催眠创设出一个解除内心束缚的环境，在这个环境里来访者可以探索任何经历而不必被贴上"好的"或者"坏的"一类标签。这种经历的可变化性允许来访者根据自己目前的需要而重新评估各种关系。正如艾瑞克森所提到的那样（个人交流，1977），"……了解你不喜欢什么与你喜欢什么同样重要。"——作者注

来说都很自然一样，刚开始的行走非常不成熟。我们会走不稳、磕磕绊绊甚至摔跤。但是摇摆和摔跤都是偶然的，只要我们时刻注意发展的直线——只要我们保持着路线。当我们这么做的时候，一切都会在恰当时刻展现出来，摇摆、摔跤以及巨大的偏离都没有关系（p. 92）[①]。

学走路的比喻与艾瑞克森的自我发展理念的关联性特别强。例如，艾瑞克森曾这样回忆自己生命里一个关键的成长性挑战，即他在小儿麻痹症导致跛行后学习如何走路：

> 我通过观察婴儿小妹妹如何学着站立来学习站立：用两只手支撑，双腿分开，用膝盖作宽一些的支撑，然后一只手和胳膊用力起立。前后摇摆着找到平衡。练习膝盖弯曲并保持平衡。身体平衡后再移动头部、手及肩膀。一只脚放在另一只的前面。摔倒。再尝试（In Rossi, Ryan, & Sharp, 1983, pp. 13-14）。

这优美的描述可以应用在实践中的任何发展性学习过程中。

与上述描述完全一致的是，艾瑞克森学派治疗师关注欣赏和运用当前的过程，并探索它是如何自然地展现并促进发展性成长的。这样，治疗目标就是扩展一个人的自我表达范围而不是限制它。如图1.2所示，艾瑞克森学派治疗与其他传统方法相比，其主要的不同是：前者通过识别边界并扩展边界来寻找问题解决途径，而后者则是试图通过限制自我表达范围来纠正"问题"（如，使来访者停止表达症状）。本书将通篇探讨如何完成这种取向的治疗过程。

7. 人的独特性可以在许多层面上被欣赏。为了催眠治疗目的，我发现辨别以下四个层面非常有用：深层自我（the Deep Self）、无意识心理（the unconscious mind）、意识心理（the conscious mind）和意识内容（the contents of consciousness）。如图1.3所示，每一层面都可以被看做一个同心圆。

首先，自我的本质被认为是非概念性的，是无法形容的**深层自我**。艾瑞克森（1962b, in Rossi, 1980b）把它称为"经常被忽略的自我'存在'着的重要感觉"

[①] From The Bond of Power by Joseph Chilton Pearce. Copyright© 1981 by Joseph Chilton Pearce. Reprinted by permission of the publisher, E. P. Dutton, a division of New American Library.——作者注

很多传统理论的目标：通过消灭症状来减少表达范围

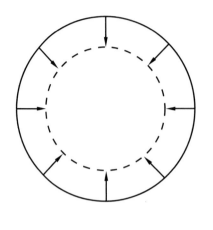

艾瑞克森理论的目标：通过重新组织和使症状性表达多样化来扩充表达范围

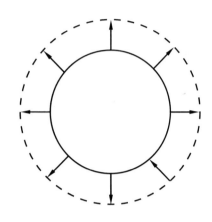

（圆圈代表来访者当前表达的范围。虚线圆圈代表治疗理论所追求的表达范围）

图1.2　传统理论和艾瑞克森问题解决理论

（p. 345）；埃利奥特（T. S. Eliot, 1963）曾指出：它就是"完全的简单性情况，其价值却是最重要的"（pp. 222-223）。这一本质无法用图像、话语描述，或用其他形式表达出来；它是使一个人具有独特特征的韵律和同一性。我建议把这个本质作为生命能量和再生力的源泉。它不可以被拆分，它是一个自然的整合体（"整体"）；然而它可以被否认或贬低①。我认为再生性催眠治疗的任务就是

---

① 正是因为自我不可以被拆分，所以对于现象学的经验来说它是不可利用的，因为这样的经验要求将自我分成主体（知觉者）和客体（被知察者）；不过，自我可以直觉地进入超越个人的状态里，比如爱和再生性催眠。我们不应该忘记，深层自我是为了描述那个不可形容的自我而完全虚构的一个词。我们也可以使用并应该使用其他的比喻，连同那个理解——"无论你说它是什么，它都不是"一起。

　　我们可以将深层自我想象成一个四维的超球面，被裹在圆环状的拓扑框内。这个圆环，也被称为"莫比乌斯球体"（mobius sphere）或"多纳圈球体"，已经被爱因斯坦和爱丁顿（Eddington）称做宇宙模型（参见Davis & Hersh, 1981; Young, 1972; Zukav, 1979）。它最令人着迷的特质就是球体的每一个点都是中心，同样可以使用产生全息图的的傅立叶变化数学来进行描述（cf. Davis & Hersh, 1981）。这样，该整体被包含在每一个点中，如同在全息图中一样。以这种观点，每个人都是自我共同联合体的一个独特"表征"。——作者注

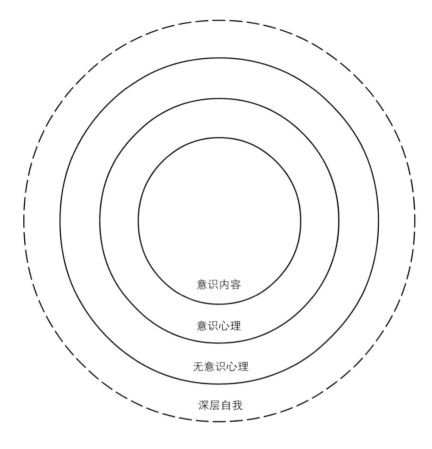

意识内容

意识心理

无意识心理

深层自我

图1.3　自我层面

通过催眠探索使来访者与他们的深层自我发生连接。

其次，随着时间的流逝，自我的分化生成了组织同一性系统，在通常情况下它被称为**无意识心理**。心理是工具，一个计算器，一个神奇又复杂的信息系统，它的任务就是在扩展自我自主性（"自我调节领域"）的同时，保持它的统整性（整体）。在贝特森（Bateson, 1972, 1979）的取向之后，心理被看做控制系统，包含一个闭合的（如循环的）信息回路或者路径网络，通过这个网络可以传输差异（如，特点或意念）或差异的变体。这样一来，心理就是一个疆域地图，表达并代表了具体情境下自我的关联；它是关系的模式和结构，它是一个矩阵或星座，帮助我们在周围"太空"里航行。

根据这种观点，心理并不包含在身体里面。如贝特森（Bateson, 1972）所说：

> ……个体心理的定义必须总是取决于我们希望理解或解释的现象。很明显，在皮肤外面有许多信息通路，而这些通路及它们所承载的信息一定是心理系统的一部分，不论什么时候它们都是相关联的（p. 458）。

> 个体心理是内在的，但不仅仅存在于身体里。它同样存在于身体之外的通路和信息里；而且有一个更大的心理，个体心理只是其中的一个子系统。更大的心理或许就是我们所说的上帝……存在于相互联结的社会系统和全球生态中（p. 461）。

因此，心理不仅是指内心"相连的模式"（Bateson, 1979），还指人际间的回路。例如，来访者可能被吸引在家庭或一群教徒的"群体心理"里；在第三章我们将会看到治疗师与来访者之间的"人际催眠"是如何形成的。

再次，意识心理可被看做无意识领域的外显。当无意识心理要全面行动时，意识心理势必成了其嫡系部队。它的功能主要是将信息组织成行动计划（"心理设置"）、确定先后顺序并计算其概念之间的关系。在这儿意识心理被当做管理者或调解者；在本质上它主要是保守的，而不是再生的。它是一个活动区域，在其中活动的有各种角色、感觉启动的神经控制回路、完成目标的计划、脚本、策略、组织结构以及合理性（"比例划分"或自我划分）。这一点我们将进一步讨论，它由肌肉紧张模式引起并维持。

意识心理选择并扮演无意识的变体；在这个过程中，它将无意识领域分为焦点的（内在的）和外围的（外部的）两个区域。如果在上述两种意识划分中，仅有一种结构（划分）在持续工作（即如果同一种结构在不断地活跃着），就可能发生意识与无意识过程的分离。我们将会看到，这会引发症状性表达，在这里，我们把症状性表达理解为试图统合心理的两个命令的象征性企图。

最后，我们可以区分这些经过心理过滤的内容元素。它们包括个体知觉、运动性表达、意象认知以及感觉。它们都是经验可以表征、操控或交流的信息单元。

总之，一个人可被理解成具有独特的实质（自我），是在一个独特心理组织系统内进行运作（无意识心理或自我背景），在试图实现目标的过程中使用独特策略（意识心理或自我结构），在特定时间关注与众不同的心理内容（自我内容）。这个多水平模型告诉我们治疗目标也是多水平的。在初始水平，无条件评估深层自我对再生性表达来说至关重要。在组织同一性水平上，催眠治疗师的工作是（1）做到与自我表达背后的生物节奏同步并结盟，（2）将行为策略背后的意图（即承诺或指令）重新融入背景和结盟。在目标建构水平上，催眠治疗师参与、平衡、重构并修正来访者的自我表达策略（即感觉/运动回路）。在内容水平上，治疗师对个体经验的特定内容进行多样化。本书接下来将会进一步探讨有关干预的每一个水平。

8. 无意识过程的操作具有再生性和自主性。多年来无数的思想家都建议对意识心理与无意识心理要做出区分。当前理论假定这两个系统本质上是相互补充的，虽然它认为意识心理是对更具包容性的无意识系统的反应（见图1.4）。因此，意识心理或许聪明有效，而无意识心理却是智慧和再生性所需。贝特森（Bateson, 1972）曾这样描述意识过程的主要限制：

> 意识一般是难以觉察到自我及世界的控制本质，而意识"筛查"的内容取决于我们的意图。意图的论据往往是这些形式——"D是理想结果；B导致C；C导致D；所以D可以通过B和C来实现。"但是，如果整个心理及其外部世界，概括地讲，并不是这种线性关系，而我们偏要将这种结构强加给它们的话，我们将无法了解自我及其外部世界的控制循环。我们意识的取样资料不会显示整个心理回路而只能体现其中的一部分，是我们的选择性注意将这些资料从其"母体"上切下来。具体来说，在为了实现自我内部或环境内部某个特定变化而付出努力的过程中，我们很可能并没有理解该变量周围的自我平衡网络……而在某种程度上，智慧的核心任务是矫正这些目光短浅的目的性视角（p. 444）。

因此，当一个人认同意识心理的自我容纳过程并将其从更深层的统合资源分离出来时，就可能会出现问题。

或许，最激进的观点就是认为无意识过程是聪明的、有组织的、创造性的源泉。而且无意识可以不需要意识过程而自主运作（这一点一般被称为分离过程），并能够实现深度的转变性变化。这样的话，艾瑞克森学派从业者认为，催

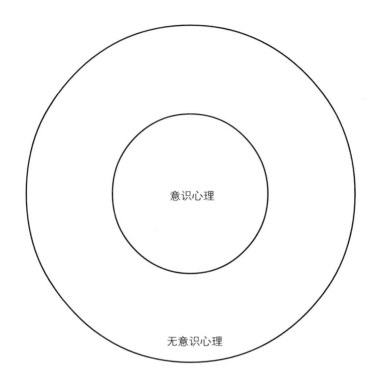

图1.4 意识心理和无意识心理的领域关系

眠情境不是一个将暗示"植入"被动接受器的过程，而是来访者的意识过程被暂时搁置起来的过程，以便无意识过程产生有意义的转变性经验。根据这种观点，发生此类变化并不需要意识洞见（conscious insight）。艾瑞克森（个人交流，1978）频频强调的就是这个意义，

意识心理很聪明，但无意识更智慧。

所以说，无意识被看做是自我完整而核心的部分，而不是需要回避或者努力控制的东西。艾瑞克森催眠治疗师的主要任务是帮助来访者以一种切实可行的方法来意识到这一切。

在强调无意识过程的潜在再生力的时候，治疗师需要明白：此过程的最终价值要依靠其表达时所处的背景。换句话说，无意识可以是再生性的并不意味着它

总是这样。正如我们将要看到的那样，治疗师因此努力去营造能使无意识具有再生性所需的那些条件，如（1）建立一致的意图（或改变的承诺），（2）确保生物背景的韵律和平衡，（3）探索适合来访者社交结构的有效合作方法。

此外，在无意识过程与意识过程之间存在一个可以工作的补充地带，越来越多的人认为人们就是在这个补充地带开始将诸多变化整合进所希望的社交背景中去。假定对于大多数的创造性成就来说，最终都需要意识和无意识两大系统的参与。这一点可以举例说明，如解决苯分子结构之谜的著名德国化学家冯凯康勒（Fredrich Kekule），他曾长时间有意识费力地解决手头的这个问题。最后却在他的白日梦里，他的无意识过程产生了类似一个由六条蛇构成的六边形结构。受此启发，他的意识认为这个比喻代表了那个难以捉摸的苯环结构。因此，他的意识心理识别并提出问题；他的无意识则生成了比喻性的解答；他的意识心理紧接着就破解了这个比喻的含义。无意识将两个形式相关但内容不相关的结构联系在了一起（即"X的模式相似于Y的模式"），如果没有无意识相似关联性的参与，是否能发现答案就不得而知了。意识心理可能立即将它的搜寻限制在那些与问题有关的范畴，如仅仅是某些化学方面的概念。然而，无意识却能忽略内容，去寻找结构和类比（如比喻）类别的相似关联性。当然，意识里的抽象道具同样重要，因为需要它们以标准化格式（如化学）来表征和交流解决方案，方才可以应用在技术上。

尽管无意识与意识系统之间的交互作用对创造性成就来说可能是必需的，但遗憾的是这似乎只是个别现象，而大多数人并不了解这一点。个体可能会被无意识完全控制住，在极端的例子里，这被称为精神病。或者更为常见的是，一个人可能强烈地不信任无意识的直觉过程，并努力通过理性（"分裂的"）手段来严格控制生活。这种分裂可能由于隐含的文化民俗或者特别的个人经验，例如，一个人可能通过否认或"遗忘"和自己相关的、某个不完整的或创伤性的经历，从而和无意识资源分裂。治疗师的任务就是找到让来访者学会欣赏意识和无意识两个过程价值的方法。

要完成这个任务，有一个重要的变量就是意识心理与无意识心理之间的关系质量。特别是，关系边界（图1.4中的圆周）可能是半透明的（即灵活的、可穿透的、开放的、柔软的），或者是不透明的（封闭的、僵化的、不可穿透的、坚硬的），这取决于诸如肌肉强度、心理安全度，以及经验是否为可接受的（即宝贵的）或是否是分裂的（即贬值的）。当边界透明时，意识与无意识心理会相互补充；当边界不透明时，它们就会相互对抗（即竞争）（如，人对抗环境，自我对抗他人）。所以，当前理论的主要目标是软化边界，以便产生相互补充作用。正如我们将要看到的，催眠性交流是实现这个目标的主要工具。

总之，人不应困惑自己是"处在"无意识状态还是意识状态。再次强调，心理仅是一种计算工具，是自我了解并表达处于经验世界中自我的工具。**一种工具的创造潜力与其破坏或压抑的潜能是相等的：其效果就要看自我将如何使用它**。炸药可用于和平也可用于暴力；领导人可摧毁文化也可难以置信地增强文化（如希特勒和耶稣）。同样，心理过程可以给个体造成痛苦，也可以给个体生成满意感和创造性的解决方法。这就解释了为什么无意识一方面是慈善的（人本主义的观点），另一方面它又是压制人的（弗洛伊德的观点）：这取决于个体和无意识的关系以及他/她是否愿意全然接受自我的所有方面。

这其中首要的因素就是个体在多大程度上认为自我同一性等同于那个工具。换言之，认同自己成为（而不是表达）一个特定过程的人将会被这一过程所利用（因此他不能利用这个过程）。例如，假设一个人强有力地规定自己必须要聪明（因此不可以不聪明）。他将因此被高度激发去展示与其需要相符合的行为，同时会不惜一切代价去回避一切可能挑战这一前提的行为。同样的，对于可能带来不确定后果的行为，他会表现出犹豫不决，最终导致他固守在那些熟悉的（习惯了的）、"假装"聪明的思维和行为模式里而不敢求变。这又必然会导致对智力表达的不接纳，因为智力表达要求独立性、自发性和创造力。当然，一个人或许可以做得"很聪明"，但那不过是一个痛苦的模仿。

将心理过程比做一种既有破坏性也有建设性能力的工具，这与催眠治疗非常相似。尤其是艾瑞克森学派催眠治疗师的沟通交流策略，就是通过"适应过程"与受试者建立一种理想状态，然后再使他们向着已经认同的目标转变。例如，第七章概括了当某个人不断的内心对话给传统的催眠诱导造成了困难的时候，将如何提供给他一套引导性交流方法，这种方法可以有效地利用内在语言来促进催眠状态的形成。"不论人们在做什么，都是能够让他们发生改变的东西"，这一利用原则将在后续章节继续阐述。

小结

本章目的是构建一个大概框架，以便理解临床催眠的使用方法。本章首先指出了有那么多催眠从业者将催眠关系理解成催眠师的威力（独裁派），或者理解成受试者的易感性（标准派）。接下来将这些更加传统取向的催眠流派与米尔顿·艾瑞克森创立的合作派（或利用派）进行了比较，合作派强调催眠师与受试者之间的关系是最重要的。合作派有如下进一步假设：（1）人人都具独特性；（2）催眠是一个经验性的观念交流过程；（3）人人都有再生性资源；（4）催眠状态促进资源挖掘；（5）催眠状态的产生是自然而然的；（6）艾瑞克森催眠理论是过程结盟，而不是错误纠正；（7）一个人的独特性可以在许多层面上得到欣赏（深层自我、无意识心理、意识心理和意识内容）；（8）无意识过程可以再生性和自发地进行操作。上述每一个假设都将在后续章节中详细介绍。

催眠体验

催眠（trance）一词导致许多联想。本章对此类联想进行探讨，旨在对催眠这一普遍和自然的现象形成一个总体认识。第一节对催眠的主要理论给予概述，包括始于19世纪的推测和逐步发展至今的建议。业内人士一致认为，大部分的不同建议其实是相互补充的。第二节详述催眠体验和特定的宗教催眠之间的区别，强调催眠是跨情境的普遍（pervasive）现象，具有深层的治疗潜能。第三节综述了有关催眠体验的一些现象学方面，并说明如何将这些方面应用于症状现象和催眠现象。第四节简要讨论如何将催眠的治疗作用有机地分成四个步骤：（1）创建情境（催眠准备），（2）进行转化（催眠的发展），（3）促进转变（利用催眠），以及（4）巩固所学内容（总结和扩展催眠）。

催眠理论：理论家们的观点

早期推测

在过去的几个世纪里，有许多关于催眠现象的学术推测。大多数观点是在19世纪发展起来，当代大部分理论是这些早期观点的修正版本。以下是早期观点关于催眠体验描述的重要概括，埃伦伯格（Ellenberger, 1970）、罗森（Rosen,

1959）和提特罗（Tinterow, 1970）都曾对此作过详尽论述。

1. 催眠即能量通道。弗朗茨·麦斯默（Franz Mesmer, 1734-1815）通常被认为是现代催眠理论和实践的创立者。他认为，人体内磁性流体的不均衡（如分布不均衡）导致疾病，而疾病则影响人的健康。所以，通过一场痉挛性的康复"危机"而使得通道磁力进入受试者体内才能恢复机体平衡。将"麦斯默催眠"导致的痉挛行为与当代催眠引起的放松行为进行对照很有趣，因为这表现了催眠现象（表现形式）是如何随着社会情境中隐含的信念和价值观的不同而发生变化。

麦斯默最初的催眠仪式使用了真正的磁铁；后来的"发现"显示动物磁力可以转到其他治疗目标身上，包括树、麦斯默式催眠师的手、一种被称做baquet的装置。一个拜访过麦斯默家的人曾这样描述：

> 前几天我在他家亲眼看到了他的操作方法。在房间的中央有放一个大约一英尺半高、被称作baquet的容器。容器很大，20个人都能很容易地围坐在它的周围。容器上面有盖子，在盖子的边缘，有着和围坐的人数相对应的孔洞。洞中插有铁棒，铁棒高矮不一，向外成直角弯曲，以代表将用到的人体的某个部位。

> 除了这些铁棒，还有一个铁棒将一个受试者和baquet连接在一起，此受试者再传向其他人，直至传遍周围所有人。当麦斯默接近时即可感觉到其效应，据说不需直接接触，此人仅通过其眼睛和手的特定动作就能向他人传递能量。我和一些亲眼目睹这些效应的人交谈过，他们曾随着麦斯默手部的运动产生了痉挛和移动……（引自Ellenberger, 1970, p. 64）。

麦斯默强调，惊人的治愈作用看似来自这种仪式，其实应归功于动物磁力的物理能量。他拒绝任何心理成分的解释（如果我们记得心理学是在麦斯默所处时代之后才发展起来的学科时，就不会觉得他没有考虑心理解释令人非常惊讶了）。由于只有麦斯默和少数几名超凡的人似乎拥有传导磁力的能力，所以麦斯默很快在法国和奥地利发起了盈利性活动。然而，由于人们质疑他的理论和活动，他很快便处于强烈的科学审查压力之下。几个主要的科学调查组的调查结论是，麦斯默的物理理论没有事实依据。有趣的是，麦斯默催眠术所产生的不可否认的生动效应显示了想象、暗示以及非凡的人际关系具有治疗潜能，但是没有一个调查组考虑过此效应的可能性。

2. 催眠即睡眠。19世纪的一些研究者把催眠比喻为睡眠。居住在巴黎的葡萄牙牧师法利亚（Faria, 755-1819）就是其中之一。法利亚最初是动物磁性说的倡导者，他发展了梦游症理论，认为被催眠者进入了一种"透明的睡眠"状态。当受试者自动地集中思想并从知觉体验中退出，从而限制了意识和内心自由时，便产生了"透明的睡眠"状态。法利亚声称梦游者能做非凡的事情，比如诊断自己的疾病和从手术的痛苦中摆脱出来。他是最早认为催眠的发生是由于受试者自身的特性，而不是导磁体的人员之一。他认为"血液流畅"和"精神易感性"（暗示易感性）的人容易进入睡眠，能够自由出汗，是最好的催眠受试者。

苏格兰外科医生詹姆斯·布莱德（James Braid, 1795-1860）是另一位睡眠修正理论的早期支持者。布莱德在早期工作中，要求受试者紧盯着略高于眼睛上方的一个点，几分钟后，受试者的眼睛就会因疲劳而闭上。布莱德认为这是睡眠样神经生理学状态的开始，它引起疲惫，进而导致控制眼睛和眼睑的神经中枢麻痹。他起初称此为"神经催眠"，后来简称"催眠"（hypnotism，来自希腊词语hypnos，意为睡眠）。后来，布莱德改变了他最初关于催眠的睡眠样本质的结论，建议以精神集中状态来代替，他将其命名为"单一观念"（monoideism，即有一种占主导地位的心理观念）。

催眠的睡眠理论的第三个倡导者是伊万·巴甫洛夫（Ivan Pavlov, 1849-1936），他认为催眠状态是催眠暗示所导致的一种"不完全睡眠状态"。这些暗示可能在大脑皮质的一些区域产生兴奋作用，而在其他部位产生抑制作用，使得受试者集中于催眠信息，从而与外部世界分离。如布莱德在其早期理论中所述，催眠状态可能是一种奇特的神经生理学情形。

"催眠即睡眠"的比喻至少在几个方面来说是不确切的。首先，睡眠和催眠状态没有生理学上的相似性（Barber, 1969; Sarbin, 1956），后者更像不严格的觉醒状态。其次，被催眠者极少完全失去意识和回应能力。尽管受试者看起来不时地瞌睡，但他的内在世界远不是被动的或不活动的。

3. 催眠是病态的。马丁·夏柯（Jean Martin Charcot, 1825-1893）于1878年

决定研究催眠，当时他可能是欧洲最著名的神经科专家。他的实验对象是几名女性被试，她们在巴黎的Salpetriere医院被诊断为癔病。经过类似于神经系统疾病的调查，夏柯认为催眠状态是一种和癔病相似的病态[①]。后来他把催眠归结为三个理论水平——强直性昏厥、昏睡和梦游症。受夏柯在神经病学方面的威望影响，很多人接受了他关于催眠术的观点。这些人被称为Salpetriere学派，他们支持夏柯的理论，与Nancy暗示理论学派进行了激烈的斗争。

4. 催眠即暗示。Nancy学派的创始人奥格斯特·利贝尔特（Auguste Liébeault，1823-1904）是法国的一名乡村医生，他把催眠与睡眠比较后，认为催眠是直接暗示的结果。这一理论试图解释为什么催眠受试者能够一直和催眠师保持和谐。利贝尔特的催眠方法是深深地注视受试者的眼睛，暗示受试者变得越来越困，此时发出去除症状的直接暗示。如果不是希普维特·伯恩汉姆（Hippolvte Bernheim，1840-1919），利贝尔特的工作不会引起关注。伯恩汉姆是Nancy大学著名教授，他后来成为利贝尔特的学生和仰慕者，并成了Nancy学派的领袖，与麦斯默的物理理论和夏柯的神经学理论各成一派。伯恩汉姆（1895）提升了对催眠的心理学解释，将其视为暗示导致的一种强迫性暗示状态（就像我们将会看到的，这种反反复复的争论导致一些当代研究者完全拒绝诸如"trance"和"hypnosis"类术语）。伯恩汉姆（1895）认为每个人在某种程度上都具有暗示感受性，他将其定义为"把意念转变为行动的能力"（p. 137）。作为一名杰出的医生，他成功地将催眠应用于各种医疗行为中，同时对夏柯的理论给予严厉的抨击。然而，伯恩汉姆渐渐地停止了催眠术的使用，他认为在觉醒状态下进行暗示可取得同样的效果，并把这种新的方法命名为"心理疗法"。

5. 催眠即解离。解离（dissociation）一般被定义为一种心理过程，在这个过程中意念系统从正常的人格中分离出来并独立运转（cf. Hilgard, 1977）。皮埃

---

① 显然，夏柯没有进行任何直接调查，而是把工作转交给助手们（参见Ellenberger, 1970）。他的催眠即病态的结论误导了很多人，因为他忽略了催眠的潜在治疗作用。即便如此，他的理论仍然有其价值，因为他强调应严格地区分分离状态与催眠样状态的本质。正如我们将要看到的，当前理论认为，催眠是再生性的还是非再生性的，要取决于情境因素。——作者注

尔·让内（Pierre Janet, 1849-1947）是上述理论的最早倡议者之一，他把催眠状态描述为受试者下意识的而不是有意识的执行认知功能的一种状态。让内（Janet, 1910）引入"下意识"（subconscious）一词来避免使用"无意识"（unconscious）一词，他认为二者明显不同。让内的下意识概念强调执行聪明的、有创造性的和自主活动的能力，这和艾瑞克森使用的无意识概念很接近。让内还认为，除了催眠的分离状态之外，还存在一种"角色扮演"的成分，即被试更愿意去取悦催眠师。

在让内的体验中，催眠性分离通常涉及受试者早期生活经历的退行。在催眠过程中，受试者能记起催眠前发生的事件，以及正常觉醒期间发生的事情。而觉醒后，受试者则不记得催眠时的情形。上述综合理论来自让内在很多领域的严密调查，包括催眠、自动书写和心理病理学（多重人格和癔病）。

让内（1910）区分了两种类型的解离——**全部自动症**（total automatism）和**部分自动症**（partial automatism）。前者是指受试者转变成一种完全不同的人格，后者是指部分人格解离，具有未知的正常人格。让内的主张影响了很多理论家，包括美国的威廉·詹姆斯（William James, 1890）和莫顿·普林斯（Morton Prince, 1975）。普林斯（1975）曾论述过催眠能导致人格变化，并强调使用催眠治疗多重人格的可能性。

当代观点

从以上概述可以看出，催眠引起了19世纪科学家们的广泛兴趣和争议。到了20世纪的前半叶，由于行为主义的壮大，弗洛伊德对催眠的排斥，以及神秘色彩的过分渲染，妨碍了催眠的成熟发展，使得催眠热降温。二战后，由于催眠在治疗战争神经症患者、牙科病人和产科疾病方面收效显著（Hilgard, 1965），使近乎被忘却的催眠得以复活。20世纪50年代，英国和美国医学界均正式承认催眠是一种有效的治疗方式。此后，越来越多的研究人员和临床医生被这一领域所吸引。

当代大多数理论家摒弃了关于催眠的物理学和神经学的解释（睡眠及病态学比喻），转而支持心理学观点，即强调暗示、想象、动机、解离和角色扮演的作用。以下是当前主要的几个观点。

1. *催眠即退行*。许多心理动力学者用弗洛伊德和新弗洛伊德学派的概念解释催眠体验，认为催眠是心理退行和移情。克里斯（Kris, 1952）发展了自我的部分退行（partial regression in the service of the ego）概念。吉尔和布兰曼（Gill & Brenman, 1959）把催眠状态的特征总结为向原始状态的退行，在这种状态下，理性让位于冲动，受试者与催眠师形成移情关系。弗洛姆（Fromm, 1972; Fromm, Oberlander, & Gruenwald, 1970）对种种关于催眠的心理动力学理论进行了回顾，提出了强调催眠受试者"被动自我"和"适应性退行"的更精确的看法。

在这些综合性理论中，肖尔（Shor, 1959, 1962）较早尝试性地提出了三维催眠体验：（a）角色扮演的卷入深度，此时被试刚刚开始努力思考，尽力做得像一个催眠被试，但是之后便开始真的进入无意志和无意识状态。（b）催眠深度，它随着被试总体的"现实取向"的衰退而发展，并使得被试浸入专断的和纯粹主观的世界。（c）创始期卷入深度（depth of archaic involvement），涉及上面提到的退行—移情特性。

2. *催眠即获得性学习*。美国杰出的心理学家克拉克·赫尔（Clark Hull）认为，催眠过程可以用形式学习理论的原则——如联想重复、条件作用、习惯化等来解释。在1933年出版的经典著作《催眠与暗示》（Hypnosis and Suggestibility）中，他提出催眠现象是和其他习惯相似的获得性反应，并认为受试者的催眠体验来自于催眠师的暗示，以及由刺激和反应之间关联的严格物质基础所导致，意念变成了纯粹物质性的符号活动（我必须承认，对于"符号活动"如何是"纯粹物质性的"，我感到非常困惑）。其他理论家，包括韦森豪弗（Weitzenhoffer, 1933, 1937）在内，把习惯消退和驱力减退等学习概念引入催眠过程的讨论中。这种理论方法有其优点，它强调催眠是一种自然体验，可以在实践中变得更容易和更完善。然而，甚至韦森豪弗（Weitzenhoffer, 1957，p. 56-58）也指出了这种观点的局限性：它除了承认经典学习理论的不足之外（参见Bandura, 1977），对催眠的现象学方面、个体受试者的独特性，以及人际关系却根本没有涉及。

3. *催眠即解离*。欧内斯特·希尔格德（Ernest Hilgard）关于催眠的理论多年来历经了种种变迁（参见Sheehan & Perry, 1976进行比较），最近，他复苏并修正了让内的解离概念。希尔格德的神经分离理论借助认知心理学的概念，把催眠体验描述成受试者暂时超脱了通常意识的计划及监控功能。通过独立于现实测验的运作，受试者降低了判断力，获得分离性体验，如健忘症、催眠性耳聋、疼痛控制和自动书写。

4. 催眠即动机参与。多年来，巴伯（T. X. Barber, 1969, 1972）深刻地批判了把"催眠"比喻成"意识状态的改变"的观点，认为这种模糊的催眠假设极具误导性。它们不仅使操作者（催眠师）无法专心地对"催眠性"互动中的重要变量进行操作性界定，而且还使许多受试者相信他们不能够形成"神奇的和神秘的催眠现象"，如疼痛控制、幻觉和年龄退行。作为一种替代性理论，巴伯（Barber, 1969）发展了一种认知行为观点，即假设"针对实验情境的积极态度和动机，以及由此产生的对暗示主题自发思考和想象的期望"导致了"催眠"体验（p. 5）。根据这一观点，任何自愿者经过训练后都能产生"催眠"现象。考虑到诸如操作者的行为以及人际关系等情境变量都是极为重要的，因此巴伯认为正式的（传统的）诱导是不必要的。

许多人认为巴伯的立场与艾瑞克森是完全对立的。但除了术语明显不同之外，二者的观点却有着相似之处，特别是二者都强调所有个体均能被催眠、常规的催眠诱导可以被替换、催眠是自然现象、动机和人际关系都很重要等方面都是一致的。另一方面，巴伯明确将催眠等同于想象的观点明显不足取，正如许多受试者所体验到的：催眠状态在性质上不同于任何一种其他体验。

5. 催眠即角色设定。这种观点强调催眠情境的社会心理性。怀特（White, 1941）把催眠描述成一种目标引导的状态，受试者受到高度激发"像一个被催眠的人"（由操作者所定义，被受试者理解）那样进行行为表现。萨宾（Sarbin, 1950, 1956; Sarbin & Coe, 1972）是上述理论最雄辩的支持者，他把被催眠者看做去扮演某个"角色"。像巴伯一样，萨宾鄙视心灵论者那些模糊的、循环论证的术语如"催眠"、"状态"、"无意识"，赞成用更加描述性的语言确定与"催眠体验"相关的变量和条件。萨宾主张，将催眠行为看做"好像"（as if）行为更加有益处。他对于"催眠状态"的抽象比喻的反复强调，却被人们错误地以为是具体的（因而是误导性的），加上他强烈强调其社会心理变量，从而使得许多人错误地认为他主张否定"催眠体验"的任何有效性。

现实中，萨宾使用角色设定的比喻来描述所有的社会行为，强调进入角色的机体卷入程度差别很大，可以从"随意的角色设定"和"仪式性表演"到极端的"入迷"和（引发死亡的）"魔法的客体"（Sarbin & Coe, 1972）。萨宾声称有相应技能又被激发的个体可以深深浸入催眠角色，并达到在主观现实中体验到的的戏剧性转换的程度。通过这一观点，萨宾将经典的催眠行为置于该"参与"连续体的中间位置。

折衷观点

浏览当代催眠理论发现，似乎每一种观点都强调催眠体验的重要特征，却忽略了或不重视其他方面。这并没有削弱这些理论，而是为了唤起对催眠体验的多维性本质的注意。有许多重要的情境和人际关系变量影响着催眠状态的总体发展，另外，每个受试者都拥有独特的品质，这样如果将每个人的催眠状态看成是同样的体验，那就违背了催眠本质。

艾瑞克森深知这种复杂性，多年来，他保持着一个相对不变的非理论性立场。在他催眠生涯的后期，经常有人要求他对催眠或无意识过程的性质给出明确的解释，他旗帜鲜明地反对这样做，并解释道："不论我说它是什么……都将会扰乱我对其诸多可能性的认识和利用"（Erickson，个人交流，1977）（然而，他这样拒绝后，却又经常就这个话题讲述一些详细的比喻故事）。

一般来说，关于催眠体验的过分简单和绝对的陈述通常使理论家感到很舒服，但是可能会让从业者产生偏差，并给其催眠实践带来不必要的限制。如艾瑞克森（1952）所述：

我们必须认识到，不论一种描述是多么精确或完整，都不能取代实际体验，也不适用于所有受试者。对于不同的受试者，任何一个深度催眠的描述必定有其细节上的变化。任何一个水平的催眠都不存在绝对统一的催眠现象。一些轻度催眠状态的受试者会出现与深度催眠相似的现象，而一些深度催眠者则表现出通常被认为是轻度催眠特征的行为。某些处在轻度催眠状态却表现出深度催眠行为的被试，或许会在深度催眠真的到来时却失去了同样的行为表现。比如，在轻度催眠状态下容易发生健忘的被试，在其深度催眠状态下可能就不会形成健忘症。这种不规则的原因在于受试者轻度催眠状态的心理取向与其深度催眠状态下的心理取向完全不同（In Rissi, 1980a, pp.144-145）。

因此，艾瑞克森学派从业者在关于催眠的绝对声明上会保持警觉。这并不会妨碍从业者发展出一种有关催眠本质的观点。艾瑞克森倾向于赞同催眠的解离模型，这一点在下面引文中可以清楚地看出来：

在深度催眠水平上，允许受试者适当地、直接地在无意识水平上发挥功能，而没有来自意识心理的干扰（1952; in Rissi, 1980a, p. 146）。

在治疗性催眠期间，通常个体的参考框架和信念被暂时改变，从而更易于接纳有益于问题解决的心理功能模式（Erickson & Rossi, 1979, p. 3）。

艾瑞克森学派最需要的品质是灵活的、开放的立场。表2.1展示了先前所述的当代理论中的一些价值观点。据此，催眠从业者可将这些理论看做相互补充而不是互相排斥的。后续章节将进一步探讨这些观点并证明它们连锁的性质。

表2.1　当代催眠理论中一些有价值的观点

理论	价值观点
1. 心理动力学理论	a. 在催眠治疗中，治疗师与来访者之间要建立强有力的关系。 b. 催眠受试者转换到一种较少分析、更多初级的加工风格中（如：较少评判和防御，更多意象取向）。
2. 学习理论	a. 催眠是可以习得的自然技能。 b. 催眠能力是可以随练习而提高的。 c. 其他的学习可能会干扰催眠产生；它们需要被弱化。
3. 新解离理论	a. 深度催眠受试者经常从正常的监控和控制过程中分离出来。 b. 通常的分离允许特定分离现象的发生：如年龄退行、催眠梦、自动书写、幻觉和疼痛控制等。 c. 分离体验可以在没有正式催眠的情况下发生（如：夜梦、依赖于状态的回忆）。
4. 动机参与理论	a. 催眠是一种自然体验，与其他心理体验具有相似的现象性。 b. 同样，任何有意愿的个体都可以接受训练，以发展出"催眠"现象。 c. 不需要正式的诱导和仪式来引发"催眠"体验。 d. 最重要的是要建立和谐气氛，有效告知和激发来访者。
5. 角色扮演理论	a. 催眠真的只是个比喻，不应被具体化。 b. 因为催眠是发生在社会心理情境下的一种反应，必须要考虑情境变量（如催眠师的交流、关系）。

催眠是自然的和跨情境的

在艾瑞克森派的催眠方法中，对催眠过程的自然使用非常关键。要理解好这一点，需要将催眠的一般性体验与催眠的具体仪式区别开来。后者只是引出前者的一种方法。通过了解催眠以其他方式和在其他环境下是如何发生的，利用催眠过程的能力就会显著提高。以下内容对帮助我们理解这一点非常有价值。

1. 催眠体验的特征体现着意念动力学和逻辑学的原理。为了认识催眠的性质，要注意以下几个主要特点。第一，催眠经历不需调节、控制或其他自觉过程的主动参与即可发生。这个毫不费力的特征可用意念动力学的原理来解释，该原理认为意念能用动力学来表示（感觉、意象、认知、动作、知觉、情绪）而不需要任何有意识的媒介，这将在下一节进一步讨论。

第二，催眠涉及到相互矛盾的、"既是/又是"逻辑。也就是说，一个人能看到一个事物的两个相互补充的方面，如"这个"与"那个"、"内部"与"外部"、"主体"与"客体"。因此，在催眠状态里，既能感觉到"这儿"也能感觉到"那儿"，既与自己相连又与自己分离，既是体验的"一部分"又是在体验"之外"，既是"儿童"又是"成人"。这种逻辑产生了非概念上的和非言语经验上的统一状态，和意识分析过程相互分开的"不是/就是"逻辑特征不同，"既是/又是"逻辑本来就相互包容。换句话说，催眠过程趋向于把联系（"这个"与"那个"）统一起来，而意识过程却倾向于将这种联系区分开（"这个"与"那个"的不同之处）。

下一节将探讨催眠的其他特征，如体验性专注（experiential absorption）、连续性、时间扭曲、时间/空间变异以及知觉改变。如果将这些特征汇总在一起，则说明催眠是一个深层的经验性专注状态，人们在这种状态下能独立操作，而不受调节的、错误取向的意识过程的约束。

2. 催眠能够在很多情境下被体验。简单描述一下催眠的特征，我们会据此发现它在很多情境中都发生过。它常在文化过渡仪式（cultural transition rituals）中发生。例如，最近我结婚了，在这个过程中我体验到的就很像催眠。某些运动员和艺术家们都曾说起过这种体验，他们放任自己的感觉，置身于这种"心畅"

（flow）中。那些深深被音乐或舞蹈节奏吸引的人们也体验过类似的感觉。我们还可以在那些沉浸在书中的读者，以及被电视节目紧紧吸引着的孩子们身上发现它，他们根本听不到我们的呼唤。我们在做白日梦的学生、极度抑郁的客户、回忆过去的老人身上也都能观察到它。简而言之，催眠现象可在很多情境下发生。

3. 多种方式可导致催眠发生。它们包括：有节律的和重复的运动（跳舞、跑动、摇动、呼吸锻炼等）；吟唱（沉思、祈祷、集体仪式、集会或运动会时的赞美诗、抑郁时不停的自言自语等）；注意力集中（于颂歌、催眠师的声音、图像、意念、电视等）；肌肉紧张性平衡（通过放松过程、按摩、酒精或安定类药物、韵律活动等）。这些彼此相连的方法都倾向于减少不连续的、无节律的有意识的活动，形成更加统一的体验模式。由于肌肉紧张的转变，自我他人之间强烈的界限感消散了，使得生物节律同步化、心理过程单一化。

4. 在生物学意义上，催眠是必要的。人类学家指出，其实催眠在各种文化中都存在（参见Richeport, 1982）。历史学者指出催眠仪式已经具有好几个世纪的历史。催眠能够在不同的文化中长存，说明它是人类重要的生物学现象。

这种观点的含义之一是，不论你是否喜欢，催眠终将发生。我们都需要机会释放心中痛苦、全身心沉浸在深层的共有环境中，以及听从我们的深层自我。我们需要周期性地弱化意识目标实现过程中的纠错规则，而去体验一种新的、没有偏差的整体感（正如我给来访者所说的那样，如果你不让自己位于前门，怎么牢固的门锁都不能保证后门的安全）。实际上，我见到过许多症状的形成都是因为，通向自我尊重的催眠状态之路被堵住了，或者是被个体或社会所否定了。

5. 催眠具有多重功能。如果催眠是生物学上必需的，那么它一定有其进化上的特定意义。按照当前观点，催眠在平衡生物逻辑和心理系统方面发挥着整合作用。更具体的来说，催眠有助于实现人类几种内在动机的相互补充：保存并扩展自主的（"自我规范的"）自我同一性的完整（整体性）。这种自我同一性总是涉及多个系统：个体的、双人的、家庭的、社会的等等。

自我同一性的保存（即：不再变化）可通过多种方式实现。个人或群体都可以通过催眠恢复安全感——例如，通过日常的沉思、自我催眠、集体唱圣歌等。

当生存受到严重威胁时，有可能引发涉及完全脱离意识状态的保护性催眠（休克、癫痫、抑郁、想象性投射）。催眠还可为意识所禁止的角色提供表达的机会。比如，贝特森（Bateson, 1958）曾描述过新几内亚的Iatmul部落是如何表演"naven"——一种催眠仪式，其中男人穿得像女人，女人则穿得像男人，各自扮演与异性相关的特定角色。催眠还可被用来确定某一深层的、经验性的联结。比如，美洲印第安人部落利用祈雨舞仪式进入一种与自然环境共生的状态。简而言之，催眠提供了令我们回到自我同一的基本状态的一个机会。

催眠还能扩展一个人或集体的同一性范围。它出现在有意义的、发展性过渡仪式中（婚姻、长大成人等）。它允许一个人离开或超越某些限制（如，疼痛、行为模式、知觉类型等）。它令寻求解决办法的隐喻表达显现出来，如症状、艺术表达和讲故事。而且，它还可能有利于心理整合（即：不连贯部分的统一），这是心理治疗中的关键。

6. 催眠能提升自尊也能降低自尊。 每一次催眠体验，其价值大小要看它发生时所处的情境。提升自尊性催眠倾向于比较温和、有节奏并具连续性；降低自尊性催眠倾向于较为强烈、无节奏及强硬。随着时间流逝，提升自尊性催眠的内容会有所变化，因为整合在发生，新的格式塔（整体）在形成。降低自尊性催眠倾向于重复，且无整合（只会更加猛烈）发生。在提升自尊性催眠中，没有主动控制体验的意图；而在降低自尊性催眠中，受试者会试图控制或否定自我及他人（自我）的体验。例如，观察有心理症状个体的催眠状态时可清楚地发现，他们试图控制（"摆脱症状"）和否认（"这不是我"）。相似的，身处系统的暴力中（如战争）的个体也试图消灭他人（自我）。在这么做的时候，经常会形成一种类催眠状态[①]。

催眠未必有用的说法，使治疗师将注意力从形成了多少催眠转移到了治疗质量方面。这样一来，艾瑞克森学派从业者更感兴趣的是催眠的宽度而不是深度，

[①] 这些现象对所有的催眠来说，并不常见。例如，在东方文化中的冥想中，它们倾向于被最小化，因为那儿的传统价值崇尚与现象学领域相分离，并以此作为自我发展的一种途径。催眠现象或许起源于西方价值体系和偏见。这说明，催眠中的具体表达显示了催眠起源地的个体及其社会的原始价值观。——作者注

也就是说，催眠到底能使来访者的多少资源变得可接近。假设来访者知道如何以一种或另一种方法发展催眠状态；他们感兴趣的是，在这样的催眠状态下如何利用治疗情境来加强自尊提升的过程（以及由此带来的实际价值）。

7. 催眠现象是产生心理体验的基本过程。当一个个体或团体深陷催眠状态时，可能会出现某种现象（"外观"）。这些现象包括退行到过去、进入将来、记忆提高（记忆增强）或选择性遗忘（记忆缺失）、知觉曲解和知觉分离（积极与消极幻觉）①。乍看这些现象似乎不同寻常，其实它们都是自然的现象。事实上，催眠现象可被看做是产生和维持体验的基本心理过程。所不同的是在催眠状态中，现象学的体验被强化和放大，因而表现得令人惊奇或者与众不同。因此，当完全与所投射的意象分离时，我们体验到幻觉；当我们努力沉浸于无关的事情时，忘掉事情的能力则被加强（记忆缺失）。通过更加亲密和热情地参与到我们通常建构自身体验的方式中，同时还提供从中分离的感觉（即，在催眠状态中你拥有一种不必控制体验或不必抓住体验的感觉），治疗性催眠因此促成了在我们的关系中转向自我表达模式的根本转换。简而言之，这一过程允许产生深层的、转变性的变化。

8. 催眠现象和临床症状在不同的情境中可表达为同样的现象。当我师从米尔顿·艾瑞克森时，他指派给我的第一项任务是学习精神病学。获得了这方面的一个兼职工作后，我开始定期拜访艾瑞克森并同他探讨各种各样的案例。在描述自己和精神病学之间广泛的内在关系时，他反复强调三点。第一，精神病学的现象体验与深度催眠极其相似，二者都具有退行、分离、记忆缺失、知觉和感觉改变、象征性符号表达等。第二，体验的质量没有太大差别：精神病患者通常体验到一个非常痛苦的和有限的世界，而深度催眠中的受试者却在彻底地享受自我。换句话说，尽管内容根本不同，但体验的现象性形式却是一样的。第三，二者的心理过程都属于正常无意识过程的放大了的表达。

---

① 战争引起的严格的类催眠状态，可在其周围的多重诱导中观察到：重复的、呆板的大鼓敲击声及旗帜摆动节奏。当我还是个孩子的时候，观看战争片经常使我感到困惑，为什么英国人会让那么多战士在行军途中敲鼓。回想一下，原来需要这些敲鼓者将其周围的人诱导进催眠状态。——作者注

这些观点表明在转变自我贬低性的症状表达方面，治疗性催眠情境是理想化的。症状表达可以被看成是发生在无效心理背景下的有效催眠现象。由此，治疗师试图生成人际的及内心的关系情境，在这个情境中同样的过程被确认、被定义为合法的无意识表达（即催眠现象），以及被利用为问题解决和自我整合的基础。

催眠的现象学体验

到目前为止我们已经对催眠的性质进行了概述。下面将较为明确地讨论催眠体验中突出的、独特的现象学特征。

1. **注意的体验性专注**。在催眠时，受试者的注意力集中能够完全沉浸在某一特定情境中并持续一段时间。而在清醒状态时，由于外界刺激的不断干扰，注意力是分散和不集中的。在催眠的时候，被催眠者常常意识不到无关刺激（噪音、其他声音）；即使意识到了，他们也通常不会分心而受到干扰，也不会觉得有必要去注意它们。深度催眠状态下尤其如此。

受试者注意力的聚焦可以是外部线索定向也可以是内部线索定向。大多数传统的催眠仪式要求催眠师首先把受试者的注意力集中在一个外部物体上（一只水晶球、催眠师的眼睛、墙上的一枚大头钉、一个节拍器等），然后再把受试者的注意力转移到内部定向处。然而，有时被试更适合通过外部线索定向进入催眠，就像催眠师对那些反对闭上眼睛的受试者进行催眠诱导时所做的那样，或者为了增强受试者的当众表现（演讲、社会互动、体育比赛）时所做的那样。需要外部线索定向的另一种情形是，催眠师在与来访者互动时进入催眠。这种方法及其益处将在第3章进行概述。

持久的体验性专注的特点适用于"症状性"催眠状态和催眠性催眠状态。我们可以观察到，受某一重复出现的问题反复困扰者只专注于有问题的过程。就像进入催眠中的人，被问题困扰者不必努力保持注意力专注；此体验性过程不用意识努力便可保持住。与催眠状态中的人相反，有症状的人却通过各种条件策略反复尝试去中断体验性专注。这可以将意识过程与无意识过程分离开来，后者一直专注于问题领域。换句话说，无意识一直专注于不完全的体验上的关系，而意识在试图摆脱（如：否定或拒绝）这种关系，从而形成了意识和无意识过程的对立。我们将会看到，艾瑞克森的诱导策略努力将这两个过程结合起来，使它们成为一体。

2. 不费气力的表达。被催眠者通常觉得不必努力做任何事情，也不觉得被迫"提前计划"什么。体验"似乎就这样发生了"并且"毫不费力地任其发展"。催眠状态中的这种现象不一定是因为受试者服从了催眠师的指导性控制，它只是一种常见的自动催眠体验，是意识转向无意识过程的表现。

上述特征反映出意念动力学的原理（"意念"变成"动力"）。意念动力学假设意念（如意象、行为、感觉、认知等）可以不受意识过程的控制而独立地转变成动力①。如同伯恩汉姆（Bernheim, 1895）指出，在催眠中意念动力过程似乎更强烈，发生更频繁。例如，受试者接受了他们的手将自动升起的暗示后，他们会体验到自己的手不知不觉上浮；在听到催眠师所传递的信息后，他们可能形成了有关感觉的意向感觉视觉。催眠受试者反复出现的意念动力过程的表达，使得艾瑞克森和罗西（Erickson & Rossi, 1979）把催眠暗示看做一种意念，这种意念以超出自我控制的方式利用着个体的心理过程。

换句话说，在催眠治疗情境中，催眠师鼓励来访者的无意识过程来自动地表达自己。艾瑞克森经常间接地给予这样的鼓励。例如，他经常通过讲述其他催眠者体验现象中的轶事，如手的飘浮或放松，来诱导催眠反应。受试者在专心倾听艾瑞克森讲述的同时，也开始产生类似的意象。当这一现象发生后，受试者会通过微小的线索以意念运动的方式传达出所发生事情的一般感觉——身体特征方面的细微变化，如面部颜色、呼吸模式以及瞳孔放大。艾瑞克森会密切观察这些微小的线索，并在下面的诱导过程中利用它们做引导。这种人际之间的"反馈回

---

① 威廉·詹姆斯（William James, 1890）经常被誉为意念运动法则的提出者，但是希尔格德（Hilgard, 1977）注意到詹姆斯的概念是从Alexander Bain的"扩散律"和Féré的"发电机起源"概念中发展出来的。Bain（1859）假设每一种感觉或情感都有肌肉运动的结果。Féré（1987）指出，任何一种感觉刺激都会增加肌肉运动。这些都是关于行为过程的一般理论，并不只是在催眠情境下的理论。——作者注

路"式沟通将使得受试者不需直接暗示就进入催眠。通过此类方式，意念动力过程可被用于治疗。

还应该注意的是意念动力过程是如何表现自我贬低（症状的）性催眠之特点的。任何一个问题情境的主要特点都是"它的症状成分是自动表现出来的"。自我贬低的感觉似乎要发生了，讨厌的意象不断在记忆中闪回，重复的内部对话无法停止。艾瑞克森学派从业者认为上述自动化表达是无意识的合理的意念动力表达，并试图为他们能以自尊的、平衡的和不同的方式进行表达提供机会。例如，一位来访者抱怨胸部焦虑的感觉，当催眠师和来访者之间的和谐关系建立后，接着就是下面的催眠性沟通：

> 很好，玛丽。我确实想对你强调一个想法，它在一开始似乎有点不寻常，但是我想，当你开始形成关于它的体验式理解时，甚至在我与你交谈的此刻，你将开始越来越多地理解和接纳它。我所指的想法是什么呢？很简单，就是这个：你已经有能力让你的无意识以多种方式自主地表达自己了……我们都是这样做的……例如，你已经正在表达让感觉自主形成的能力……很好，玛丽……你胸部的感觉……你知道你给了它们不同的称谓，对它们有着不同的想法……我只是想确认你的无意识心理能够产生那些感受，以及一些……因为为什么你的胸部独占了所有这些行为？我不知道你的手臂是否该首先做出反应，或者你的腿是否会开始变暖，或者变凉，或者变得麻木……我所知道的是你可以以很多安全的方式表达出无意识自主体验感觉的能力……

在这种谈话式的催眠方法中，症状被定义为一般的无意识能力的一个表现实例。暗示通过相关（自我肯定）的意念动力反应来对能力进行变通，并将这些症状看成是值得珍惜的一种（无意识的）才能重新溶入背景中。这样，催眠和症状现象共享的自动性就可以用来将症状转变成治疗性的发展。

3. 体验上的、非概念上的参与。处于催眠状态的人通常沉浸在体验里而非概念里。他们更能直接体验"事物的本来样子"，并且一般情况下表现出不需要逻辑上的理解或概念上的分析。其特点是思维过程不再重要、更少评判、更少语言，以及更少抽象性；同时，他们的描述是基于意象的、更多感觉的，以及更加具体。信息处理的体验性模式使人有能力与其资源和当前现实作更深层次的连接。这种能力对治疗来访者来说尤其珍贵。通过搁置习惯化的、功能不良的意识过程，"在不同的体验水平上了解自己"（Erickson，个人交流，1977），人们就可以多视角地自由探索体验。

从概念框架下解放出来的体验过程将治疗性催眠与症状性催眠区分开来。在症状性催眠状态下，个体通常体验性地沉浸在某个过程中，同时又被僵化的概念性想法所吸引，而僵化的概念性想法又影响了体验式刺激的价值，并对其造成偏差。这将导致周期性（并因此是可预见的）的体验结果。催眠引导的目标是驱散这些僵化框架的固着，打开体验过程，以获得内在深层智慧。

4. 自愿体验。催眠状态下的人通常非常愿意用新视角进行体验。此特点经常被描述为易受暗示性，这个词有时却包含着错误假设——即被试的体验是被动的，是由另一个人的（催眠师）指令引起的。这不是艾瑞克森（1948）的理念，他是这样强调的：

> 无根据的、谬误的假设太常见了……无论催眠形成的是什么，都必须并完全是最初的暗示所致。恰恰相反，催眠状态下的个体仍然保持着同一个人的特点……他那改变的行为是其生命的体验所致，并不是治疗师的原因。治疗师至多影响了他的自我表达方式。催眠诱导及保持都是为了提供一个特别的心理状态，使受试者可重新联系并重组他内在的心理情结，并以一种与自己生命体验相协调的方式来利用自己的能力。它还允许被试更多了解自己、更恰当地表达自己（In Rossi, 1980d, p. 38）。

催眠被试并非受骗者，他们一般不会跟随那些与自己价值观不一致的指令[①]。企图强迫催眠被试做他们不愿做的事情往往会将他们带出催眠状态；一般来说，这种企图会使被试不再信任治疗师，并对治疗师赶到愤怒，因此会严重破坏治疗关系。

---

① 罗森汉（Rosenhan, 1967）曾提供了关于催眠与易受暗示性实验文献的一个精彩概括，他得出结论认为催眠中的被试并没有比清醒状态的人更易受暗示。与此同时，我们所有的人在任何一种关系内都会彼此影响。关键的一点是，在治疗性催眠状态的人更少地固着在一个位置上（即：一个框架或支架），虽然仍然坚持着自己的价值观。如果价值观受到威胁或不被尊重，那么被试就会重新设立新的框架。这样一来，治疗师必须一直尊重来访者的价值观和需要。如果做到这些，来访者会允许他们自己进入充分接纳的状态。——作者注

被催眠的人对做何种体验保持充分的选择权利；在治疗性催眠中感受到的安全感和健康状态，一般会增强个体的感觉选择能力。如同一个饱受折磨的商人去度假一样，催眠中的被试终于可以逃脱焦虑和正常意识过程对某一点的固着，所以会更加愿意并能够尝试有创意的和自发的行为。

5. **时空关系上的灵活性**。现象学体验一般都发生在一个时空背景下。在催眠状态下，你可以有很多方式联系时间和空间。你可以完全与当下分离并转移到可选择的时空现实中去。比如，你可能在主观上将年龄退行到过去或者进入未来；你可以扭曲时间，像体验一小时那样去体验一分钟（时间延长），也可以像体验一分钟那样去体验一小时（时间压缩）；你可以产生出对根本不存在的东西的幻觉，也可以将实际上存在的东西赶出你的幻觉。

在这些和其他催眠现象之下，就是将时空连在一起当做可控变量的能力，而不是受其限制的恒量。换句话说，催眠状态下的人解除了固着，转移至单个的时空坐标（"当下"）。由此，使得其他潜在的无限现实可以被加以利用。这种灵活性具有巨大的治疗价值（如：重组过去、改变个体当前观点、改变对未来的信念），后续章节对于这一点将进行详细阐述。

关于时空可变性，在《绿野仙踪》（*the Wizard of Oz.*）中有一个绝妙的例子。在开场的一幕，桃乐丝（Dorothy）被一个大拇指在头上轻轻一点，其意识心理便被"弱化"了。她知道，接下来她会在房间里急速旋转（在"虚空中"）。围绕在她周围的各种各样的物体都来自她的平凡世界：厨房水池、自行车、篮子等等。这些飘浮的物体都被"去掉了通常的外框"。与其相似，在人们清醒状态体验下被捆绑在严格的外形下的各种基本元素单位，而今在催眠状态下却都被解开，从而能够重新连接成新的、更适合的外形（框架）。

6. **感觉体验的改变**。催眠受试者常常体验到感觉变化，诸如知觉扭曲、升高、选择性，以及幻觉。这些变化可以以任何一种感觉形态发展。例如，肌肉运动知觉变化非常常见。受试者可能感到非常放松和昏昏欲睡（身体变得沉重且温暖），或者感到肌肉僵硬（强直性昏厥），同时伴有轻飘飘的或与身体断开了联系的感觉。有时会产生对身体各部分的知觉扭曲：可能感到头部异常得大，手或许离开身体而独立活动（如同胳膊浮在空中）等等。受试者偶尔还会体验到诸如愉快地旋转等各种前庭系统方面的变化。

视觉变化也比较常见。一直睁着眼睛的被试可能产生一种隧道视觉（tunnel vision），即视线外围都是黑暗或迷蒙的。如果被试盯着某个单一刺激（如催眠师的眼睛）而没有移动或眨动，尤其容易产生隧道视觉。睁着眼睛的被试，其颜色知觉的美感会大大提高，或者转变成黑白两色，或者变成一系列不同的颜色。如果看着催眠师，受试者会看见他/她的脸变成了另外一个人（熟悉的或者不熟悉的）。深度催眠中的个体还可能会体验到正片的或底片的视觉幻觉。

闭着眼睛的催眠受试者，通常会沉浸在生动的视觉意象中。这或许会涉及到复活的记忆、几何图案、有趣的象征性符号意象（如同在催眠梦中）。

听觉系统也有可能发生改变。受试者经常选择性地注意催眠师的声音，而听不到其他的外部声音。同时，对于受试者来说，催眠师的声音可能开始听起来非常不同：它似乎离得更近或更远（受试者通常会与催眠师保持一致，并通过对催眠指令做出反应来证明）。最后，受试者常会对催眠师的非语言信号高度敏感，诸如音调的加重、语调模式（特别是她/他自己的非语言"节奏"，如呼吸）、听觉空间定位（参见如Erickson, 1973）。这样，如果催眠师以刺耳或起伏的方式讲话，或者讲话的速度比受试者本人的内在信息处理速度快得多或慢得多，那么受试者在形成或保持催眠状态上可能会有困难。

上述各种感觉方面的变化通常会非常愉悦或很迷人。它们使受试者对现实感到混乱不清，从而有利于催眠状态的形成。对那些怀疑担心自己是否会进入催眠的受试者来说，它们更有"说服力"，使得他们放下顾虑，进入较深的催眠状态。

上述感觉方面的改变也是症状性催眠的特征，这在严重解离的个体身上很容易观察到（如精神病患者），但是也会发生在其他问题中。比如，有一位来访者，她不管什么时候有其他女人在她的丈夫身边，都会体验到强烈的嫉妒。在这种情况下，将会产生隧道视觉（其外围视野完全阻断），接下来将会出现高度选择性视觉定向。另一个来访者是一位商人，他惧怕在公众场合下讲话，在上场之前他会产生一种灵魂出窍的体验，好像在别处向下看着自己。这种不同寻常的知觉改变经常伴有肌肉紧张（通常由于恐惧）和杂乱的行为反应（常常试图阻断这种反应），并由此形成分离性的问题状态。

但是在更加提升自尊的催眠环境下（此时运动反应会保持放松和节奏感），这些症状现象可被看做无意识过程自发的和自主的表达，可作为解决方案来利用。比如，那个嫉妒的来访者在催眠情境中被教会以提升自尊的方式去利用隧道视觉，如将视野聚焦在她的丈夫身上，从而生成多种安全的和愉快的情感。那个解离的商人在催眠中学会以穿越房间看待自己的方式，成功地成为自己的"一部分"以及能够"抽离"自己。

7. **参与中的起伏。** 传统的"催眠深度"比喻——如：轻度、中度和深度——强调催眠更多的是一种连续状态，而不是全或无的现象。"催眠性参与的深度"在催眠状态下经常是有所起伏的，特别是对初学催眠的受试者来说。例如，受试者可能会形成深度催眠状态，然后转入轻度或中度，而后又从催眠中唤醒，最后再次进入深度催眠。这种催眠水平的起伏变化可被描述成漂浮现象。

催眠水平指的是意识与无意识的相对程度。为了说清楚，我们可以将其分为三个一般水平：意识状态、意识与无意识的混合状态，以及解离状态。处于意识状态下的被试（常被称为觉醒状态）基本上以理性和现实定向的意识过程为主；他们根本没有进入催眠。处在混合状态的被试（常被称为轻度催眠）则体验到一种意识和无意识的交互作用。比如，他们可能仍然能意识到外部刺激的存在，但是却不会感到被迫去积极地注意它们；内部对话可能会有，但是指令性和主宰性更少了。在这种放松的状态下，被试一般不会感觉到依附或固着在某个单一的观点上。处在解离状态的被试（常被称为深度催眠）则完全沉浸在无意识过程中，并且通常体验到许多本节所描述的关于催眠的特征。

催眠治疗师非常智慧地关注着漂浮现象，因为不同水平的催眠状态要求不同的资源利用。比如，引导性交流的目的是使被试从意识状态转入混合或解离状态。许多催眠治疗性的利用程序只有在引导充分完成后才介入（正如由后面提到的方法进行评估一样）。甚至在那个时候，催眠治疗师应该对一切有可能减轻催眠程度的因素保持敏感，因为一旦这种情况发生，就限制了治疗程序的效力，如果治疗要求的是解离状态的话就尤其需要注意（并不是人们所误解的那样"催眠状态越深越有利于治疗"；我们将会看到，许多催眠治疗程序只要求进入混合状态，只要来访者的意识过程不主动干扰催眠性的探索即可。）

被试的催眠水平还可用来决定最适宜的交流风格。例如，对于意识状态下的，或者混合状态下的被试，最好用间接性交流（如暗喻故事），以避开所有来自意识过程的干扰。然而，对于解离状态的被试，就需要大大减少间接性交流，因为此时意识过程并不非常活跃。

8. 运动/言语抑制。进入催眠的被试常常不喜欢任何方式的运动或者交谈。重申一下，缺乏运动部分地反应了隐含在大多数催眠仪式中的价值观念。其他的催眠仪式赞同舞蹈（如：围火起舞）、吟诗、唱歌，或者其他形式的韵律，以引发催眠。有一点需要指出的是，可以通过压抑运动或有节奏的运动（循环的、重复的）来产生并保持催眠状态，即不规则和杂乱定向反应（肌肉紧张）的缺失将不会引起意识活动。催眠被试的相对静止或许是连续运动（目标取向的行动）的一种必要补充，这种连续运动通常发生在西方文化所喜好的觉醒状态风格中；它还可能反应了与物质自我（人类主宰自然，包括身体）的解离，这在西方文化里很常见。

所以说，如果进入催眠的个体希望运动或交谈，那么他们可以那么做；但是他们经常会体验到诸如无关和分散内部指向的外部定向行为。为了理解这一点，你可想象自己正在非常投入地与某人交流的时候，一个实验者总是在询问你的体验；很自然，这些问题会打断你的体验流。而且，语言表达常常与意识过程相连，由此会使被试转入意识体验模式。

这些活动潜在的破坏性说明了以下几个问题。第一，催眠治疗师应该最大限度地减少对交谈和运动的要求。事实上，我极少让已经全神贯注的被试解释、概括或详细描述催眠体验。这种限制未必就是妨碍，因为关于被试当下体验的信息可以很容易地从细微的身体语言、无意识反应、催眠后讨论，以及自动化（无意识）谈话中明察。但是，正如我们将要看到的，艾瑞克森学派催眠师的任务是介绍一般方法，来访者可自主运用这些方法来实现想要的变化。换句话说，治疗师不去试图强加给来访者任何解决办法，而是指导来访者进入一种情境（治疗性催眠），令来访者自己发现解决办法。同样，来访者体验里的特别细节常常是不必了解的；但是要非常密切注意来访者当下的综合反应（如：情绪状态、催眠深度），以便灵活跟随催眠交流。我们会发现，这些综合反应可从来访者的非言语行为中观察到。

有关催眠诱导中的运动/语言抑制的第二点是，这两方面迹象表现得越来越多通常是催眠渐醒的信号。例如，开始在椅子里变换坐姿的被试，其催眠状态往往是要变轻了。这可能仅仅是由于前面描述过的飘浮现象，或者说明被试遇到了特别困难。不管怎么样，要迅速利用它。比如，治疗师可能会转入诱导性交流，开始描述下列过程："在催眠状态中，你可以提升，也可以回落，你可以进入到程度较轻的催眠状态里待一会儿，稍事休息，思考点什么，而后再开始回到催眠状态"。

最后，催眠性催眠中有节奏的重复或压制的行为特征，在症状性催眠中也有出现，尽管是以自我贬低的方式。有节奏的重复性症状包括强迫性行为，如洗手、过度兴奋儿童的摇摆、抑郁者自我攻击性的内化想法（我做不了这个，什么都不起作用）、强迫性暴食者的缓慢而有系统的饮食模式，等等（我有一个这样的来访者，他拥有令人难以置信的能力，他可以一边看电视一边不停地、有节奏地用手把食物往嘴里送，几乎可以连续吃一个小时）。运动抑制症状包括，比如，惧怕公众场合讲话的人突然惊恐发作、突然陷入抑郁的人、惊吓休克的人。如果可以保持的话，任何一种（有节奏的或不变的）模式都可以发展成催眠。需要重申的是，此类过程中的情境更新和多样性表达，可导致转换性事件。

9. **催眠逻辑**。催眠状态中的被试会以不同于清醒状态下的逻辑来联结自己的体验。再重申一遍，与意识心理所喜好的理性、线性（有顺序的）及因果逻辑相比，无意识（初级过程）思考一般更具联想性、更具比喻性、更加具体化（意象取向）。特别是，催眠逻辑（参见Orne, 1959）允许获得"既是/又是"关系。比如，催眠状态下的被试会发现，当自己同时在两个不同地方时或者探索违反现实世界规则和结构的幻想世界时，其体验没有什么可奇怪的，也没有什么可令人不安的。这种催眠逻辑比理性（有比例的、划分清晰的）逻辑具有更少的限制，因此它更适合于探索更宽泛的可能性（如：治疗）。这种"既是/又是"（不同于"不是/就是"）的催眠逻辑关系可以使看似矛盾的关系同时具有价值，由此允许"双赢"关系的获得。因为冲突总是包含（明显的）矛盾，所以催眠逻辑尤其有益于临床过程中的整合（"统一成整体"）。

有趣的是，"既是/又是"逻辑是治疗性的双重束缚（如：禅宗大师的以心传心）和非治疗性的双重束缚（如：贝特森的心因性精神分裂症系统）都追求的内容（参见 Rossi & Jichaku, 1984）。比如，禅师对学生说："如果你说这是根棍棒，我会打你。如果你说这不是棍棒，我还会打你。那我手里拿的到底是什么？"通过同等结构的方式，引起精神分裂症的父母会说："如果你说X或做X，你就是不好的；如果你不说X或不做X，你也是不好的。一定要做一个好孩子，回答！"这之间的区别在下列情境中可以看到：禅师（假定）创建一个潜在的提升自尊的情境，允许学生看到相互对立的世界之外的东西，并发现佛教所说的"中间第三者"或者"中间地带"。

另一个类似说法是，大多数临床问题都可被看做双重束缚或"催眠性的以心传心"。来访者呈现了一个循环，包含着看似矛盾关系的两个方面："我要变/我不要变"、"我要独处/我要与他人一起"、"我要走/我要留"①。以意识心理的观点来看，必须要选择其中一方；即，意识心理会认同一方而反对另一方。这就产生了一个问题，因为双方同样重要，尽管一再努力去看低另一方。而催眠摈弃掉"不是/就是"的结构偏差，允许来访者感受所有潜在立场的统一，并由此打开创造性的整合过程。

10. 隐喻性加工。这是艾瑞克森学派催眠的核心和统一的概念，需要详细探究。在这里一个象征性符号通常被定义成代表"非其所是"的某物；象征性的（或隐喻性的）加工指催眠对象以自我参考的方式去理解和表征交流的强烈倾向。例如，当听到关于其他某个人被深深吸引的故事时，他们可能会开始进入催眠状态；当听到一个与自己的问题无关（如：不同的人物和场景）但结构上却相似的问题时，他们可能开始接近并探索自己的问题；通过产生象征性地发展起来，并转变了问题状态的催眠梦境来解决问题；或是通过进入几个月后的未来并

---

① 按照这种观点，症状（或被识别的病人）可被看成是为了整合互补性所做的隐喻性（无意识的）努力。即，症状是由否定（如解离）操作者所限制的补充物的浓缩。这种观点是准备工作的核心。——作者注

"回顾"他们自己如何造成出乎意料的改变，来改变悲观厌世的自证预言；甚至通过在催眠状态下认同拥有某种技能的人（即：假设拥有了其人格），而开发出了这种技能。上述各种方法将在《催眠转换：艾瑞克森催眠治疗学派的体验重组》（*Hypnotic Transformations: Experiential Reframing in Ericksonian Hypnotherapy*）一书中论述，它是我为本书写的续集。

上述这些过程不应影响这样一个事实：即，隐喻加工是一个常见而自然的过程。例如，每个人都曾经目睹过无数的谈话情景，其中听者会对与自己经历相似的事情产生反应（参见Bower & Gilligan, 1979）。因此，举例来说，我的"初恋"之类的描述将可能引出你同样的体验，尤其当它们的情况相似时。正如我们将看到的，许多其他的现象进一步说明这一自然过程具普遍性（如，《洛基》[Rocky]之类电影的广受欢迎度）。我们将详细探讨，在诸如说话者的传递风格（如："吸引人的"与"人际的"）、环境背景（如：催眠与商业）、听者的体验状态（如：催眠与清醒）等不同情况下，隐喻加工是如何发生的。在这里，重要的是催眠促进了象征性加工的过程。

在问题过程中，隐喻也起着突出的作用。再重申一次，周期性发生的症状可被看做是双重束缚（double-bound）补充物的象征性浓缩，即表面上对立的动机或指令是共生的。换句话说，它们是整合冲突的无意识努力，这与问题儿童的症状往往反映了其父母的冲突的表现非常像。当这种符号性表达很明显时，隐喻性沟通就非常适合来访者的风格。

11. 时间扭曲。如前所述，被催眠者的时间体验常有很大不同。事实上，很多人说催眠具有"永恒"的时间特点。如果问被试催眠状态持续了多长时间时，他们会感到惊讶和困惑，好像在催眠状态里没有过这个概念。通过下面两种时间类型的区分，我能理解上述情形：生物逻辑时间——它是有节奏的、循环的、有规律的、重要的；和心理逻辑时间——它是文化的、线性的、连续的、次要的。心理逻辑时间似乎具有分析性思考的结构，有利于组织目标取向的行为以及具有某些社会标记的连续性事件。

考虑到在催眠状态下心理时间的价值被降低，受试者估计的时间也与实际用去的时间相差非常大（估计的时间更短）。例如，实际上的一小时可能被估计成

10分钟[①]。正如库珀和艾瑞克森（Cooper & Erickson, 1959）以及马斯特斯和休斯顿（Masters & Houston, 1972）指出的那样，这种时间扭曲能力具有许多的治疗用途，尤其在加速学习过程中。

12. 健忘。催眠被试从催眠中唤醒后，不大记得发生在催眠状态的事件（部分性健忘），或者一点也不记得（完全性健忘）。有趣的是，人们曾经相信完全性健忘是催眠者经常发生的事情。这种观点是由塞句公爵（Marquis de Puysegur）提出，他于1784年对一名年轻的牧羊人实施了催眠术，后来这名牧羊人对自己的催眠体验没有一点记忆。然而，如今我们知道健忘对催眠既不是必要的，也不是充分的条件（Cooper, 1972; Orne, 1966）。虽然受试者偶尔表现出自发的健忘，但大部分都是暂时性遗忘，是催眠治疗师使用技术的结果，或由状态依赖的学习过程所决定（参见Gilligan & Bower, 1984）。

艾瑞克森学派催眠治疗师常常使用健忘来"保护"无意识的变化过程免受意识过程的干涉。特别是，当来访者有意识地觉察到催眠知识或催眠指令，但是又不能顺利地将它们整合成意识表达时，临床治疗进展可能会明显受到阻碍。这种过早的意识觉察是失策的，特别是对以下这些来访者来说更是如此：那些由于回忆起儿童期创伤后感到非常苦恼和受打击的来访者；或者那些对催眠知识和催眠后指导的效果持怀疑态度、并因此妨碍了其催眠完成及巩固的来访者；或者那些试图有意识地"帮助"实现新行为、却因此需要再次向其提出就是意识过程造成困难的来访者。在这些情况下，健忘和其他分离性方法就允许一个人以一种对整体自我最有益的速度和方式去觉察其无意识过程。

在这一点上，暗示来访者健忘的目的并非让来访者忘掉部分自我，而是为了使新习得的能力不受约束地发展，认识到这一点非常重要。任何要永久消除记忆的尝试都将导致有害的结果。

在许多临床问题中可看到，利用（自然的）健忘技术消除记忆是没有好处的。在这种情况下，越是企图停止对某些事情的思考或者体验，其结果往往是被

---

① 需要指出的是，估计时间和真正时间不一致不一定就是时间扭曲；也可能是催眠性健忘的原因。也就是说，当受试者关于催眠的记忆很少时，他（她）就会认为没有多少事情发生，因而估计所用时间就很少。——作者注

目标过程（targeted processes）所控制。艾瑞克森学派催眠治疗师的工作是努力使来访者有选择地考虑其他过程，从而保护无意识状态下的学习。蔡格（Zeig,1985c）曾探讨过用于实现该目的的自然技术。

催眠治疗师如何组织催眠事件

如前所述，情境背景影响着催眠如何被体验和被概念化。在临床背景中，其主要目的是治疗性的改变，我认为把催眠事件组织成四个主要阶段是很有帮助的：（1）准备阶段；（2）诱导阶段；（3）催眠的利用阶段；（4）催眠知识的巩固阶段。在实际工作中上述阶段通常是相互重叠和相互作用的，它们可用于描述一个独立的催眠疗程，或者更加一般性地组织多疗程的催眠治疗努力。为了更清楚地了解这些过程，我们对每一阶段逐一简介如下。

1. 创建背景：催眠的准备阶段

这一初始阶段（将在第5章进行详述）具有两个目标。第一，接收来访者的交流信息。治疗师需要形成对来访者的世界模式的一般感觉，收集有关其主要信念、职业、教育背景、兴趣、技能、家庭生活等信息。另外，治疗师要确定来访者渴望得到的变化以及任何有可能妨碍这些变化形成的策略或异议。治疗师还需要认识到来访者对催眠的大概了解和之前有关催眠的体验。

第二个目标是与来访者进行有关催眠过程性质的交流。在进行诱导前，建立起和谐和信任或许最为重要。治疗师还需要创建起一种对有意义的事情将要发生的期待，和来访者所托付的变化达成一致。最后，治疗师在这一阶段中开始间接地接触来访者的催眠反应。

2. 形成过渡：催眠的诱导阶段

催眠诱导是一个专注体验的互动序列事件，它的高潮是意识状态的改变，此时自我表达不需分析或努力调节而发生。可以通过无数的方式来做到这一点。艾瑞克森学派从业者并不依靠人工的或标准的交流方式。相反，他们认为有效的诱导是那些利用特定来访者的独特需要和模式，并努力根据来访者正在进行的体验来调节交流方式的诱导。下面是指导治疗师进行此番努力的三个一般性诱导原则：

1. 确定和集中来访者的注意力；

2. 缓慢引导和弱化意识心理；

3. 进入并利用无意识心理。

许多应用上述原则的方式将在第6、7、8章中详细论述。

3. 建立所需变化：催眠的利用阶段

一旦形成催眠状态，问题就变成了"我们现在做什么？"第三阶段通过利用催眠进行治疗，为这一问题寻求答案。也就是说，治疗师在创建体验重构的多重可能性的同时，遵循着体验上的去框架化（如诱导催眠）。许多催眠治疗程序可以做到这样的效果，特别是那些涉及分离方法如催眠的梦、隐喻性故事、年龄退行、年龄增进和人格改变。这些过程中的每一种一般涉及（a）接近和转变无法接受的体验（限制），（b）接近并有规律地利用来访者强有力的但是之前分离的资源（资产）。这些策略通常指导来访者了解并重组已有的资源，而不是试图增加新的东西或拿走某物。

4. 巩固催眠知识：结束和扩展催眠

最后这一阶段包括两个步骤：

1. 结束催眠；

2. 概括催眠知识。

第一步是把来访者带出催眠状态。这一转变过程通常包括一般性的自我欣赏暗示、催眠后暗示、一般性或特殊性记忆缺失指导、催眠终止交流，这通常需要10～15分钟。

催眠知识能够扩展到来访者生活的其他方面。此第二步骤通常包括10～15分钟的催眠结束后对来访者催眠体验的讨论。催眠治疗师通常也提出其他方法如布置家庭作业（如日记、行为任务、实践新的选择）、自我催眠指导、"非"催眠策略（如行为治疗、家庭治疗、身体工作、工作发展），或许这些更重要。治疗师也许会和来访者一起通过一种实用的方式应用催眠知识。例如，可以通过角色扮演来开展特殊的行为策略，识别可能的障碍，贯彻策略。我们将会看到，单是催眠通常不能有效地建立起持续的治疗性变化；因此催眠治疗师通常利用各种其他方法来有效地补充催眠工作。

小结

本章对催眠体验进行了论述。第一节回顾了用于解释催眠体验的主要隐喻。早期的推测（假说）根据能量通道、睡眠、病理学、暗示感受性和分离来描述催眠；现代理论强调退行、获得性学习、分离、动机参与和角色设定。尽管没有一种方法能解释催眠的全部，但每一种方法都能确定催眠体验的某一重要方面。因此，临床医生需要具有开阔的思路，采取折衷方法。

第二节探讨了催眠自然的和跨情境的特征，通过以下方面进行讨论：（1）催眠体验的特征体现着意念动力学和"既是/又是"逻辑学的原理；（2）催眠能在很多情境下被体验；（3）多种方式可导致催眠发生；（4）在生物学意义上，催眠是必要的；（5）催眠的多重功能性；（6）催眠能提升自尊也能降低自尊。接下来，进一步提出催眠现象是生成心理体验的基本过程，催眠现象和临床症状在不同的背景中可表达为同样的现象。

第三节对12个催眠体验的现象学特征进行了探讨：（1）注意的体验性专注；（2）不费气力的表达；（3）体验上的、非概念上的参与；（4）自愿体验；（5）时空关系上的灵活性；（6）感觉体验的改变；（7）参与中的起伏；（8）运动/言语抑制；（9）催眠逻辑；（10）隐喻性加工；（11）时间扭曲；（12）健忘。一般来说，这些现象说明催眠状态是体验性学习的一种理想状态，人们可在催眠中发展深层注意关注能力，以允许无意识过程进行创造性的操作。

最后一节简短地概述了治疗师是如何将他们所体会的催眠事件分成四个阶段：准备、诱导、利用，以及知识巩固。这种结构既可以应用到单一疗程中，也可以应用到整个治疗过程中。

艾瑞克森学派催眠治疗的一般理论

考虑一下爵士乐大师、篮球冠军队员、创新思想家以及机敏的交际人，这些优秀的人才拥有何种共同的特质？有一点，他们完全投身于自己的艺术形式。他们不得不如此；艺术卓越使然。只有严格而又投入的训练才可以将艺术技巧提炼得精细和优雅，使艺术真正具有创造力。

大师级的从业者致力于自己的艺术形式，流畅地、创造性地表达着艺术。音乐家往往将自己的乐器体验成自我的延伸，从中产生出故事，创造出优美的曲调；篮球运动员与队友们形成了强大的默契，能够预见并融合到他们的动作中，这种默契不可言表却又不可否认。

这种"受控的自发状态"也是有效催眠交流者（即催眠师）的特征。一方面，他们从不知道他们下一步要做什么；另一方面，他们又紧紧跟随着一套常规的指导方针，在具备情境灵活性的同时达到了系统有效性的效果。本章将对这些指导方针加以描述。第一部分讨论整合的必要性；第二部分概述一些对催眠师来说非常有效的交流过程；第三部分介绍贯穿艾瑞克森催眠策略的常规原则。

催眠治疗师的统整性

统整性的价值

统整性是催眠治疗理论中最重要的方面。正规些说，一个系统的统整性是其自我一致性及其各个部分之间的相互依赖性的程度。在催眠治疗系统内，正是在这个水平上，治疗师的意图和表达方式与来访者的需要相一致。尤其是，具有统整性的治疗师愿意而且能够：

- 充分支持来访者对转换性变化的要求；

- 放下个人偏见和需要，完全接纳（而不是必须要同意）来访者的体验；

- 克制自己，不要把解决办法和个人信念强加给来访者。

这些观点看似抽象的本质不应与其实践关联性分开。对于治疗成功来说，统整性情境至关重要。没有了统整性，即使是技术娴熟的治疗师也会发现，来访者或许可以产生催眠现象但不会获得治疗性变化；来访者或许的确对治疗师的能力有印象，却不可能留下关于自己能力的印象；来访者或许会设想治疗师的信念和生活方式而不是发展自己的信念和生活方式。简言之，来访者体验的质量不会得到显著增强。

相反，带着统整性操作的催眠治疗师可以保护与来访者之间的和谐。随着对治疗师越来越信任，来访者也开始更加信任他（她）自己。这会促使来访者更加愿意去探索自己的缺点，并尝试去发展新的生存方式。来访者也更加乐意（不仅在催眠状态还是在清醒状态）跟随催眠指令，无论这些指令听上去是如何奇怪和不切题。正如我们将要看到的，这种合作对艾瑞克森学派催眠从业者来说相当重要，因为他们使用的是许多非传统的策略。

用语言来传达统整性之实践必要性，如果不是不可能，那也是非常困难的。部分原因来自它看似抽象的实质：统整性不可能被量化成这样或那样的一套行为。但是这并不意味着它就是不真实的：统整性是一个情境，从中可以生成所有提升自我价值的表达。它将暴君与真正的领导区分开，将具创新力的艺术家与技师区分开，将智慧与简单的聪明区分开。用人际关系的术语来说，统整性是与另一个个体或生命系统完整的结盟，是对彼此合作的彻底投入。虽然具体的表现会各不相同，但其目的却是一致的。

我坚信艾瑞克森催眠之所以有令人吃惊的效果，很大程度上源于他的统整性。在接受他的培训之前，我曾热切地研读过他的许多临床作品。我一方面被深深地吸引着，一方面又时常惊诧他是如何让来访者配合他那高度异端的策略的。他及其他人（如Haley, 1973）的解释都强调了"接纳并利用被试的现实情况"这个看似模糊的普遍性。例如，艾瑞克森（1952）曾警告说：

> 受试者需要时刻作为拥有权利、特权和隐私的人格而受到保护，而且还要意识到他们已经被置于催眠情境中一个看似脆弱的位置上。

> 不管受试者是多么博学有才智，总有一个一般性的疑问（无论被意识到与否），即会发生什么或者什么可以说、可以做，什么不可以说，不可以做。甚至那些已经放下所有包袱并能够对作者——一个精神病专家自由表达的受试者们都表示需要保护自我，并且在缺点被暴露之后，无论当时多么自如，都需要奋力跑开。

> 在清醒状态和催眠状态，都应该给予受试者这种保护。清醒状态里最好用间接的方式，而催眠状态里可以更直接些。

> ……剥夺受试者的这个权利就意味着失败，就是没有将他当做一个有知觉力的人来看待。这种失败会危害催眠工作的效果，因为受试者可能会感觉到他的努力没有得到赞赏，而且这可能会导致合作程度的下降（in Rossi, 1980a, pp. 149-151）。

只是在我遇到艾瑞克森并观察到了他的工作之后，我才逐渐意识到这些观点的重要性。艾瑞克森表达了一个坚决的目的，就是要充分尊重和支持病人和学生。在给出清晰指令的同时，他也清晰地表示不会为了自己的利益而操纵和控制人们[1]。因此，那些与他交流过的人们会在催眠努力下达到最经常的"放任"状态并充分合作。

---

[1] 我是在艾瑞克森先生的晚年认识他的。在他生涯的早些时候，或许他会给人留下不同的印象。——作者注

操纵问题

在一个完整的情境中，艾瑞克森会经常发出一些特别的行为指令。这种指示的特点要求艾瑞克森学派从业者要以批判的眼光去审视操纵问题。在这里，这个词通常以非评判性地被界定为影响行为的过程。这个过程是普遍深入的：不管我们意识到与否，我们的行为总是在影响着他人。在这个意义上讲，所有的行为都是操纵。正如哈里（Haley, 1963）曾指出过，行为在治疗情境中尤其如此，因为我们的目标非常清晰，就是要改变行为。所以，我认为治疗师有必要不断地自问，我与来访者交流的目的是什么？我正在怎样影响着来访者的行为（正如在第5章将要探讨的那样，这个问题可以通过识别沟通中的重复表达而直接得到答案）？通过对这种问题的真诚探讨，治疗师可以增强自己运用统整性去影响他人的能力。

这个问题并不是微不足道的，它不可以被回避或者被漠视。在培训许多心理健康专业人员的过程中，我已经注意到如果没有把握好这些事项，将会导致许多问题。在认可自己可以强有力地影响他人行为方面，有些训练者体验到巨大的困难。他们因此在提高自己有目的地运用催眠技术的意识时产生阻抗，尤其是那些迷失方向者更是如此（见第8章）。而另外一些人则由于一心要证明自己而用力过猛，结果在一种强权和迟钝的方式中扭曲了技术。这两种学生都被自己操纵的能力所控制：前者是试图脱离它，而后者则是不负责任地使用它。在这两种情况下，通过治疗合作增强体验的能力都被窒息了。

一旦治疗师意识到他们行为的意图和影响力，他们会以强有力的方式表达出来。但是我们只需记住发展这种能力并不能保证令人满意的结果[①]。要重申的是，关系的结果要最终依赖（并由此反映）"合作者"的意图：同样的技术（或者任何不同的特点）都既可以用来相互支持也可以用来相互抑制。当然，后一种选择不可能总是被实现。大多数的催眠受试者，例如，将很快不信任一个"非支持"性的催眠师，并由此不再愿意和他合作（如前一章所述，催眠状态中来访者会如

[①] 一篇关于艾瑞克森学派催眠技术相似性的极好的文章，是写给那些信徒式的运用者的，见Zeitlin（1985）。如第二章所强调的，催眠状态既可以是自我尊重的也可以是自我贬低的，这取决于参与的情境。

清醒状态里一样[如果不会更强的话]强烈地"抵抗"暗示）。选择与来访者合作远比试图反对、控制或支配他们要容易得多，因为当一个人完全与另一个人成为同盟时就真的不存在"阻抗"了。除此之外，从个人角度上来说这更是一个令人满意的位置，从专业角度上讲它又是一个非常有效的位置。在这个意义上，统整性就等同于一个实效的和伦理的事情。简单地说，你的统整性发展得越好，你就可能体验到越多的乐趣和成功。

发展和保持统整性

此刻的问题就变成了：催眠师如何才能实现并保持统整性？对初学者来说，有如下三种可能性：

1. *识别并处理不可接受的个人体验*。个人依恋（personal attachment）（局限、恐惧、问题等）在遇到具有相似局限的他人时，会使自己的知觉和反应发生偏差。例如，我的一个同事具有一个强大的个人规则，即对过分自信。他曾抱怨是那几个有"阻抗"的来访者玷污了他优秀的治疗记录。通过调查，我意识到这些具有阻抗的来访者持有与他相似的局限性即过分自信。只有当这个治疗师扩展了自己的局限边界时，他才能释放掉自己的"阻抗"而去接纳并利用来访者的现实，他与这些来访者的工作也才会更有成效。这里的假设是"不可接受的体验"强大地限制了个体的行为。也就是说，发展出"如果我经历了'X'（不可接受的体验），必然会发生可怕的后果，"这一信念的个体将会回避自我和他人可能导致'X'的一切行为。因此一个排斥、厌恶暴饮暴食的治疗师很难迫使自己去帮助一个陷入此境的个体。

考虑到重视体验这个重要观点，我并不是在暗示所有行为在所有情况下都是可接受的。当然，暴力行为在一切情况下都是不可容忍的，而且施暴的人一定要承担社会责任及其后果（如：社会强制政策）。同时，治疗师不是犯罪裁决系统的一部分：在犯罪领域，行为是依据社会规范来进行评估和调节的；在临床领域，体验是受到重视的，所以行为表达会被放大以包含更多令人满意的选择。催眠师为了完成扩展而不是限制受试者自我的任务，面对着自我贬低的表达是自我重视表达的基础这一意识的"催眠的以心传心"（hypnotic koan）；其差异在于展现表达的情境。其根本点是利用的原则，即鼓励来访者调整这些表达，转变它们发生的情境，并因此允许这些表达"重构"。

这里暗含着一个观点是，即体验与体验的（行为的）表达是有区别的。行为是旨在实现基本的体验结果（如：安全、爱、满足）的行动。大多数的功能不良行为都发生在人们不清楚自己想要的体验是什么的时候，通常因为该体验与一组特定行为或行为结果之间具有习得性的连接。例如，一个人可能习得了他的愤怒会导致来自他人难以忍受的拒绝，因此他会竭力不去表达愤怒。

此外，自我是可以有别于体验性意图的。表达是可变的，而自我则是恒定的（虽然不可言状，却是再生性的）。因此，当人们为自己的体验负全部责任时（"能够做出反应"），它们是不可还原的。

最后，承认一种体验的现实性与支持它的延续性是不同的。我承认憎恨是一种可能的体验但是却不想陷入暴力的自我贬低行为中。我认为，如果一个人要挣脱对体验的非理性的或强迫性依恋（"一定拥有它"），或欲与其决裂（"一定不能拥有它"）的话，那么就有必要承认它的现实性。只有那时，才能真正做出选择，是发展还是摈弃它。耶稣、甘地、马丁·路德·金等人的工作证实了这个观点。这种假设似乎也是艾瑞克森理论的基础。

因此，治疗师应该努力识别并处理好自己那"不可接受的体验"。这些局限可能会在治疗疗程内或其他社会情境中显现出来。可以通过各种各样的线索去识别这些局限，如轻蔑地贴标签、情感唤起，以及广泛的量词限定（参见Gilligan，1985），还可以在强烈的个人探索中去觉察。顺便提一句，个人探索是我极力劝告催眠治疗师要定期做的工作。不管发现时的情境如何，扩展这些局限的一种有力方法就是自我催眠。

因为艾瑞克森学派的催眠治疗是较强的人际互动过程，在催眠"合作"期间治疗师要不可避免地、周期性地接近"不可接受的体验"。在回应来访者的行为或体验时治疗师会产生明显的情绪不适感。例如，一个治疗师在倾听一个来访者描述自己的性挫败体验时会意识到自己这方面的感受；另一个治疗师在来访者为自己的麻烦而责备他时，他发觉自己回应时充满了无法抵御的恐惧。接近"不可接受的体验"也可以用较含糊的方式，诸如当遇到治疗僵局的时候，或者当治疗师自己谴责来访者"病态"、"阻抗"或"不合作"时。无论情况如何，治疗师通过利用已经接触到的个人局限将治疗继续下去是相当重要的。一种方式是（1）承认这些积极的"不可接受的体验"，（2）在剩余的治疗时间内，利用过程（将在下一节进行描述）将其搁置起来，然后（3）通过（疗程过后的）私人工作（如：自我催眠）去探索并转变它们。还有一个弥补性策略，就是将不可接受的体验作为催眠表达的基础。如，治疗师可以开始讲述有关自己体验的故事，在这个过程中不断地提出有关故事主人公如何以满足整体自我需要的方式，来放任和接受体验的问题。由于此项技术的大部分效果将依赖于非语言的信息传递，所以在这个过程中治疗师也应该使用非语言来释放信息。要想自然地做到这些，治疗师需要建立一个相对"核心的"状态——有节奏地呼吸、姿势平衡、肌肉放松等等。如果不能实现这种状态，那么就不应使用这项技术。

2. 一定是非评判的。特别指出的是，治疗师应该克制自己不要信奉那些诊断类别。这些概括化的条款往往会致使治疗师对每个来访者的独特情况失去自主判断力。此外，它们还暗示着来访者是"有缺陷的"，其体验是无效的。遗憾的是，这使得治疗师和来访者都非常不愿意接纳来访者的体验，因此阻挡了转换性的变化。

这种情况会清晰地发生在所谓的"精神病患者"身上，他们如此频繁地被告知其体验是"不真实的"或"坏的"，只有当他们摈弃掉幻觉、错觉和诸如此类的东西时治疗进展才会发生。这在本质上强化了一开始造成"精神病患者"体验的主要过程——试图摧毁（如分离）一个人自我中的主要体验部分——从而确保功能不良状态的延续。通过去除用"对和错"或"好和坏"评判体验的强迫性冲动，治疗师变得能够承认并利用那些困扰来访者的特别体验。然后，转变才有可能发生。

我坚信这一观点形成于艾瑞克森所给予的训练体验。一系列的交互过程尤其珍贵。经过多年勤奋的学习之后，我感觉到自己已经相当好地掌握了他那精湛的技术。然而，很明显仍然有某些内容遗失了。我的工作并不像我感觉的那样富有成效，但是我还不清楚我是如何限制自己的。最后，在为期一周拜访艾瑞克森先生的时间里的最后一天，我充满崇敬地请求他在这方面给我一些指导。他没有冗长又迂回地回答，而是以简单又热情的方式说道："你具有过于分化自身体验的倾向……它阻挡了你的无意识探索之路。" 说完，他随即结束了那次谈话。

当我和一个同事出去散步的时候，我坦称自己对没有得到艾瑞克森先生的反馈而感到失望，但是又充满怜悯地影射说那也许是因为艾瑞克森先生老了，此外，他似乎从没有觉察到自己所做的事情。换言之，我"分化"了他的回应！几个月后，在一次类似培训过程结束的时候，我再次提出了那个问题，他严厉地回答道："你已经趋向于过于分化你的体验……它阻挡了你的无意识探索之路！"这次我的失望更加深刻，因为艾瑞克森先生"显然"老了：他不记得他以前和我说过的话。

四个月后，当我第三次提出同样的问题却得到了同样的回答时，我陷入了更深的绝望之中。米尔顿先生为什么如此吝于赐教？他为什么不记得他以前说过的话呢？他在这样的问题上给他所有的学生都是如此无用的建议吗？如果是这样，他所强调的给每个人独特的解决方案会怎么样呢？几个月后，我又提出了相同的问题，他回答道："你已经趋向于过于分化你的经验……它阻挡了你的无意识工作！"头脑中亮光一闪，我突然有了炫目的洞见：**我已经趋向于过于分化我的经验……它阻挡了我的无意识工作！！** 当我最后又看了艾瑞克森先生一眼时，他目光炯炯。"非常正确"，他温柔地说道。

这次的领悟带来了其他领悟。我越来越清楚地看到，作为一个催眠师我的大部分时间都花在了内在对话上，努力去分类来访者的行为并给出一些复杂的回应。我沉迷于这些概念性的评判上越多，关注来访者当下的体验和所做的事情就越少。此外，我被迫将来访者"划分"为"某一类"，由此限制了彼此建立和谐关系的可能性。当我摈弃概念化的需要时，就开始能够欣赏每一位来访者的独特之处了。最重要的是，我与来访者之间的交流更加适宜，治疗工作也更有效了。

当然，有时候我发觉自己又一次陷入评判的模式。但是更多的时候，我会回头想想艾瑞克森先生那简单但是坚定的建议，它提醒我转入更加自发的交流过程。

3. 使来访者自己产生自己的体验。人们经常认为催眠师要为来访者的催眠体验负责。这种观点给治疗师带来了许多压力，往往会致使治疗师不知不觉中妨碍了来访者的统整性。例如，有些催眠治疗师会在来访者面前制造出一种优越的气氛，这就助长了极权的和谦卑的方法的使用。其他的催眠治疗师，尤其是新手，会因为非常不确定到底该对来访者做什么而退缩，转而去运用标准化的技术或那些他们能驾驭但来访者并不需要的策略。不论出于何种目的，试图对来访者催眠体验负责的治疗师都会有许多的失望和挫败感。他们倾向于向来访者传递这样的信息：来访者没有能力，所以只能被动地遵循专制的催眠程序。来访者会直接抵制这种信息（如：直接拒绝参与）或者间接地抵制（如："努力"地回应但又表现出困难）。同样，关键是要认识到催眠治疗师并不会导致来访者的催眠体验。艾瑞克森曾强调如下（1984）：

> 催眠心理治疗是患者学习的过程，一个再教育过程。有效的结果……仅由患者的行动产生。治疗师往往并不知道到来访者到底会发生哪些行动，仅仅是激励患者并给予指导，不断评估究竟要做多少工作才能达到预期结果，由此练习临床诊断。**因为患者的任务是学习以新的视角来理解自己的生活体验，所以治疗师的问题在于如何指导和如何判断**（楷体字为附加文字）。对于患者的生活体验、理解、记忆、态度和观点来说，这种再教育当然是必要的；但是以治疗师的观点和意见来说，它就没有那么必要了（In Rossi, 1980d, p. 39）。

请再次注意艾瑞克森学派催眠强调的合作性。假设医患双方的责任分别是：来访者负责发生变化，治疗师负责为非压抑性探索创造适宜的情境。因此，治疗师假设（1）来访者具有必要的智慧和资源来产生催眠状态和治疗性变化，但是（2）习惯化的表达模式（如：意识过程、信念、肢体动作）却限制了他们接近这些资源。因此治疗师的工作就是加入到来访者的模式中，帮助来访者驱除其僵化的束缚，使自主的无意识过程产生转变性变化。在艾瑞克森常常对来访者说的一段话里，表达的就是此常规方法：

> 你的意识心理非常聪明……但是你的无意识更加智慧……所以我并不要求你学习任何新技能……我只是要求你自愿地运用你那些虽然你还不完全了解、但是的确已经拥有的技能。

这个基本态度允许催眠治疗师与丰富的统整性进行合作。治疗师不是强加给来访者一些程序和过程，而是尊重和利用来访者的原有模式，同时也强调来访者那些被低估的潜能。这样，来访者就会主动参与到整个变化过程，必定使得治疗工作更容易、收益更大。治疗师并不担心应该给患者何种解决建议，而是关注自己如何与来访者独特、具有高度智慧的无意识过程合作，以产生期望的体验。正如艾瑞克森所说：

> 每个人都拥有自己的风格……自己的速度……自己的无意识需要……因此我感兴趣的是你会找到一种特别的、最适合自己的方式。

有了这样的一个完整的和尊重的情境，诸多真正的、感人的可能性才会呈现给治疗师。

催眠治疗师的交流过程

统整性允许但并不保证治疗的成功。它创造一个情境，治疗师可以利用此情境来进行有效而引人注目的合作。为了达到这个目的，治疗师假设交流的过程（"如何"）往往比其内容（"什么"）更重要。例如，我对别人说不的方式往往比这个字本身更具冲击力。倾听者要根据诸如先前经历和当下的非语言信息等变量来解释我的话，如，"或许明天"或"继续努力"或"不要再那样问我"或"我真的不确定"。换言之，意思是依赖情境的、是非言语传达的，尤其是在催眠那么强的人际互动情境下。来访者的回应在很大程度上受治疗师的交流过程影响。本节将确定这个过程中的一些重要方面。

人际互动中的催眠状态体验

西方许多受教育人士认为智慧的行为需要意识思维。情况并不总是这样的；事实上，创造性的、有力量的行为有时恰恰在没有分析干预的情况下发生。有时就是在催眠情境下发生，其中治疗师必须与来访者正在发生的体验保持"同步"。意识调节倾向于进行干预，因为人们在关注内心活动（如：想象、内心对话、理论等等）时不能够同时照顾到外来信息。如果停下来思考，治疗师只能与来访者保持感官上的连接。这就关闭了通向最重要的信息源的通路——来访者当下的回应——并脱离了同步节奏（下一章将会对此进行涉及，这一点是和谐的催眠反应的基础）。另外，广泛的意识加工将阻碍创造性的无意识加工，而创造性的无意识加工却是多样化催眠交流所必需的。

因此，艾瑞克森学派催眠治疗师有时会将意识加工放在一边，而去全力关注来访者。在这个过程中，治疗师并不会"进入"来访者内心来思考，注意力并不被外来的线索所干扰。治疗师意识里的主要内容是来访者当下的行为表现。

这种状态曾被无数的作者所描述（如：Erickson, 1966b; Epstein, 1984; Freud, 1909, 1912; Rogers, 1985）。例如，埃伦伯格（Ellenberger, 1970）曾这样说道：

在1912年……（弗洛伊德）介绍了自由联想的原则：分析师，避免过分集中在病人所说的话上，应该相信他的"无意识记忆"；不应做那么多的笔记……只有达到了很好的进展之后，才可以去推测个案的原因和结构："不要带着明确的意图去进行治疗，"弗洛伊德建议说（p. 519）。

为了详细阐述弗洛伊德所强调的这个常常被忽略的或者被误解的观点，他关于这方面的许多说法都是那么的有教益：

暂缓（suspend）……判断和给予……并以中立的态度去关注每一个需要关注的细节（Freud, 1909, p. 23）。

[这个技术]……非常简单。我们将会看到，它拒绝使用任何权宜之计（即使是记笔记）。它仅仅存在于不去特别引导他人的注意，面对所有话语，仅仅保持同样的"悬浮的注意"（我这么称谓它）……将会发现，投放均匀的注意对于要求被试不批评不选择地交流发生在自己身上的一切，是必要的条件。如果医生不遵循这个原则，那么他就是在丢弃被试通过服从"心理分析的基本规则"所建立起来的大部分有利条件。医生要遵循的这条规则可以说成："他应该抑制所有意识的参与，全情投入到'无意识记忆'中"。或者，用纯粹的技术术语说："他应该仅仅倾听，而不要担心是否记住了。"（Freud, 1912, pp. 111-112）。

体验很快显示出，分析师最容易采纳的态度就是让自己投入到无意识心理活动中，以一种悬浮的注意状态，尽可能避免反省和意识上的阐释，不尝试记住任何听到的事情，通过这些方法用自己的无意识去理解被试的无意识（Freud, 1923, p. 239）。

用公式来说就是：他必须把自己的无意识当成一个接收器，接收被试的无意识所发出的信号。他必须随着被试来调节自己，如同电话听筒根据传送信号的麦克风来进行调节。像听筒将电线里声波引起的电震动又变回声波一样，所以医生的无意识能够将交流过程中的无意识派生物重构成被试的无意识，它决定着被试的自由联想。

因为一个人一旦有意集中注意力至一定程度的时候，他就会开始对面前的材料做出选择；他的头脑中会有一点特别清晰，而其他的内容相对地就会被忽视；这一选择过程将会受到自己预期或爱好的影响。然而，这并不是他必须要做的事情。在选择过程中，如果他遵从了自己的预期，他就有可能永远不会发现除了自己已知内容之外的一切东西；如果他听从了自己的爱好，他将必定会扭曲他所知觉到的一切。一定不要忘记，大部分听到的内容都是在后来才被理解的（Freud, 1912, p. 112）。

精神病医师亚瑟·德克曼（Arthur Deikman, 1963, 1966）曾描述过一种类似"外部取向的催眠状态"的现象式体验。他强调说，他所说的这种去自动化体验的价值非常巨大，此时人们那些"为了更深刻地觉察现实而包上的自动觉察外壳、控制情感和认知的外壳"都会被搁置在一边（in Trat, 1969, p. 222）[①]。他发现大部分人都可以学会通过贯注某个外在物体来进入这种状态，然后渐渐地放弃习惯化的分析性思维和知觉模式（Deikman, 1963）。德克曼（1966）曾提出这种去自动化状态的五个主要特征：（1）强烈的真实感（如：一切事物都好像第一次看见的"新鲜视觉"）；（2）非同寻常的感觉（无论是内部想象和认知还是外部知觉）；（3）一种统一体验，通常会感到"自己与他人"的分离消失了；（4）不能言表（即无法用语言向他人描述体验）；（5）超感觉现象（即超出正常的感觉形式、想法和记忆的体验）。

有趣的是，德克曼的来访者报告说体验到了第2章里提及的"催眠状态特征"（如：永恒、注意力聚焦、毫不费力）。但是，德克曼提出这种去自动化状态

---

① 正如德克曼（1966）所指出的那样，哈特曼（Hartmann, 1958）最初曾用"行为的自动化"（behavioral automatization）概念来描述习惯化的行为模式。吉尔和布兰曼（Gill & Brenman, 1959）后来在讨论"打开"这些外部目标指向的自动化结构的过程中，发展出"去自动化"（deautomatization）的概念。——作者注

不同于催眠体验，它愈加"不能言表、深刻、兴奋和更有价值"（in Tart, 1969, p. 219）。虽然这些特质在传统催眠体验中可能不会出现，但是它们却往往是我们所讨论的"再生性自主催眠状态"的特点。

卡尔·罗杰斯（Carl Rogers）也提到过这种状态：

> 当我尽力去做一个团体促进者或者一个治疗师时，我发现了另一个特点。当我最贴近自己的内在和直觉的自我时，当我不知怎么接触到自我中的未知部分时，当我可能处在这个关系中稍微改变的意识状态中时，那么无论我做什么似乎都充满了治愈的功能。那时，只要我在场就是让人放松和有帮助的。我并没有做什么去催生这种体验，但是当我放松下来接近我的超验核心（transcendental core）时，我可能在关系中表现得行为怪异、冲动、非理性、全然与我的思维过程无关。但是，以某种奇怪的方式来看，这些怪异的行为被证明是正确的。在这个时刻，似乎是我的内在精神伸展出去并触摸到了对方的内在。我们的关系超越了关系本身，变成了一个更大的东西的一部分。意义深远的成长、治愈和能量都呈现出来了（1985, p. 565）。

弗洛伊德、德克曼、罗杰斯，还有其他人（Asante, 1984; Katz, 1982; Richeport, 1982）的观察都与米尔顿·艾瑞克森的人际催眠取向深深相连。在强调无意识智慧是首要性时，艾瑞克森观察到：

> 有太多的心理治疗师试图计划他们要做哪些思考，而不是等待去看他们接收到的刺激是什么，然后再让他们的无意识去回应那个刺激（Gordon & Meyers-Anderson, 1981, p. 17）。

> ……在意识层面所组织的人格侧面的不同本质下面，无意识在以具有非凡一致性的语言在说话……它如此坚决以致一个人的无意识比意识层面更有准备去理解自身人格的无意识（Erickson & Kubie, 1940, p. 62. Reprinted in Rossi, 1980c, p. 186）。

> 如果我对自己看到重要事情的能力有疑问时，我就进入了催眠状态。当出现了有关病人的关键问题而我又不想错失掉任何线索时，我就进入了催眠状态……我开始紧跟每一个可能重要的动作、信号，或行为表现（Erickson & Rossi, 1977, p. 42）。

因此，艾瑞克森强调外部取向的人际催眠状态对有效的催眠治疗工作非常有价值。有许多方法可以发展出这种状态。总结的程序如下所示：

1. **坐姿舒适**。催眠师和来访者都要坐得舒适，面对面（3~5英尺的距离）。作为一个催眠师，你的物理存在就是你的主要交流工具；你要最大限度地运用它。

2. **时常审视内心**。识别出任何身体的或情绪的紧张状态并放松下来。任何不必要的紧张都会给催眠师，随后再给来访者，发展当下创造性适应所需的灵活性和"流动的感觉"带来困难。

3. **集中关注来访者**。注意来访者的呼吸模式、身体姿势、肌肉紧张、情绪状态等等。

4. **轻松舒适地呼吸**。尽管你并不想打瞌睡和漫不经心，但是你确实需要放松下来并全神贯注于来访者。正如我们反复强调的那样，在不规则或急促呼吸的情况下，几乎不可能保持充分的外部导向；相反，适当的呼吸能提升有效交互（尤其是当一个人最初不确定或恐惧时）所必需的放松和信心。如果可能的话，与来访者的呼吸保持同步。下一章将会讨论到，同步呼吸一般会增强治疗师与来访者有效互动的能力。例外情况是当来访者因情绪不稳定而呼吸急促（如：恐惧或退缩）或快而不规则（如：激动不安）时，采纳该模式通常会激起类似自我贬低性的情绪状态。

5. **建立目光接触**。许多催眠治疗师发现最好是只看来访者的一只眼睛，因为盯着两只眼睛经常会让催眠师产生迷失方向的感觉，从而分散了治疗师的思考。尽可能多地保持目光接触，不去管是否需要眨眼、挪开眼神，或进入内在思维（这个过程往往会引起改变的状态，这一点接下来将会进行讨论）。

保持目光接触的一个特别有效的技术是将左眼聚焦，视线如同穿透了来访者的左眼（大约在其身后一英尺处）。这会吸引来访者对催眠师的注意，因此会成功地清除意识加工过程。同时，催眠师的右眼聚焦在来访者前方一英尺处，以便外围视线可以探查来访者身体的任何部分的动作。这样一来，这个技术使催眠师同时完成两个重要任务：吸引来访者的注意力和持续收集当下的行为反应信息。虽然这个程序可能听上去有点与众不同，但是我强烈鼓励你去尝试，不要放弃。这并不难学会，它能带来令人难忘的结果。

6. 允许不费气力的心理过程。让所有想法或意象"漂"过你的意识，不要试图进行逻辑概括或集中在情境的某一方面。这在一开始或许很难并令人感到混乱，但是一定坚持使用呼吸并关注来访者。不久，就会有趣的现象发生。

7. 轻松自由地说话。一开始允许自己这样做也可能很难，但是要让词语流出你的口。不久你就会发现，你可以智慧地、创造性地以这种方式进行交流了。

遵循这个程序的治疗师会发现自己处于一种外部取向的人际催眠状态。现象式体验常常改变了：隧道视觉、肌肉抑制、"躯体兴奋"，还有其他催眠状态通常产生的特点。这在一开始可能会稍微有点迷失方向，但是不必惊慌；那仅仅是暂时的（或许就五分钟）从意识到无意识的"过渡期"。如果治疗师继续舒适地呼吸并利用外部线索引导来访者（可能同时伴有简短谈话），一种非凡清晰的觉察和认知状态就会经常出现。治疗师或许有过矛盾的体验，感到完全与来访者连接在一起，然而同时又感到是分离的，以及非个人的卷入。这好像是部分自我在体验上完全沉浸在与来访者的关联中，而另一部分却抽离开去观察当下的互动。这种很难描述的"一部分游离于另一部分"的状态使治疗师感到自己既富于同情心又不动感情。治疗师并没有纠缠于努力分辨的过程，而是自动地转到无意识过程。观察能力似乎大大增强；那些经常以隐喻形象的形式出现的想法似乎"突然现形"；适宜的交流似乎逐步展开了。

罗杰斯（Rogers, 1980）曾进一步描述过这一共情状态：

> 与另一个人之间的共情方式有几个方面。它意味着进入对方私人的知觉世界，并彻底地自在。它要求时刻敏感地捕捉该个体心中流动的变化，感受他/她所体验的恐惧、愤怒、温柔、混乱等情绪。它意味着暂时活在对方的生命里，不加评判地、小心地在其中活动；它意味着感受对方从未意识到的意义，但是并不试图去发现全部的无意识感觉，因为那会非常危险……如此与另外一个人同在意味着，在这一时刻为了不带偏见地进入他人的世界而将自己的观点和价值观先搁在一边。在某种意义上，它意味着要将自我放在一

边；只有那些拥有足够安全感的人才能做到，因为他们知道他们不会迷失在对方奇异的世界里，而且在他们想回到自己的世界的时候就能够舒服地返回（pp. 142-143）。

在以上整个过程中，治疗师的坚定关注也会显著地影响来访者。来访者经常会产生身体感觉的改变（如：僵直、麻刺感、温暖），通常还会发生目光固着，常随后发生隧道视觉和其他催眠状态方面的现象学改变。产生的以上现象和其他带有催眠特点的状态会帮助驱除意识过程对体验性参与的妨碍。结果，有些来访者感到与治疗师在情感上深度契合；其他来访者则会产生不确定感和轻微的焦虑而后再"回退"到催眠状态；大多数的来访者会处于一种高度反应状态。催眠治疗师可以利用这种状态，引入适当的催眠性交流。

人际互动性催眠状态并不总是能够实现。这或许反映了不适当的练习：发展顺利滑入此状态的能力可能需要数月的定期练习，这种技能的保持也需要定期练习。除了临床实践外，还可以与同事或朋友一起练习，你每次滑落出外部导向的催眠状态时（通过呼吸受限、姿势变换、目光接触中断等），他们都会观察到并给你提醒（比如轻拍你的肩部）。或者你还可以对着镜子练习，尝试自我催眠诱导。这听起来可能有点怪异，但是许多人发现非常有效。此外，如果没有其他收获的话，最起码你可以更好地了解自己。

治疗师关于无意识心理的理念也可能会使得人际互动性催眠状态受阻。我们中大部分人都学过无意识过程不可能以一种和谐而智慧的方式工作，我们还学过只有通过努力的意识引导才会产生有意义的行为。这些理念根本不相信无意识过程的再生性，它们阻碍了人际互动式催眠状态的发展。以上这些假设是局限性的、荒谬的，后面将论述多种识别和转变它们的方法程序。

最后，产生和维持人际互动式催眠状态的困难，还可能是由于在与来访者互动中所接触到的那些"不可接受的体验"。需要重申的是，此类体验以限制性的和不规则的呼吸、目光接触的缺乏，以及肌肉的紧张等特点表现出来，让催眠师觉得很不舒服。简言之，这些体验抑制了治疗师形成人际互动式催眠状态所需的灵活性、外部线索定向和接纳性。为了暂时减少此类体验的干扰，治疗师可以通过上面所述的七步程序进行系统性的跟随。但是，记住在治疗疗程结束后必须对此类体验作最终处理，否则会形成越来越多的问题。

一旦人际互动式催眠状态形成，就没有必要在整个治疗互动中进行维持。在理解特定个案时，意识分析过程则为补充策略。在我自己的工作中，我通常会花10～15分钟与来访者进行意识层面的讨论，目的是收集信息（见第5章）。然后，我就转入人际互动式催眠状态，只是在催眠状态工作完成后，大约30～90分钟后，才唤醒回来。最后，在10～15分钟的结束性会谈中，我会运用意识加工过程。

这里的关键是每一个治疗师进入人际互动式催眠状态的频率和方式是不同的。即使是艾瑞克森有时也不使用这个方法，虽然在外部线索定向的催眠状态中他可以进行长达几小时的神奇的创造性工作。在与欧内斯特·罗西（Ernest Rossi）的讨论中，艾瑞克森曾发表如下观点（Erickson & Rossi, 1977）：

E（艾瑞克森）：在实验室里与来访者进行实验性的催眠治疗时，我注意到我们都很孤单。唯一在场的就是来访者、我用来绘制他们行为的物理设备，还有我自己。

R（罗西）：你那么全神贯注于你的工作，以至于其他的一切都消失了？

E：是的，我发现我与来访者同在催眠状态。下一步我希望学习的是，我能否很好地把握周围的现实，还是我必须进入催眠状态。我发现我可以同时在这两种状态下工作。

R：现在，你在与催眠中的来访者工作时，是不是自己就自动进入催眠了？

E：目前如果我对自己看到重要情况的能力不敢确定时，我就进入催眠状态。[楷体部分为增加部分] 当出现了有关患者的关键问题而我又不想错过任何线索时，我就进入催眠状态。

R：你是如何使自己进入这种状态的呢？[原话]

E：这是自动发生的，因为我开始密切追踪每一个可能重要的动作、象征性符号或行为表现。现在当我开始给你讲话时我的视觉就变成了隧道式，而且我看到的只有你和你的椅子。当我看着你的时候，这种可怕的强度就自动发生了。"可怕"一词不正确，应该是愉悦的。

R：这种隧道视觉是不是类似于占卜时的关注？

E：对（p. 42）。

有趣的是，卡尔·罗杰斯（1985）曾描述过相似的体验，有时让他的无意识过程来引导治疗。在某次治疗中他做出了直觉式回应，与当下所进行的谈话没有任何合理关联，对此他如是评述：

> 我已经非常珍惜这些直觉式的回应，它们并不经常发生……但对推进治疗总是那么有帮助。在这样的时刻里，我或许会处于一种稍稍改变的意识状态中——停留在来访者的世界里，并完全与那个世界保持协调。此刻，我的无意识智慧接管了我的工作。我所了解的多于意识心理所意识到的内容。我不去有意识地组织自己的回应，它们完全来自我的内在，来自我对来访者世界的非意识感觉（p.565）。

总之，治疗师进入人际互动式催眠状态，全神关注来访者，这极大地帮助了治疗性的会谈。这种状态有利于去除治疗师和来访者的意识加工，形成深度和谐状态。参与双方最后都非常愿意而且能够允许自己的无意识过程以自动和创造性的方式进行工作：治疗师的无意识指导并监督着来访者，来访者的无意识则负责转变自己的体验。以目前的观点来看，人际互动式催眠状态对于有效的艾瑞克森学派的催眠治疗来说是至关重要的，所以我们将在后续章节里进行详细探讨，尤其是关于治疗师如何使用这种状态来减少不确定感，生成有效的催眠性会谈。

保持灵活

治疗师一旦通过催眠过程"收听"到来访者的无意识，这种和谐一定要维持住。再次强调一下前面的观点，催眠治疗的有效性要求灵活性。治疗师需要不断地跟随会谈以适应来访者的独特情况。这要求治疗师密切观察并参与到来访者当下的过程中，这样形成一个同步的节奏，从而产生了利用这个节奏的交流（技术）。

当然，催眠治疗师的评估并不总是准确的。在这个意义上，我竭力推荐你不要相信自己的知觉（同时相信深层自我）。你的技术和策略不会经常产生期望的效果。无论怎样这都不是问题：如果一种技术不奏效，就使用另一种技术。在催眠互动中真的没有错误。每一种会谈都会有结果；所有结果都是可利用的。通过保持灵活，治疗师可以利用任何行为反应，不管它们看起来是多么的奇怪或不尽如人意。

　　这种灵活性就是艾瑞克森工作的突出特点。我曾听他将心理治疗描述成"两个人一起努力发现其中一个所需的一个过程"。在另一场合，我观察到他以一种相当有创意的方式在给来访者进行催眠治疗。我认为他精湛的技术来自复杂的意识加工，并注定能辨别出他所使用的精确思维过程。来访者离开后我把铅笔放在纸上，坚决地开始询问他。

　　"你是不是形成了很多图像？"

　　"没有"，他缓慢地却笃定地说道。

　　"没有图像"，我咕哝着，把那一类从纸划掉，"好吧，你进行了许多内部对话吗？"

　　"没有"，他又一次确信地回答。

　　"好的。没有内部对话……让我写下在这儿……好的……你有没有肌肉运动的感觉？你知道，你身体内部的那种感受？"

　　"没有。"

　　我开始变得既猜疑又困惑。"让我们看看，没有图像，没有内部对话，也没有肌肉运动感……嗯……米尔顿，我不明白。你怎么知道该怎么做？"

　　"我不知道……我不知道我在做什么，我也不知道我在说什么……我只知道相信我的无意识触及到适当的意识里去……我不知道他们如何回应……我只知道他们将会……我不知道为什么……我不知道什么时候……我只知道他们以一种适当的、最适合他们个人的方式在回应。我很想精确地知道他们的无意识将如何回应。所以我舒服地等待着他们的回应，我知道当回应来了我可以接受并利用它。"

　　他停顿了一下，目光矍铄。"此刻我知道这听起来挺可笑……但它确实有效！"

　　关键是治疗师从未真正知道"它"是如何起作用的。很遗憾，许多临床工作者很难接受这个观点，更多的时候僵化地对不同的人使用同样的方法。例如，一名参加了我的周末工作坊的精神科医生，他好奇地观察了我是如何运用握手中断技术（见第7章）来诱导几个高反应性被试进入深层催眠状态。在三年后的另一个工作坊里，这个精神科医生坦率地告诉我，自从前面那个工作坊以后，他尝试在治疗中使用催眠，但是只有三分之一的被试是"能被催眠的"。经询问获知，他使用的主要诱导技术就是握手中断技术，他说："那是我所见过的最好的诱导技术。"

这个例子似乎有点极端，但是和治疗师总是使用同一种技术（无论是催眠状态诱导、放松、格式塔、还是精神分析等等）这种更为常见的情境没有多大差别。没有一种技术天生就是无效的；不加选择地使用必然导致多次失败（常常把那些来访者贴上"阻抗"的标签）。一种技术可能在某一点上出奇地见效，但是在另一点上却并不见得如此；在许多来访者身上起作用的治疗策略，对某个个体来说可能效果并不好。因此，要想适应不同来访者的自我表达模式，就需要一种有弹性的再生性方法来充当所有治疗性探索的基础。换句话说，来访者的个人模式就是这个"理论"或模型，其中可以看到各种变化，治疗师必须具有灵活性和适应性。这不仅可以使治疗工作更有效，而且还可以使治疗师享受到工作的乐趣。

交流须有意义

治疗师的主要任务就是帮助来访者产生更多自我尊重的生存方式，任务完成的前提是来访者愿意并能够探索其无意识过程。要想加强其动机以及回应潜力，就必须进行有意义的交流。即治疗师传递重要和直接感，以吸引来访者的全部注意并刺激催眠性反应。

这并不意味着使用权威的或压倒性的交流；其实，这类行为并不非常有效。因为是否有意义要看具体情境，所以实际中的行为会各种各样。例如，某个来访者在报告她的性冷淡时，伴随表现出了她最重要的需求，即要以精确的逻辑词汇去理解一切。为了与她建立和谐的关系，我一开始向她呈现了一系列富有逻辑的事实和数据，令她相信她需要信任我并与我合作。在接下来的四五次治疗中我在保持了这种严肃的、有智慧的交流风格的同时，开始逐渐使用双关语"轻松地"进行交流，尤其是当这个来访者开始陈述她的问题时。这种风格挫败了她对自身体验冷静分析的模式。如我所料，她最终变得非常混乱，我抓住这个时刻坚决地注视着她，然后柔和地但是强制地命令她"放下一切，进入催眠状态"[1]。果然，她变得柔和了，眼泪涌出。此时，我也变换状态，以柔和的、支持性的方法去引导她去完成一些整合性的变化。

因此，根据不同的情境，传达方式可以是严肃的、幽默的、生气的等等，只求有效就行。贯穿于此类可变性的不变之处是治疗师关于重点和目的的潜在感觉。要坚定地向来访表示，在当下其他什么也不重要，全力回应既安全又恰当。来访者就会发现，不去有意义地参与是很困难的。

在提高有意义交流的技能过程中，治疗师很快就会意识到：催眠交流里的"如何"往往比"什么"更重要。有一个体验型的例子，说出类似"知道你现在可以完全放松了，真是太好了"的话语。至少说5遍，可以对自己说（用镜子或录音机），也可以对另一人说或者对几个不同的人说。每次这么做的时候，变换你的非语言信息。这一次说得快速起伏，下一次说得木讷毫无情感，而后又用自信热情的口气等等。用多种方式试验后，你就会发现非语言行为在社会交互中的巨大影响力。

因为对成功的催眠治疗工作来说，有意义的交流是至关重要的，这在后续章节中将继续讨论。作为预览，这里提前将其三个重要方面进行简短陈述：

1. 强度。艾瑞克森学派从业者必须能够用戏剧般的强度进行交流。他们应该能够吸引来访者的注意，然后传达体验性的观点，要使所说的话听起来或看起来非常相关和重要。同时，要与来访者保持和谐和信任，治疗师不可以变得控制感十足和刺耳。所以说，最有效的传达方式经常是，令人信服却是支持的、有力却是温和的，挑战但又富有同情心。

2. 节奏。所有生动的过程都是有节奏的。节奏可在许多水平上表现——从简单的行为如呼吸方式、眨眼频率及身体动作，到更复杂的模式如躁狂－抑郁转

---

[1] 打破一个主导模式，产生一种不确定状态，转而迅速利用这种不确定来发展催眠过程。这种模式非常有效。我们将在第七章详细阐述它在催眠状态诱导方面的价值。——作者注

换、相互争论以及工作/休息周期（参见Leonard, 1978）。节奏同步可以有利于有效交流（建立一个"共同联盟"）。因此，艾瑞克森学派从业者不断地跟随来访者的节奏。催眠师对一个抑郁被试可能要慢慢地说；对一个兴奋的人，就要快速说话；快节奏可以使来访者感到混乱，慢节奏令来访者厌倦或平静。语调变换常常与来访者的呼出同步（或吸入，如同手浮法，向上表示想要升起）。下一章将论述这些以及其他技术。

3. **一致**。意义是通过许多行为参数来传达的——语音语调、身体姿势、面部表情等等。一个人的交流要一致，即这些不同渠道传出的信息应该是彼此一致的。虽然艾瑞克森学派治疗师有时有意地使用不一致的行为来引起来访者的混乱（第7章），但是大部分有效交流都要求一致。因此，治疗师既不应该在谈论令人兴奋的事情时却听上去很厌倦；也不应在提供放松建议时却使用紧张而尖厉的声音，或者与一个退行的人谈话时像一个理智的成年人。

当然，所有的表达都应该相互支持。例如，当引导来访者"进入深层催眠状态时"声调应该将下来；开始讨论重要话题时，看上去和听上去都应比较严肃；讲述某人体验着越来越多混乱的故事时，应加快说话的速度。这种一致性可使催眠交流中的语调令人信服并引人注目，更有可能被接受并遵照执行。实际上，大多数的催眠性影响都发生于非语言水平上这一说法可能有争议。

须自信

说起来容易做起来难。要想成功地运用上述过程，需要相信自己具有进行催眠性交流的能力。再者，不必要总是清楚自己将要做什么。其实，消除焦虑与其他干扰的关键有时在于将意识层面的计划或预想先搁置在一边。最重要的是，这样做可以允许自己参与到来访者的经验中，所有的思考都是以人际互动为基础；即治疗师可以接收来自自己和来访者双方无意识过程的"暗示"，并从中受益。因为只有在体验性的节奏和心理安全都具备时治疗才会成功，所以需要治疗师监控并不断地确保这些条件。另外，有一些治疗师发现在治疗探索中带着几个要详细说明的理念或主题非常有好处。然而，治疗师不是提前暗示来访者将会意识到这些观点，而是学着去信任无意识过程，以创造性地利用该情境。

再次申明，并不是说计划和其他分析过程不必要或从来没有用。而是说，这样的过程往往还不充分，强调无意识创造性的"控制的自发性"过程是艾瑞克森学派催眠治疗师经常使用的颇有价值的工具。发展这种"控制的自发性"不是说要不动头脑地放弃严谨和一致，相反，它要求治疗师的完全在场和觉察，这需要强化培训和承诺。在此承诺背后是对统整性和无意识过程的创造性潜力的自信。这是艾瑞克森派治疗师与来访者交流的基本理念。所以说，如果体验不到无意识过程里的这种自信，来访者也将很难被影响去发展他们生命里的自信。

随着治疗师越来越相信自己的无意识过程，他们也更加相信来访者的潜力。在意识到这种自信的过程中，治疗师缓解了由于错误地认为自己有责任生成他人的体验所导致的压力；在与来访者交流这种自信的时候，治疗师可激励来访者更愿意并能够承担这份责任。这在一般情况下会增加治疗成功的可能性。

例如，我的一个来访者在一种可怜的状态下进入催眠治疗。她40年中的主要时间都是先后在孤儿院和精神病院度过。因为没有深入谈论细节，催眠治疗对于她就是漫长而又艰难的挣扎。但是，她坚持下来了，数月后她发生了一些大的转变。我们在回顾治疗过程中的事件时，她几次强调我所做的最有力的事情是笃定地相信她有能力有智慧地进行自我支持。她说，其实她生活中的每一个人，尤其是心理健康专家，总是明里或暗里表示她注定是没有希望的、悲惨的。自然而然地她也接受了这种观点①。所以当我传达给她相反的信念时，她最初的反应是震惊且有点混乱。随后的几个月里她一直在试图竭力否认这种可能性，最后不得不承认了它。这最终使得她非常愿意与我配合，无论是在治疗中还是离开治疗室后，她都在努力尝试新的生存方式。简言之，是她对我的信任以及她的自信，逐渐促成了盼望已久的变化。

所有这些并不是说自信就是产生强烈变化所需要的全部内容；一般来说，成

---

① 关于如何不断坚定地向来访者进行"催眠性"暗示，这是一个极好的例子。特别说明的是，重复评估一个人构成了创造或稳定了其状态的"诱导"。例如，如果不停地告诉某人他应对某事感到压抑，那么他往往就真的感到压抑了（这个比喻可以扩展到把"人格"也看做一种"催眠状态"，它是由环境[如：朋友或敌人]与记忆中的重复性感觉/运动相关[输入和输出]所维持）。重要的是，治疗师的预言作为自然的催眠暗示尤其具影响力。——作者注

功的治疗所要求的条件还有很多。这也不是说治疗师就应该不停地快乐地眨眼睛和乐观自信。有些时候，治疗师可能体验不到多少来自自己和他人的自信；但还有些时候，作为一种顽皮的治疗策略，治疗师会故意传达出缺乏自信。关键是在自信的情境下一般会形成一种良性循环，即自信可以增加治疗效果，治疗效果也反过来加强自信。比较成功的治疗都要经历这个过程。

因此，下面这个问题就很重要了：作为催眠诱导者，如何才能形成充分自信？有4种可能的方式：

1. 参加针对个人的催眠培训。这种培训可以展示自然的催眠状态到底是什么样子，无意识过程是如何的智慧且自动化。它还可以让你好好感觉各种各样的催眠现象。催眠状态体验既可以借助自我催眠或其他催眠师的工作来实现，也可以由朋友或同事组成的催眠探索小组来实现（有一本非常好的、专为催眠探索小组而写的书：马斯特斯和休斯顿（Masters & Houston, 1972）《心灵游戏》[Mind Games]）。作为被试可以对有效催眠交流产生颇有价值的洞见（如：一般说来，利用某种节奏）。有时自我催眠在一开始很难完全发展起来，对那些以前没有过催眠状态或内在对话体验的个体尤其如此。所以，最好先体验几次催眠治疗，然后再进行自我催眠练习。

在探索催眠状态的过程中，治疗师应该意识到，并不是每个人的催眠状态体验都相似。对此的解释是，我承认在我催眠探索的头几年，我与我的同事保罗·卡特（Paul Carter）也会不停地争论到底什么才是催眠状态的"真正"本质。自从我的大部分催眠体验都出现视觉图像后，我认为那就是催眠状态；而保罗的催眠体验中感觉占主导，这令他的意见与我相左。有趣的是，这些有限的理念都被我们尊敬的被试们所证实：我的被试往往会报告视觉图像，而他的被试则会有更多感受方面的报告。我们最终意识到，我们认为"阻抗"的被试都是那些很难产生视觉图像的人（我的反抗者）或者深度放松的人（他的反抗者）。简言之，我们的个人偏见严重限制了我们自己和来访者的催眠体验。最终我们意识到了这些设想中的武断成分，我们能够克服这些限制。

2. 在经验上与来访者合作。催眠治疗师自己也进入催眠状态，并让自己的体

验参与进来。在这方面，我发现下列原则非常有价值，可作为伦理与实践的指导
原则：

> 直到治疗师自己非常愿意并能够体验到催眠时，才能去询问、引导或期
> 待来访者去做或者体验催眠性的东西。

换句话说，你要首先对自己的暗示做个反应，然后再去要求来访者。在自己
内部首先产生大致的状态后，再去邀请来访者以他自己的方式参与进来。如艾瑞
克森（1964b）提到的那样：

> 在发展那个技术（手浮）的过程中，我很快认识到我发现自己也同样抬
> 起手并闭上眼。由此我知道在向来访者发出暗示时，我的语音语调应是富有
> 意义性的表达，带着期待，表达出自己作为一个人的话语，并在内心"感
> 受"着自己所说的话及其含义（Rossi, 1980a, p. 344）。

体验上的合作可以使治疗师摆脱思维定势的困境。此外，还可以增强观察能
力，促进被意识调节削弱了的创造性反应的再生。这经常可以启动前面提到的那
个循环，即自信/效果之间的良性循环。

3. 预期并理解大部分技术会"失败"。许多充满热情的催眠治疗师会过分担
心来访者能否对某种具体技术做出反应。由于治疗师急切地抱着"成功"的希望
在应用某项技术，所以他们的呼吸变急了，节奏也中断了。这样会给治疗造成障
碍，因为来访者迟早会有意外反应。当治疗师关注具体技术时，来访者的意外反
应在某种程度上意味着来访者和者治疗师"失败"了。

艾瑞克森学派从业者通常发现这种"胜利—失败"框架没有什么用处。他们
感兴趣的是合作而不是控制，他们不是强加而是向来访者建议经验性的可能性。
在诸多可能性中，要相信只有其中一部分可以实现。即，可能90%的技术和暗示
都不会得到深层的体验式回应；人们会倾向于选择那些对自己最有意义的观点并
体验性地发展它们。我们不能准确地预言哪些暗示与来访者关联最大；正如我们
在任何一个有意义的互动中，永远都不会非常清楚接下来对方会如何回应。

当我们意识到大部分技术（在引起与其回应方面）都将"失败"时，我们便

会非常释然了。每一种回应——不管它是否与暗示有关——都可以被认为是对来访者独特的价值观的重要反馈。而且，治疗师可以将自己的注意调节到一种更普遍更包容的水平，并依据体验断定，此人迟早会以某种方式产生催眠性反应。因此，治疗师将会非常想知道催眠反应到底在什么时候产生和如何产生。带着一个大概的观点，催眠治疗师详细阐述许多来访者可能选择做出反应的具体方法。也就是说，假设来访者对大部分暗示都"不会"产生反应，但是最终至少会对其中一种做出有意义的回应。

4. **实践、实践、再实践**。没有什么可以取代实践练习。像其他任何一种技能一样，要实现有效催眠交流，须经过严格训练。无论何时，无论怎样，无论与谁在一起，都要坚持实践；见到的类型越多越好。可以招募朋友和志愿者。如果不具备这些条件时，还可以用其他的训练方法，如听录音回顾你的自我体验过程、写下不同的诱导方法、对着镜子练习催眠性交流、想象一个来访者正坐在你的面前（后一种技术源自艾瑞克森 [1964b] "我的朋友约翰"技术，第7章将要讨论）。在学习了各种各样的催眠技术和规则后，就可以开始关注它们在"非催眠"情境中如何发生，特别是在心理治疗领域里如何发生。尤其要注意在你并不知道它们就是催眠技术时是如何已经在利用它们了。当你这么做的时候，开始放大并延伸这种交流引发的催眠反应。

在接下来的章节中，我们将更加彻底地探讨这些还有其他的训练程序。需要提及的重要一点是，往往只有在参加了多种多样的实践练习后，治疗师才会充分信任自己和来访者的催眠能力。这并不是说需要20年的时间；专注的、灵活的人可以用更少的时间就可体验到，治疗师和来访者都是那么智慧并完全能胜任感人的催眠学习。有了这份信心，治疗师可以巧妙地运用本章讲述的各种技术，很快就可以成为一个具有创造力的催眠治疗师。

一般原则

有效的艾瑞克森学派从业者以一种看似矛盾的方式工作，既灵活又系统，既不可预料却又和谐一致，既富有创造性又井然有序。部分原因是由于它是启发式的，而不依靠固定法则；指导艾瑞克森学派治疗师工作的是一般原则而不是标准化技术。本节将概述其中最重要的几条原则。

艾瑞克森曾这样定义有效催眠交流的最基本原则（e.g., 1952, 1959, 1964d, 1965; Erickson & Rossi, 1979）：

（1a）**接纳来访者的现实**

（1b）**利用来访者的现实**

接纳一个现实，就意味着你假定并一致地表示某个个体的所作所为是好的：确切地说，就是他当下所做正是你所希望的。这并不是说治疗师必须同意来访者的选择，或个人感觉他们是"好的"或"正确的"。治疗师要尽量节制自己，不要马上想要或需要利用理解或策略，而是要充分承认来访者当下的经验是有根据的，不必去否认、掩饰甚至隔离。这种接纳将治疗师和来访者连在一起，也使来访者有勇气接纳自我。因为自我贬低性的解离是大多数心理问题的核心，所以接纳是变化过程中基本的、首要的一步。

对于那些传统上认为是"病态的"或"不正常的"的行为或体验来说，接纳尤其重要。如同艾瑞克森所提到的那样（1964d）：

> 有多种棘手的病人，他们来寻求治疗却又公然敌对、对抗、防御，并表现出不愿意接受他们本来寻求的治疗。这种敌对的态度是他们寻求治疗的部分原因……因此，这种态度应该得到尊重，而不应被认为是故意甚至是无意识地反对治疗师。对这种阻抗应不加隐瞒地接纳，其实，应和蔼地接纳，因为它正是病人问题的重要部分，并可借用它为入口，来探索其防御机制……意识到这一点的治疗师，特别是那些催眠技术娴熟的治疗师，可以容易地、快速地将这些看似非合作性的行为转变为良好的和谐状态、一种被理解的感觉、一种满怀期望寻求治疗成功的态度（in Rossi, 1980a, p. 299）。

这样一来，这种接纳就是治疗性的。要做到这一点，治疗师一般要向来访者传达"此刻你所做的一切（X）都是许可的"。治疗师认为，随着当下的状态，（指定的）想得到的状态自然会出现，由此基于来访者现实（如：当下的行为、信念、限制、资源、记忆）的交流策略也会形成。例如，我有一位天主教来访者，我通过与其分享我自己的天主教养育故事，开始与其建立和谐的咨询关系。

为了激发一位整天担忧银行倒闭（其实没有必要）的抠门来访者，在治疗开始阶段，我提出：如果治疗在规定的时间内成功结束，他只需支付一半的治疗费。另外一位寻求催眠治疗的来访者，无论我给他什么建议，他都要反其道而行之。因此，我就与他指定了规则，即他必须一直不能进入催眠状态；不出意料，他开始"偷偷摸摸"地进入催眠状态，我则趁机逐渐加深其催眠程度，这就是治疗性的利用。

在这些个案里，来访者的风格都被用来建设体验性的合作关系。关于这种技术的实用性细节将在下一章阐述；这里要说的重要一点是，艾瑞克森学派从业者经常应用这种接纳并利用的原则。这不是"一次性"的交易，而是指在当下行为过程中，治疗师要进行这么一个反复的循环，即观察、接纳和利用来访者的反应。

为了强调这一点，布兰德勒和格里德（Blandler & Grinder, 1975）曾以过程取向的术语来讨论艾瑞克森学派的原则：

（2a）跟随所有行为。

（2b）引导行为。

跟随（pacing）交流是对来访者表达的反馈；在相互交换过程中不去添加任何新内容。其主要目的是增加治疗师与来访者之间的一致性（即减少差异，促进催眠状态的形成）。这使得来访者更加信任治疗师、更加合作，使治疗师也更加理解来访者。

跟随的极致是完全模仿来访者当下的行为。正如所料，这可能会引起来访者的不适。一方面，这是我们有时想要的并总是可利用的（见第7章），但经常又是不必要的。为了避免引起类似焦虑，治疗师一般情况下需要再敏锐一些。下一章我们将会探讨，治疗师不必跟随来访者行为的所有方面，只需跟随那些关键的部分；我们还会探讨如何通过语言或非语言的渠道间接实现跟随。

跟随最好不要让来访者的意识觉察到，因为催眠交流的目标是促进无意识再生的自动化过程。因此，需要治疗师自然地、"非操纵地"操作，不然来访者会心生怀疑且会变得不自在。当一个人意识到跟随是一种极端有说服力的、全身心的、自然的现象时，就会比较容易地把握其态度了。比如，大多数人都能通过观察两个交谈者的身体运动节奏，凭直觉就会辨认出他们是否处于深度和谐状态；具有影响力的演讲者在试图让听众信服他的观点之前，就去"感觉"听众并承认他们的存在（如：信念、感受）；成年人在对孩子们讲话时，通常会戏剧化地变化方式风格；宗教仪式在有节奏的吟唱和舞蹈方面就相当有特色。这些例子都说明，跟随可以形成更大的和谐和彼此间的理解。通过观察无数此类的实例，我们开始意识到，跟随对有效交流是首要的：它建立了一个"共同体"的氛围，使自动化系统可以在一个体验性的统一领域内携手合作。

除了跟随之外，艾瑞克森派从业者还通过介绍一些与来访者的当下状态不同却又一致的特性（如，行为），来引导来访者走向期望的状态。实际的目标状态是各种各样的——可以是一种体验（如：放松、愤怒、催眠），可以是一种简单的行为（坐在椅子上、谈论某人的感受），还可以是一个复杂的行为（如：完成布置的作业、实现转变性变化）等等。

不管内容是什么，成功的引导要求足够的跟随。特别是，未能引导出所期待的反应的原因不外乎下面三种可能。首先，或许还没有形成足够的和谐一致：来访者可能不信任治疗师，或感到与治疗师不合拍，从而导致他没有遵循治疗师的建议。第二，治疗师在引导性交流过程中解释某些体验或行为时，让来访者感到与其当下的状态相差太远；这样，来访者可能愿意但却无法跟上治疗师。比如，引导语"你正在读这本书，所以你**现在**可以深深地进入催眠状态！"，即使说得再温柔，但是对大多数读者来说都太过了。因此，一般说来它还需要一系列的中间环节。第三，治疗师所述说的状态与来访者的体验、价值观或信念相矛盾。这种情况下，来访者或许能够但却不愿意跟随治疗师的指令。

这里的关键是，缺乏足够的跟随必然导致失败。特别是在治疗互动（如：催眠诱导）的初始阶段，更多的是需要跟随而不是引导。但是要记住，在交流的所有阶段都需要跟随，在来访者似乎不愿意或不能够遵循治疗性指令时尤其如此。艾瑞克森学派从业者必须要不断地跟随交流，（a）以发展和保持和谐，（b）以保持适合来访者的进展速度，（c）以尊重来访者的需要和理解。

这是一个决定性的理念，它好比是音乐。想象人体就是个乐器，行为就是乐器演奏出的歌曲。音乐老师（治疗师）的任务是提高学生（来访者）演奏乐器的能力。老师首先要听听学生演奏一下他自己的乐器，密切关注它的风格、长处、弱点以及兴趣等。然后，老师再拿起他自己的乐器并按照学生的节奏来做跟随（发展和谐），而后才开始演奏同样的旋律和歌曲（跟随）。当与学生的演奏达到"最佳"吻合状态时，则开始到处添一些新音符，不时地建议一些新变化（引导）；然而，总是要保证回到学生的基本节奏上（返回去跟随）。这样，老师就能够使学生慢慢地发展他们自己内在固有的技能。

当然，学生不会永远愿意或能够遵照老师的引导。如果两个乐器调不一致时，或者如果演奏者（治疗师和来访者）的演奏方式不同时（缺乏和谐），这种情况尤其可能发生。要么老师可能变换曲子、节奏和风格（如：从蓝调到爵士）太突然（引导太快）；要么介绍一些对学生来说完全没有吸引力的新演奏风格（如：弗拉明戈舞曲）（引导不恰当）。不管是什么情况，有影响力的老师总会敏锐地观察到学生所遇到的困难，而后随即做出跟随去解决这些困难（返回去跟随）。

这个比喻说明，跟随和引导的本质是：有节奏的、进行的、渗透的和补充性的。有效交流的第三条原则是：

（3）阻抗行为表明，治疗师有必要对来访者的某些体验作进一步跟随。

这并不意味着治疗师"错了"或"失败了"，仅仅说明交流需要跟随了。换言之，艾瑞克森学派从业者认为，一切体验都是有来由的、可以利用的，治疗师在行为上跟随并向期望状态引导来访者。治疗师并不确切地知道目标何时以及如何实现，他只知道可以建立连续不断的节奏，并在其中观察、接纳并利用来访者的行为模式来打开一个由当下通往期望状态的"通道"。这条通道是不可预知的、变化的，其间治疗师无疑会遭遇各种各样的阻碍。治疗师并不试图直行通过或贬损及贬低它，而仅仅是承认并据此来调节治疗性的交流。这样，来访者那些怪异的反应方式不会被当做"坏的"或"病态的"而被抛弃；反而会被认为可以推动期望状态发展（如：催眠体验、治疗性的变化）。

当然，每位治疗师都会周期性地体验到在接纳和利用来访者模式中有困难。这没有关系。可以通过停顿、内部线索取向、而后反问自己的方式来打破僵局，如："我如何才能利用这个行为？"直到自己体验到来访者的体验是既有来由又可利用的时候，才尝试去影响他们。通过这些方式，你会很快意识到来访者并非无能或好战；只是每个人都有自己独特的合作方式而已（cf. de Shazer, 1982）。因此，催眠治疗互动就是一个识别独特合作方式的迷人过程，并由此探索如何利用这些方式来发展期望状态。

假设跟随和引导具有普遍和跨情境的本质，那么它们就可以有多种实施方式。在催眠情境下，利用原则的更具体的变现形式是：

（4a）跟随并弱化意识过程。
（4b）吸收并放大无意识过程。

这些原则包含了有效催眠交流的精髓。它们假定不管是发展催眠状态还是应对生活挑战，许多困难都是源自习惯化意识过程的卷入。艾瑞克森学派从业者因此尝试去弱化周期性的意识过程，并进入以前无法接近的资源。为了做到这一点，帮助来访者将意识过程搁在一边，转入无意识过程（即：体验性的、矛盾的、非线性的）。为了绕开来访者可能的敌对（"阻抗"），经常使用间接方法。

例如，如果一个来访者不停的内部对话阻碍其进入催眠状态，那就在催眠诱导过程中要求他一次数三个数字，从1000后退数到1。另一个要求催眠的来访者是个临床医生，他的困扰源自一个不可遏止的需要，即试图理性地了解一切。为了分散又集中他的意识注意力，我教他在我向另一个人展示诱导过程的时候，密切观察此人"所有的行为，但仅限于行为"。然而，我所有的诱导都集中在间接地跟随他当下的行为，并引导他进入催眠状态。第三个例子，某个来访者因为"厌倦"了长达几个小时的穿插着间接催眠暗示的枯燥故事而进入了催眠。

上述例子都毫无二致地涉及到催眠诱导。催眠诱导阶段通常最需要的是间接交流，因为正是在此刻，要求来访者将那些与意识相连的东西都搁置起来了。当然，间接交流在催眠治疗的其他阶段有时也是必要的。比如，一个临近治疗结束的来访者，非常害怕见到她小时候就逃离的父亲。在催眠状态下催眠师给予她催眠后暗示：第二天从她开车去父亲家的最初一刻起，直到最终到达，她的恐惧都在一直稳步增加，她被巨大的恐惧笼罩着，如此疲惫不堪，最后会坠入深深的催眠状态。一种伴有外部反应的内在平和状态形成了，并在那个下午的整个会面过程中一直保持着。简言之，她非常好地处理了与父亲会面的问题。

这些例子只是诸多可能性中的几种，关于何时、如何进行间接交流的更加具体的策略将在后续章节中详细阐述。现在，我们以最后一条原则来结束本节内容：

（5）在来访者的意识开始敌对或妨碍期望状态发展的时候，才使用间接交流。

显然，在催眠状态下不必使用间接技术，因为此刻（根据定义）意识过程已经不是主宰。

小结

本章概述了艾瑞克森学派催眠治疗师遵循的一般方法。第一节集中讨论了治疗师的统整性，强调充分尊重每一位来访者的独特个性和独特情景是非常有必要的和有益的。治疗师识别并假设要对治疗性交流的结果与目的负责。这种统整性可以以多种形式保持，包括：（1）识别并处理个人限制，（2）催眠互动中一般要坚持非评判性，（3）允许来访者产生他们自己的体验。

第二节概述了交流的一般过程。建议催眠治疗师可以通过以下几个方法来实现成功交流：（1）在人际互动式的催眠中，保持外部线索取向；（2）保持灵活；（3）进行有意义的交流（如：强度、节奏、一致性）；（4）对自己和来访者都要有信心。

最后一节论述了基本的利用原则。其中，跟随和引导这两个过程词汇都是强调这些原则的持续应用。这些原则暗示，最好是将传统的阻抗看做是需要治疗师进一步跟随的行为反馈。这些原则在催眠中的应用经常表现为跟随和对意识过程的弱化，同时接近并利用无意识过程。最后，当意识过程干扰了治疗进展的时候，就需要运用间接交流技术。

合作策略

前一章概述了艾瑞克森学派催眠师工作方法上有别于他人的情境、历程和准则，尤其强调合作准则：欣赏和使用来访者的"心理现实"，作为催眠和治疗性发展的基础。这一方法的潜在意图，是拓展表达自我价值的领域，而保护（即不贬损）来访者的价值感。互补结构之间的关系（如主体/客体；自我/他人），被看做人际间和个体内部互动作用的基础，反馈回路则构成信息流联结各个部分的历程。

这样看来，自我表达通常包含三部分：（1）意图（intention，指令或承诺），（2）生物节律及模式，（3）心理框架（frames）和结构（以代表和表达各类模式）。在典型的目标取向的情形里，框架——例如计划或策略——通常主导意识层面，而意图和非言语现实则占据了周边领域——即潜意识领域。当这三部分简化为固定（即不变）的序位，以至于人们对情境的变化和生物节律不再敏感时，问题便出现了。这样，人们一再做出同样的反应，而忘记现实环境的改变。

艾瑞克森学派治疗师将问题视为解决，他们意识到在提升自我价值（self-valuing）的情境下，以伴随着生物和谐的各种不同方式来表达的同一结构可以是再生性的。这样一来，催眠师使用合作策略来达到（1）创造有自我价值感的情境，来访者可以在这里接纳环境（即治疗师）和新的理念，（2）弱化意识框架，

（3）以生物节律重新整合信息模式（整合心和身）。要做到这些，治疗师需要表达出主导来访者体验的同一结构模式。这可以将来访者内部的反馈回路拓展到包含来访者与治疗师的人际间回路。这种跟随（pacing）打消了来访者内部与外部环境的差别，因而消弭了将前者与后者分裂开来的界限[①]。这样，来访者得以接纳新的理念和探索生命的新旅程。

本章详细介绍应用这些合作策略的具体方法。第一节讨论言语和非言语的跟随及引导技术如何吸引及指引来访者的动态意识。第二节探讨如何观察和使用反映个体内部体验（如催眠程度、情绪状态、表征系统）的细微身体线索。最后一节举例阐明与各种特殊模式"合作"的方式，这些模式包括症状表现、表达风格，思维中的一般隐喻、技术技巧，以及行为问题的结构。

利用直接观察

来访者体验中经常被用到的部分是指向外部的知觉——身体姿势、眼睛凝视、指向外部刺激的方向、口头陈述等等。这些是跟随和引导的最简单的例子，因为这些外部现象可以直接观察到。因此，治疗师无需推断和猜测来访者的内部状态，反应可以更为准确。

外部知觉可通过多种方式加以应用。本节介绍言语和非言语跟随/引导的基本模式，以及如何直接和间接应用这些模式。

言语跟随和引导

艾瑞克森取向的研究者讨论过有效的催眠沟通的言语构造（Erickson, Rossi, & Rossi, 1976; Erickson & Rossi, 1979; Bandler & Grinder, 1975; Lankton & Lankton, 1983; Hartland, 1971）。基本上，这种言语结构将引导式陈述与跟随式陈述相连，使得引导似乎毋庸置疑地产生于跟随之后。这可以用连接的形式来完成，如"X

---

① 换句话说，只有当界限两边的差异被察觉时，界限才存在（从……中突出）（Brown, 1979）。当治疗师采取了来访者的模式，后者对框架的固着就消失了。这使得来访者可以在自我的深层（非结构化的）水平重新整合，在深层自我可以获得再生性资源。由此，调整瓦解了信息的界限，而拓展了自主感。——作者注

和X和X和X和Y"，这里X＝跟随式陈述，Y＝引导式陈述。例如：

（1）你正坐在椅子上，   （跟随式陈述）

（2）你正看着我，   （跟随式陈述）

（3）你正顺畅地呼吸，   （跟随式陈述）

（4）我在跟你说话，   （跟随式陈述）

（5）你可以开始放松。   （引导式陈述）

从跟随到引导也可用较为分离的形式，如"X或X或X或X但是Y"。例如：

（1）我不知道你是否想继续看着地面，   （跟随式陈述）

（2）或者你愿意看着我，   （跟随式陈述）

（3）或再次看地面，   （跟随式陈述）

（4）也可能调整一个更舒服的姿势，   （跟随式陈述）

（5）但我知道你的无意识可以发展出一个最适合
    你个人风格的催眠状态。   （引导式陈述）

在这两种形式中，前四句都是简单地描述观察到的来访者行为。如艾瑞克森等人（Erickson, Rossi, & Rossi, 1976）所强调的，这种对无可否认的现实的跟随，设置了"是"反应的模式。这类能被接受的描述会用来转向引导式沟通。

有效催眠沟通的第三种言语构造是状语从句：

一般形式	举例
（1）既然X，那么Y	既然你坐在那个椅子上，你会开始放松。
（2）X的同时，产生Y	当你越来越舒服的同时，你开始意识到你的无意识能够发展出催眠状态。
（3）当X时，Y	当你听到我的声音时，你会记起这种舒服的感觉。

| （4）在X之后，Y | 在你舒服地坐好之后，你的无意识开始用适合的方式表达自己。 |

为了有效应用这些结构，治疗师要设定合适的非言语传递风格。必须重申，**来访者一般不愿意或无法对那些紧张、操控、冷漠、做作、没有说服力等等的人做出催眠回应**。治疗师采取以下做法时，通常会有最好的结果（a）转向外部取向的催眠，（b）建立与来访者同步的节奏，（c）用意味深长的有吸引力的方式说话，（d）对来访者持续变化的反应保持敏感。

此外，言语形式的内容不应该对来访者不适宜或者造成冒犯。必须重申，通常跟随要多过引导，尤其在催眠初始阶段。同时，尽管有例外，但话语通常是许可式（permissive）的（如：你可以这样做）而非主控式（如：你要这样做；你必须这样做）；因为许多来访者会自动反抗后一风格。

当人们日渐认识到这些过程在日常情境中普遍存在时，完成它就变得很容易。例如，每个人都会听到或说出这些话：

"既然你要去厨房，给我倒杯咖啡好吗？"

或者

"顺便说一下，既然你要那样做，何不……？"

或者

"你想现在听故事还是晚点儿再听？"

注意这些指示在用自然的许可方式说出来时，最为有效。有效能的治疗师只不过更有意、更强烈地应用了同样的沟通过程而已。

这些要点以及相关要点可以用一些关于外部跟随与引导的治疗应用的简单例子来进行例证。

1. 获得同意。治疗初始阶段的主要目标，是获得对改变历程的承诺。下面记录摘要阐明了跟随与引导如何达成这个目标。

摘要	注释
（1）好的……我们已经谈了一会儿，我想你听一听我迄今所听到的必须说的一些东西	（1）第一句说明治疗师可以跟随过去的行为（例如之前最后一句对话），然后通过把期望的行为（如：来访者在倾听）作为过去行为的逻辑结果来设立框架，来进行引导。有效的沟通者经常用"既然X那么Y"这一简单句式。
（2）既然今天你来到这儿，你坐在这个椅子上，你开始分享各种不同的东西……你告诉我已经有很长时间不对劲了，这对你的情绪有重大影响……由于这些困扰，你的工作和人际关系都已经恶化。	（2）治疗师以反馈来访者之前的即刻表述来继续跟随。这个简单的过程很有价值，常常产生至少三项重要结果。一、保持和吸引对方的注意。用简单的实验就可快速证明，当一个人完全跟随你变化中的行为时，要不去注意他是很难的。二、人们会特别感到被理解，继而产生更多的信任、友善和参与动机。三、对主要问题的描述如果引人注目地呈现出来，会在来访者那里引发相应的体验。我们会看到，来访者通常会试图减轻这种情绪唤起的不舒服状态，继而对催眠引导有高度反应。
（3）我说对了吗？（来访者肯定地回应）	（3）表面看来，这个简单的问话只是试图证明之前跟随式陈述的正确性。但更重要的是，这句话暗示地让来访者意识到：他的生活出了问题。这通常是改变所需要的第一步。附带说一下：这个引导也强调了一个非常重要的事实：纯描述性的跟随常常在暗中

引导。例如现在的案例，在来访者变化的行为中，挑选一小部分加以描述并强调问题所在；但治疗师很容易可以选择引发不同的"参考结构"的行为。因此一般而言，选择性跟随可以用不同的方式给现实"设立框架"。我们将看到，这是一种精细因而高度有效的引导方式。

（4）好的。我想问你一个重要的问题，希望你不要拍脑袋就回答。我希望你真的想一下，因为正确答案可能是"是"，也可能是"否"，只有你自己知道。但在我提问之前，我要说我认为你是有希望的，你可以发生改变，当然那会很艰难，甚至有时会有些痛苦。你可能有时会感到不舒服，会半道复发，认为不值得付出那么多努力……但你若能坚持下去，我确信你会发生那些改变。但这得你自己来决定，你是不是真得准备好了，放下你所有的痛苦和所受的伤害。

我希望你仔细考虑的问题是：你愿意并准备好了做好承诺发展出期望的那些改变吗？

（4）治疗师现在通过寻求来访者对治疗过程的投入和承诺来进行引导。从这个简单的例子可以看到关于外部跟随和引导的几个要点。一、在大多数催眠中，来访者的意识是在5～10分钟内逐步指向内部历程的，此时对外部事件的更多评述是不必要的，常常会转移来访者的注意力。然而这会有一些例外，比如注意力指向内部（如闭上眼睛）的来访者，显现出身体不舒服或注意到外界噪音。二、引导必须循序渐进，通常会显得较冗长一点。事实上，稍多一点的跟随会在来访者身上引发较好的"反应潜力"。三、未来行为也可以被跟随。这种未来式跟随需要包含所有可能性，每一种都可能引向成功。例如原有的结构复现、放弃、不舒服等，都是治疗过程的一部分。

2. **诱导**。在催眠诱导开始时，外部的跟随和引导常常十分有用。这种跟随和引导在治疗师与来访者之间建立同步的节奏，它可以吸引来访者的注意，而平时注意力分散在各种外部现实上。这种和谐和吸引，可用来指引来访者体验对内部历程的探索（如产生催眠），如下所示：

注意   注意   注意

转移 → 集中（于催眠师） → 集中（于内部）

例如：

例子	注释
（1）好，你正在看着我，你在移动，试图找到一个舒服的姿势好让你开始进入催眠……这样做的时候，你会很容易注意到在你变化的意识中所发生的一切……	（1）跟随几个明显的行为（注视和移动）后，治疗师通过把转移界定为引向催眠，以此来进行引导。这些陈述可用来指导（引导）来访者进入有自我意识的一般状态。
（2）你可能会觉察到许多不同的东西……至于那是我的声音、外面的汽车声、录音机的响声，还是房间内的响动，那都不重要……	（2）现在跟随外部意识接收到的外界刺激。注意这些外界活动被说成各种可能性，因为治疗师不能确定来访者是否真的想到这些（再一次，告诉来访者他们正在意识到自己不是什么的话语，将会破坏双方的和谐）。同样要注意，对可能性的跟随其实是通过指引来访者意识到这些外界物体来暗暗地引导，如，来访者现在跟随治疗师的指令。
（3）重要的是，你开始认识到你可以逐渐专心于你的需求：照顾自己内心需要。	（3）前面的跟随式陈述现在用来转换（引导）至内部取向的意识。

（4）不论你是正坐在椅子上，还是在倾听我的声音，还是感到你自己越来越舒服，那都不重要……因为你的无意识会以各种方式体验到催眠的产生……

（4）在引导式陈述之后，治疗师又回到跟随。这验证了跟随/跟随/跟随/引导，跟随/跟随/跟随/引导的重要模式。比如，每当治疗师引导之后，他们立即回到跟随，并密切观察来访者的反应。如果来访者看起来听从了指令，他们便对新的状态进行跟随/跟随，跟随/带领。如果来访者仍然保持原有的状态，那就需要引入更多的跟随或不同的引导式陈述。

同样的，注意这些陈述再一次跟随可能的外部意识，并将任何外部意识都界定为发展适宜的，以此来进行引导。换句话说：不管一个人在做什么，都可以让他/她进入催眠。

（5）你可以睁着眼睛进入催眠，或闭上眼睛进入深层的催眠。我不知道对你个人来说哪种更好……

（5）这些描述用具体例子证明了跟随式陈述的常规有效的技巧。这是外显的跟随，也是暗暗的引导带领，它以界定具体（眼皮）动作（是导向催眠的行为）来进行引导。

（6）因为你的眼睛是睁开的，而后眨眼……睁开……再次眨眼……合上……睁开……然后很容易地一直合上……现在！！！……进入深度催眠。

（6）现在治疗师集中注意来访者眼皮的动作。跟随（例如当来访者眨眼后马上提到"在眨眼"）而后引导（例如在真的眨眼之前提到"在眨眼"，而后停顿直到来访者真的眨眼）。当用引人注目、富有意义而又有合适节奏（如：时间点）的方式呈现时，这种技术无疑十分奏效。

（7）这是多么美妙啊，随着你的每次呼吸，你都进入了更深一层的催眠……每次呼吸，呼吸得那么舒适……每次呼气，放弃那些固着于不必要的愿望的想法……

（7）当来访者闭上眼睛之后，用可观察到的呼吸模式来跟随和引导他进入催眠。此时，诱导通常慢慢从外部现实移开，因为外部现实可能已离开来访者的意识。

当然，并非所有的互动都像上述案例那么顺畅。有些来访者不愿或不能直接合作。然而我们会看到，同样的基本沟通方式，经过改良，便可成功地用于更有挑战性的案例。

3. "非催眠"的治疗互动。无论是否做正规的催眠，行为的跟随和引导在任何治疗互动中都可以很有效。例如，在夫妻咨询中一对年轻夫妇开始激烈争吵。由于双方谁都不能倾听对方，治疗师会试图帮他们活在"此时此地"而进行干预。他打断他们，通过向凯茜保证鲍勃将会即刻关注她的方式来对凯茜进行跟随，而后转向鲍勃说：

<table>
<tr><td align="center">记录摘要</td><td align="center">注释</td></tr>
<tr><td>（1）治疗师：来，停一会儿。鲍勃，你感觉怎么样？

鲍勃：她不理解我。

治疗师：你认为她不理解你。你想让她理解你吗？

鲍勃：当然了。

治疗师：好的。你愿意尝试一些可能让她理解你的东西吗？

鲍勃：嗯，我不知道……

治疗师：你不知道是否想让她理解你？</td><td>（1）治疗师第一步只是跟随鲍勃的言语陈述，而后将其与不明确的行动任务（"做些不同的事"）相连来做引导。鲍勃犹疑了一下，于是治疗师再次跟随，之后更强烈地与尝试新事物的愿望连接（既然X，那么Y）。</td></tr>
</table>

鲍勃：不是。我很想让她理解我。但是……

治疗师：（打断）好，你很想让她理解你。那你愿意尝试一些很简单也不痛苦的东西吗？

鲍勃：是的……

（2）治疗师：非常好。现在我要你做的是停一会儿，看着我……对……看我一会儿……很好……当你继续看着我的时候，我要你意识到一个事实：你呼吸得很少……我想要你呼吸得更深更舒适……很好……吸入呼出……吸入呼出……很容易注意到随着每次呼吸，你会感到更安全、更放松，更自在地吸入呼出……你感觉到了吗？吸入呼出……（鲍勃肯定地点头）……好，现在越来越多的舒适感让你可以做很多事情，因为以前看来很糟糕很费力的事，现在都变得更容易处理……我要你直接再看着你妻子……当你这样做……很好……当你这样做，我要你深呼吸和放松……凯茜，你也同样……鲍勃，当你那么舒适和放松地呼吸时，注意我将会要你告诉凯茜你内在的感受……

（2）现在直接用到了来访者的非言语行为。催眠师以眼神接触开始，跟随了一会儿，便以察觉呼吸和改变呼吸来引导，并将呼吸界定为可以引向内在的舒适。当鲍勃的内在状态被持续跟随了一阵子，便引导他回到外部与妻子的接触，不过现在的接触是用不同的方式。

（3）当你这样做的时候，刚开始你可能会觉得有一点难受……这是预料中的，但我们现在知道了，当你开始

（3）现在使用未来式跟随，将可能的困难界定为治疗过程的一部分。引导式沟通将压力架构为可以导向放

感到难受，你会发现那是你没有在呼吸……这个提示会帮你停下来，呼吸……最初我会帮你这样做……所以直接看着她，说你内在的感受……很好……

松呼吸的瞬间状态。为确保效果，治疗师在最初几次尝试中作为指导者来跟随。

4. 间接应用。上面这些例子涉及了较为直接的沟通。然而有时，治疗师需要说话拐弯抹角一点。例如用隐喻故事来引向或应用催眠状态。下述记录摘自一个间接指导的中间部分，展示了如何做间接应用（前30分钟用来吸引来访者的注意力，而后引向浅度催眠）。

<table>
<tr><th>例子</th><th>注释</th></tr>
<tr><td>（1）……这一天的大部分时间，巡航船上的乘客都在看着水面，听着波浪拍打声，感受船那来回摇摆、来回摇摆的节奏……慢慢进入更深的更深的疆界……</td><td>（1）这是对来访者的间接跟随，催眠指导中来访者作为参与者（"旅客"），听治疗师的声音（"波浪拍打"），这声音有节奏地来回摇摆。最后一句是进入更深催眠的间接引导。</td></tr>
<tr><td>（2）……呼吸的空气是如此清新……环境那么安全宁静……许多旅客，更舒服地坐在桌前，开始释放掉所有的担忧、紧张，只是越来越放松，意识到不用做任何事情，只要专心于一个需求：照顾自己的内心需要……</td><td>（2）本质上，这是个间接的建议，来访者的呼吸（跟随）会进入越来越放松的状态。</td></tr>
<tr><td>（3）……随着夜幕降临……（很好）……很慢但不可避免地来临……海面看不见了，尽管波浪拍打的声音仍可以听到……不再有阳光的炫目，躺椅上的旅客们开始享受凉爽、愉悦的夜晚……过一会儿，桌上的一盏灯</td><td>（3）来访者自发的闭眼被跟随为"夜幕降临"；而后这很和谐地与治疗师的声音连接（"波浪拍打"）。而后来访者在治疗师注视下的轻微的不舒服也被跟随（阳光炫目），并被用来引向更深的放松。最后，来访者</td></tr>
</table>

打开了，但很快又关掉……这样持续一会儿……

（4）……不久船长建议该进船了……旅客们慢慢在桌后低下头，被各种活动所吸引……这种吸引力偶尔会被轮船号角声意外打断……但船长继续说话，保证那号角声只是夜晚另一只船静静地经过所发出的声音……于是对内部活动的注意开始再次产生……

偶尔眨眼，这被跟随为一盏灯的打开、关上。

（4）治疗师（"船长"）用催眠建议（"进去"）来引导。来访者低头的动作被跟随，并用以引向进一步催眠（在桌后被吸引）。来访者显现出对隔壁房间的电话铃响受惊，这一点被跟随（轮船号角吹响）并用来（船长保证）导向更深的专注。

概括而言，这些不同的例子证明，对外部现实的言语跟随，可用来描述来访者的过去、现在、未来的行为。这类沟通的大体目标是吸引注意、认清当下体验，继而创造和谐氛围，使得治疗性探索可以进行。如果治疗师用放松而又意味深长的语气说话，上述目标可以用相对较短的时间达到。逐渐引入的引导式沟通可以是外显的（如："你既然坐在那张椅子上，你就能够很放松"），或更为隐含的，例如用特定框架描述所观察到的行为（例如：坐在椅子上的舒适感觉），或选择来访者某方面的行为来跟随。跟随或带领的陈述可以是直接的或间接的（如隐喻）；可以是概括的或具体的。无论对什么样的个案，治疗师都要以许可的和有吸引力的风格呈现这些陈述。

非言语的跟随和带领

治疗师也会用各种方式对来访者的变化中的行为做非言语跟随或引导。下面的图4.1反映了直接镜映的过程，不过治疗师调整了部分或全部动作，以便与来访者所表达的同等匹配。这可能包含以相同的速度呼吸、表现相同的身体姿势或面部表情，等等。直接的镜映可以全部（所有动作匹配）或部分（选择性地调整一两个动作）地进行。

图4.1的下面一栏阐明了更间接的交叉行为镜映过程，治疗师会反馈来访者的一些行为模式，但是以不同的频道反馈回去。比如每当来访者眨眼时，治疗师便轻微地点头；或每次来访者呼气时治疗师轻敲手指。交叉行为镜映较为复杂，所

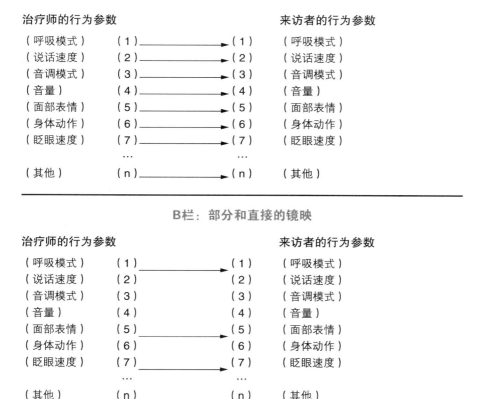

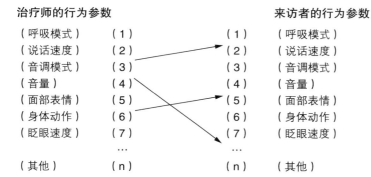

图4.1 用以跟随和引导的部分非言语通道列表，
举例包括直接和完全的、直接和部分的、间接和部分的镜映

以总是选择性地实施（也就是说，每次一到两个频道）。

像言语跟随一样，非言语跟随的主要目标也是产生和谐氛围。需要重申，艾瑞克森学派催眠师将自己的身体用做工具，调整和播放出与来访者同步的节律。大体而言，这种结盟对于治疗的成功是必需的。没有它，来访者会不愿或不能完全信任和合作。这很容易判断出来，"未结盟的"治疗师很难理解来访者变化中的体验，也很少做出有效的回应。一句话，非言语跟随使得治疗师和来访者都可以更有效地参与到催眠互动中。

非言语带领可以将所跟随的行为逐渐移向期望的状态。例如，治疗师可能先用较快、声音高、无节奏的说话方式（见第7章），让来访者的意识过程超载。要让激动的来访者平静下来时，治疗师会先以快而不呼吸的说话速度来跟随，而后用逐渐慢下来的方式带领。

如第7章所述，如果来访者很容易激惹，一般不建议使用超载技术。这不仅会使治疗师不舒服，也会进一步激怒来访者，有时甚至引起身体暴力。它更适用于使用间接（交叉行为）跟随。

作为诱导程序的一部分，当来访者眨眼速度逐渐加快时，他的身体姿势，尤其呼吸模式都可以被镜映。或者当语调和/或面部表情与情绪一致时，可以引出特定的情绪状态（如放松、悲伤、愤怒、喜悦）。

在这样舞蹈似的互动中，很难做到每个行为通路都被持续监测。重要的是对治疗师与来访者的不谐和音敏感，因为这时需要行为调整。这样的节奏不协调是很常见的，因为另一个人的反应难以精确预测。但那些能与来访者保持和谐的很敏锐的治疗师，可以通过各种感觉通路快速探测到不和谐音。例如，他或她会感到与来访者不合拍，体会到来访者在远离，或看到来访者以意外（比如紧张）的方式回应，或者听到来访者嗓音中的情绪变化。大部分的不和谐音很小，被看做指引行动调整所需的有益线索。

但有时，节奏调整仍然还不够。这通常发生在治疗师感到越来越困惑和难受，或察觉来访者渐渐"有阻抗"或不合作的时候。如前所述，这通常意味着治疗师的方法需要调整。要注意，具体的替代选择取决于特定情境，下面引用了三种通常需要调节的沟通变量。

1. **总体风格**。治疗师可能因使用技术时显得过于操控，或看上去内疚、歉疚而出局。这些表面上相反的反应在好几点上彼此相关。首先，两者的背后都存在着错误的假定，即跟随和引导的意图是为了控制他人。这个信念严重地威胁了治疗师和来访者的统整性，因此限制了治疗成功的机会。

其次，两种案例中治疗师都会意识到自己在尝试跟随或引导。这很容易导致变动、中断的节奏。例如，治疗师可能清楚地意识到试图想出一个"好的技术"，勉强尝试使用它，而后密切观察是否起作用。这样治疗师是在做某件事情，而非与来访者在一起，来访者会更多感觉像一个物体而非独立的个体。

来访者通常对以上这些十分敏感，将会一下子觉得迷惑，而要求治疗师做出解释。这时，灵活的治疗师会用停顿、放松与来访者重建连结来转换情境。不幸的是，僵化的治疗师此时会犯下否认或转移明显事实这样令人遗憾的错误。更糟的是，他/她是用一种紧张的自己意识到的方式犯了这些错误。无论用意如何，这会使得来访者难以完全信任治疗师。

这里的主要要点是，治疗师在使用跟随和引导技术时，需要放松而又专注。虽然治疗本身有时会要求间接迂回，但治疗师决不可对来访者说谎。治疗的意图绝不是欺骗来访者，而是要完全支持他/她。

观察日常人际互动中非言语跟随和引导的普遍应用，会加深对这种合作态度的赞赏。这样的例子很多：两个人走在街上，步伐一致；一对恋人坐在桌前，很和谐地相互模仿；欢呼的人群开始鼓掌，音乐的节拍加快直到欢呼声更大；两个舞者面对面，轮流地跟随、与之一致和引导对方的舞步。当然，以上情境的参与者，并不把他们正在做的事情叫做非言语跟随和引导，事实上，他们很少意识到他们正处在这样的过程中。但这些正是艾瑞克森学派治疗者们使用的准则和过程。不同的是，治疗师是出于特定目的（比如催眠）而有意识因而更专注更强烈地加以应用。治疗师意识到非言语跟随和引导完全是自然而然的，便会用得更有效。没有了要做一些完全崭新的事情这种错误信念的束缚，治疗师便可以自在地沉浸于已经有效的对非言语过程的温和引导。

2. **直接程度**。治疗师有时会过于直接。比如说，一些尝试做得太明显，比如镜映身体姿势、模仿音质、导入催眠。意识到这些的来访者将会特别警醒，这一点可从进行中行为的节奏打断（呼吸、身体姿态、音调、注视）得到证实。

治疗师只要跟来访者保持合拍，通常可以不费力地应付这些。需要重申的是，只有当治疗师对来访者的警醒表现得心烦时，来访者才会真的生气或烦躁。因此，治疗师应当先检查自己，如果需要的话对自己的呼吸、身体姿态、注视等进行调整。

如果来访者已经完全清醒，或者对某些技术感到烦乱，这时需要直接表明意图。例如，治疗师可能使用下列开头之一：

（a）你想了解我的目的吗？我想帮你进入催眠……你觉得你有多大程度愿意这样做？……好，你觉得你有多大程度愿意帮助我？好，现在……

（b）我为什么这样做呢？因为我想了解你。有时这对我比较困难……因为我不确知你需要什么，我很想发现你的需要。我尝试了解另一个人的心理现实的方式之一，是找到对我们两个都舒服的连接。

大部分情况下，只要治疗师保持真诚和非防御状态，这些简明的话就足够了。有时这些话最好用幽默的口吻来说，这会帮助来访者放松；还有些时候适用柔和但严肃的语气。关键在于，在非言语沟通中承认和完全尊重来访者是独立的个体。做到这一点，意料之外的困难也会变得可资借用。

由于催眠工作常常要绕过意识层，合适的应用方式是不太明显地进行非言语跟随和引导。这意味着治疗师先是减少使用，过一会儿之后，又用一种更间接的方式（例如交叉行为镜映）来跟随和引导。

也有些时候，治疗师更直接地应用可能较为有效。一个常见的例子是，指导的最初治疗师使用了完全镜映（图4.1A栏），许多来访者的反应是意识更警醒。虽然有一部分会尝试从治疗师的坚定镜映中转移，但多数会变得注意力集中。这会导致下一步的不确定：来访者可能"退却"而有点神情恍惚，或更注意治疗师。任何一种情况都很容易直接引导来访者进入催眠（见第7章）。

再说一遍，只有在尊重和信任的氛围下，这种技术才会成功。治疗师不可试图驱使或强迫来访者做什么，他/她只是与来访者的行为一致，而后弱化主导来访者的意识层，令变化得以产生和展开。

最后，治疗师可以有时非常迂回。跟随和引导模糊到来访者意识层和无意识层都察觉不到的程度。比如说，如果治疗师的跟随完全是每当来访者呼吸六次就敲敲脚之类，他可能不太会被注意到，因为这个小模式跟许多其他方法相比太微不足道了。大体来说，治疗师要确认（1）来访者注意力集中。（2）非言语技术与来访者一些主要的（不一定是意识层的）行为节奏同步。

3. 不充分的跟随和不适合的带领。在大多数应用实践中，非言语的跟随和引导可以向期望状态（如催眠状态）产生渐进的、有节奏的、非线性的进展。需要重申的是，引导式沟通应当（1）在跟随之后，并点缀着足够的跟随。（2）与来访者的当前体验、价值观、信念、能力等等相符合。换句话说，治疗师不可以让来访者做他/她没有准备好或不愿意做的事情。比如来访者还没有准备好进入催眠状态，治疗师可能要稍微等待。或许来访者觉得很难放松，于是治疗师做非言语的引导，先导向更紧张，最终引向放松。简而言之，治疗师根据来访者体验的现实，对非言语跟随和引导的步调和行动目标进行调整。

一些澄清

我们概述了如何以言语和非言语沟通来跟随和引导外部意识。在做结论前，需要先澄清几个要点。

1. 言语和非言语的带领与引导通常同时使用。常见的一种应用是，说话的同时用一致的非言语沟通做补充。比如，治疗师口头描述放松的渐进历程，同时放松非言语表达；或者述说特定情绪（如喜悦）的产生，同时使用该情绪的音调和表情；再如想让来访者抬起手时，用提高的语调建议"抬起来"并与来访者的呼吸同步。这种用多行为通路来达到某个状态的过程，如果做得很自然（不太夸张），会非常有效。

言语和非言语沟通也可联合使用，来做迂回的跟随和引导。例如，治疗师可以一边用相应的口头讨论引开来访者的意识，同时从非言语通路接近来访者的无意识。我们将看到，这对于催眠沟通是常用并非常有效的策略。

2. 至今为止所描述的这种渐进、许可、适应性的行动跟随和引导，并非总是适宜的。比如，第7章会详细介绍，有时故意打断来访者的节奏或挑战他/她的立场会更为有效。这些"震惊"或"混乱"技术，打破了来访者的意识进程，于是可以产生替代的更有滋养性的存在方式。这种技术之所以成功，是因为它们仍是跟随和引导，但是处在更高的层次上，也就是说它们支持了来访者发展出生活中更多选择的渴望。

3. 只有在很高明且连贯地使用时，这些技术才会很有效。催眠治疗师使用技术以达成治疗目标。就像我们一再强调的，他/她必须具备灵活性和适应性来做到这些。但这并不是说治疗师所做的全部就是跟随来访者的方向。事实上，有效的治疗师会用系统方法（如通向催眠或治疗改变）来调整行为。不幸的是，很多治疗师尤其是初学者，有时会忘记这些，而在心理过程的迷宫里无助地追赶来访者。这很容易理解：艾瑞克森学派的治疗师是用弹性的方式工作，从来没有真正地确知过程将如何导向期望的状态。结果你有时会沮丧地发现，来访者在带着你不停地兜圈子。

治疗师可以从挫折感、困惑感或来访者在主导/控制互动过程来意识到这一点。此时，"重组"（regroup）是个很聪明的办法：花一点时间进行内部取向并"聚焦"。一旦放松下来，你可以问问自己："这个人在一遍又一遍地做什么？（也就是说，来访者固着的那个不变的模式是什么？）我如何加入他并欣赏这些模式，因为它们会引领我们到达期望的状态？"一旦产生对来访者的模式的欣赏，那就再朝向来访者重新开始。

有一点很重要，治疗师意识到在来访者的过程中"迷失"时，不可过度烦乱（如羞愧、愤怒、迷惑），因为这只会让自己在困局里陷得更深。接受它就可以将其看做正常出现、很容易转化的东西。事实上，这经常会很有益，可用来向来访者示范如何有效应对和转化失败与迷惑。在任何情况下，它都教导治疗师，使用行动的跟随和引导的使用应是许可而又直接的、有弹性而又系统的。如果没有有意识地应用，整个过程会限制而不是拓展治疗师的选择和效能。如果有意识的使用，它们会成为创造无数满意体验的了不起的工具。

4. 有效使用的内容永远在变化中。跟随和引导是关系准则，它们是与变化中的模式合作的规则。此外，一个技术是否构成跟随和引导，完全要看来访者的反应，技术不能从关系中抽离出来单独界定。用埃利奥特（T. S. Eliot, 1963）的话说，治疗师于是以"暗示和猜测，暗示继之以许多猜测"继续下去（p. 213）。来访者更深地体验到被吸引，标志着技术的成功。由于来访者的体验是变化的，技术必须重新调整。在某一个时刻有效的跟随，通常很快会变得不再适宜。治疗师必须随着来访者变动的体验调整沟通方式。治疗师持续注意来访者以了解该做什么，也就是说，来访者的模式是治疗师的沟通背景。这再一次显示了人际式催眠的需要。

推测和利用内部历程

由于艾瑞克森学派的策略是基于进行中的过程的，治疗师必须准确评估来访者的实际体验，尤其是（a）催眠水平，（b）大致的情绪状态，（c）干扰催眠体验的任何意识过程。本节将探讨如何通过观察细微身体线索来做到这些。

细微身体线索

需要重申，细微身体线索是微小的，通常很难注意到，在个体的进行性行为中变动着。它们是意念动力过程（ideodynamic process）的产物，意念动力过程自动地将意念转化为动态的表达。因此，当我想到一件快乐的事情时，我看上去有点高兴了；当我再次记起焦虑的体验时，我的呼吸又变得急促，瞳孔又开始放大。意念动力反应在催眠状态下通常很强烈。

表4.1列举了一些催眠工作中非常重要的细微身体线索。为了体会它们的价值，我们可以在夏洛克·福尔摩斯的华彩世界中暂时沉浸一下。在下一页——侦探的"演绎科学"的精彩实例——福尔摩斯与华生医生已经在他们的伦敦寓所里花了一整个下午懒洋洋地读报纸。福尔摩斯声称他在"阅读"华生医生一连串的思想而打断了华生的白日梦。这里我们摘录了华生那难以置信的反应（Doyle, 1905）：

　　"你是说你从我的外貌读出了我的想法？"

　　"你的外貌特征，尤其你的眼睛。可能你自己都想不起来你的空想是怎

表4.1 一些重要的细微身体线索列表

身体语言线索	副语言线索	语言线索
1. 眼睛（如：目光接触/回避、眨眼速度、眼皮悸动、瞳孔扩大、解读线索、注视/跟随移动、流泪/跟随、"紧紧地/温和地"凝视"、眼肌抽动、睁大/半闭）	1. 音调（如：刺耳的/柔和的、有鼻音的/有共鸣的、单调的/兴奋的、高的/低的、哀怨的、尖利的/愉快的、"嘶哑的/哽咽的"）	1. 谓语（如：视觉的、听觉的、动觉的、总体的、不明确的）
2. 脸颊（如：变平、抽动、下颌绷紧、脸红、苍白、两边脸对称/不对称）	2. 语速（如：犹豫、停顿、加快/慢下来、快/慢）	2. 器官语言（如："别再压着我"、"你是刻骨之痛"、"那让我反胃"）
3. 嘴唇（如：颜色变化、大小变化、紧闭的唇、轻笑）	3. 语调模式（如：单调的/变化的、有节奏的/无节奏的、规则的/不规则的、上升的/向下的）	3. 概念比喻（如："生活是一场战争"、"时间就是金钱"）
4. 前额（如：紧张/放松、皱眉、蹙额、眉毛上扬）	4. 音量（如：响亮柔和、增大减小）	
5. 脖子（如：绷紧、脉动明显、吞咽）		
6. 头部动作（如："竖起耳朵"、轻微生理性点头或摇晃、明显的有意点头或摇摇晃晃、催眠中低头至胸前、后仰/前倾）		
7. 肩膀（如：紧张/放松、隆起、抬起）		
8. 手（如：交迭、握紧/放松、抽动－尤其在抬手的程序里、静止/活动、神经质地拨弄）		
9. 总体肌肉（如：紧张/放松）		
10. 身体姿势（如：前倾/后靠、面向/转开、手臂交迭、躺着、笔直、拉伸）		
11. 呼吸模式（如：规则/不规则、腹式呼吸/胸式呼吸、快/慢、中断、急促、"吸息"）		
12. 下身（如：脚拍打、腿交叉）		

么开始的。"

"是的，我想不起来。"

"那我来告诉你。在你放下报纸之后，就是这个动作让我注意到你，然后神情茫然地坐了半分钟。接着你的眼睛盯着你新装裱好的伦敦全貌的图。我从你脸部的变化上看出来一大堆想法开始了。但没有持续很久。你的眼睛又转向了你的那些书上端还没有画框的Henry Ward Beecher[①]的肖像。而后你瞟了一眼墙，当然用意很明显。你在想那幅肖像如果装上画框，挂在那里，会跟那边的Gordon的画很相称。"

"你读我读得太精彩了！"我惊叫道。

"到此为止我差一点误入歧途。但这时你的想法转向了Beecher，你死盯着他好像在研究他的外貌特征。你的眼睛不再形成褶皱，但是你继续看过去，脸上若有所思。你在回想Beecher的职业生涯的变故。我很清楚你不可能没有想到他在国内战争时承诺维护北方利益的使命，因为我记得你说起我们的人民认为他很狂暴时的强烈义愤的表情。你的感受那么强烈，我知道你不可能在想起Beecher时不想到那些。过了一会儿我看到你的目光从画上移开，我猜想你的思绪转入了内战，当我观察你的嘴唇时，你的眼睛在发光，你的手用力拧着，我敢肯定你想到了那场绝望的战争中双方都表现出来的勇敢。可是，你的脸显得更悲伤，你在摇头。你在凝思生命的悲哀、可怕和无用的虚掷。你的手悄悄探向你的旧伤口，你的嘴唇在颤动，这告诉我你一定觉得这种解决国际问题的方法很荒谬。此刻我赞同你，它确实很荒谬，而且我还会很高兴地发现我所有的推断都是正确的。"

"绝对正确！"我说道，"虽然你已经解释了，我还是要承认我跟之前一样震惊。"

"亲爱的华生，我向你保证，那很浅显。要不是你那天很怀疑，我不会说这些。现在晚间的微风起了。你觉得在伦敦漫游一番怎么样？"

（ pp. 423-424 ）

---

① 亨利·沃德·比彻（1813-1887），美国基督教公理会自由派牧师、废奴运动领袖。——编者注

我们确信催眠师并不需要像夏洛克.福尔摩斯这样超级深刻和敏锐才会有效能。不过看看上文提到的几个观察点还是聪明之举。

最重要的是，读出细微身体线索要求密切观察。这里我们又一次发现了外部取向的状态。尤其是，治疗师以放松、无评判但又有目的的方式来关注来访者，而后寻找微小但能提供信息的变化——"差异造成不同"（Bateson, 1972, p. 272）。例如，治疗师可能会注意到，在引入特定主题之前，来访者表现出呼吸受阻，或肌肉更为紧张，或眼睛瞳孔放大等等。

许多人一开始会在捕捉细微身体线索上有困难。这部分缘于文化训练。小孩直盯着陌生人会被家长不断训斥不可以这样看人；在多数情境下，完全注意另一个人，会引起那个人的紧张甚至敌意。于是我们学到了避免用密切、强烈、持续的方式看另一个人。

治疗师需要重新回到这个选择。他们可能从一些简单的观察练习开始做。一个相当简单的练习是对他人行为仅仅观察一到两个线索（见表4.1）。在社交情境中当你不太活跃时就可以这样练习，从而可以将所有注意投注到线索上。例如，在聚会或咖啡店中可以谨慎地观察近处的变化。

大体来说，放松的外部取向状态可以增强观察力。这时，意识过程（如内部对话）最好放到一边。有时候很难做到这一点，尤其是当你担心自己是不是真的能够探察到细微身体线索，或者你真的看到了细微身体线索你该做什么的时候。这种对失败的害怕会不可避免地导致自证预言，因为它使得你无法完全注意细微身体线索。要减少这种担忧，可以做如第3章所描述的注意力训练练习。

当觉察细微身体线索的能力提高，观察的范围便可以扩大。特别是，可以开始觉察这些线索的形成模式。为了有效地做到这一点，先产生外部取向的催眠，然后眼睛注视被观察者前面一英尺处[①]。如前所述，这样可以全面观察那个人的行为。你可能会观察到他的手随着说话速度有节奏地动；脸红伴随着脖子绷紧、呼吸不畅；微笑而又拳头握紧。当你不急于立即做解释时，观察这样的模式会容

---

① 最适宜的观察点是观察者和被观察者之间距离的函数。例如，如果距离是十英尺，观察点应在被观察者前面一英尺多。如果距离是一英尺，观察点当然近得多。——作者注

易得多！刚开始简单的描述是最适宜的，之后会逐渐发展出准确的解释。要精练长期静止的观察力需要花费很多时间，所以在训练过程中要有耐心。

细微身体线索一旦被观察到，就可以对其进行解释。敏锐的实践者可以变得非常善于从细微身体线索中推测内部体验。有些推测很直接，比如普通的情绪状态（如快乐）出现时。正如埃克曼（Ekman, 1972, 1980）所说，特定的脸部表情——如"快乐的笑容"——在所有的文化中表明同样的情绪。

然而，最终的含义取决于背景情境。某个细微身体线索在这个人身上代表一个意思，在另一个人身上可能代表别的意思。如果忘记了这个关键点，就会做出错误结论。有意思的是，这有时更容易发生在富有经验的人而不是新手身上，因为前者有时对他们的能力更"自大"。

几年前我带领一个专业训练团体时，就发生过这类有趣的例子。那天晚上的主题是细微身体线索，我请一个志愿者上来，以便示范各个要点。我要他闭上眼睛，"进入内在"，回想一个快乐的经历。在他这样做的时候，我解释了他显现出的各种细微身体线索，如呼吸加深、脸红、脸颊肌肉放松。我特别注意到他的嘴唇明显胀大、变红。因为知道他正在恋爱中，我根据过去的经验，推测他想起了与恋人的相遇。于是，我指引他回到房间，在矜持地提问前故意停顿，"你愿不愿意说说那个吻在真实情况里到底有多棒？"他探询地看着我说："吻？什么吻？我在和一些朋友一起吃热的辣香肠匹萨。太烫了，烫了我的嘴，但那真的很好吃！"那堂课上感受到的懊恼实在是很不错的教训。

所以，依靠其他信息来源的做法是很聪明的。关于福尔摩斯的那一段证明：解释是一种有利的帮助，它可以成为即刻的背景框图。福尔摩斯的每一个推断都是从前面的解释而来，他是根据先前华生盯着图画看，来解释之后华生凝视墙壁的用意。另一在推论中有帮助的是治疗师对来访者经历的了解。这也在福尔摩斯那一段中得到证明，他用上了他了解到的华生跟Beecher与国内战争事件的情感连结。

即便是对推论最有帮助的信息，也会有时引你误入歧途。因此，充分相信你自由生成假设的能力的同时，在跟来访者确认之前你应该一直质疑这些假设的正确性。可以通过多种方式来做到这一点，取决于个体体验的哪一面被用到，出于什么目的用到。本节的剩余部分将探讨催眠工作的三个核心层面：（1）催眠水平，（2）情绪状态，和（3）认知策略。

催眠的行为标识

由于被催眠的人通常不会动来动去或说话太多，所以最好通过观察细微身体线索来监测其催眠水平。表4.2列出了表明催眠的最常见的身体线索。尽管处于内在取向催眠状态的人通常会展现出其中的大部分线索，但仍有很大的个体差异。可能某个被催眠者看上去非常放松，另一个人却像是"不动了"和停住的状态。不过特定的人将会在催眠过程中展现出细微身体线索的相似模式。因而治疗师要学会识别特定来访者的催眠水平并不困难。此外，治疗师无需专门依靠细微身体线索。其他的催眠评估技术还包括意念运动信号和催眠后讨论。

这些细微身体线索也可用于另一同样重要的任务：识别个体何时从催眠状态中出来。例如，有些动作的再现通常表明催眠程度减轻，如吞咽、睁眼、自发地

表4.2 催眠的一些常见行为标识

1. 假如睁着眼：眨眼反射减少或消失；眼皮跳动

   眼睛凝视；
   瞳孔扩大；
   眼睛追踪外物减少；
   自发闭眼

2. 没有身体动作

3. 言语抑制

4. 肌肉放松

5. 呼吸变化：变成腹式呼吸；
   更慢更有节律

6. 脉搏减慢

7. 心跳减慢

8. 脸部肌肉（尤其是脸颊）平滑（变平）

9. 定向反应（如朝向屋里的噪音）减少或消失

10. 面色变化（更亮－表明进入更加游离的状态——或是更红——说明更深的肌体放松）

11. 反应时延长（如在说话或移动过程中）

12. 自发的意念运动行为（如：手指颤动、手部抬起、眼皮跳动）

讲话、身体运动、皱眉、定向反应等。治疗师对此无需惊慌或失望，但应该承认和利用它。例如，此时由于来访者不再处于深度催眠，最好停止深度催眠的工作，而转向诱导技术。这在第5章和第6章有详尽阐述。

来访者的情绪体验

治疗师也要监测来访者的情绪状态（紧张、放松、悲伤等），尤其是情绪的强度[①]。这在催眠过程中特别重要，因为催眠的许多工作都需要评估和使用情绪状态。在催眠过程中这一点尤其重要，因为大多数催眠过程都涉及对情绪状态的接近和利用。了解情绪状态并不需要总是知道准确细节：一般来说，识别那种情绪状态是不愉快、愉快还是中性，就够了。不愉快的情绪有这样一些迹象：呼吸中断、脸红、肌肉紧张、流泪、脸的左右两边不对称等等。愉快的情绪则常常伴随着呼吸越来越放松和平稳、轻叹、微笑、"看上去很满足"、左右脸对称、脸肌平缓等等。

这些细微身体线索通常表明来访者对特定主题的情绪反应。例如，当提到来访者的妻子时他很紧张，这说明他们关系有冲突；另一来访者可能在描述到背包旅行时很平静，这显示出愉悦感的来源。治疗师可以以多种方式来使用这些信息。他/她是想让来访者继续（加强）这种情绪还是中断（出离），要看当时的情境。可以简述三种可能性来阐明这一点：

1. "夜钓"（fishing in the dark）技术。这是对艾瑞克森和罗森（Erickson & Rosen, 1954）所报告的同名技术的修订版。1954版的技术，是在治疗师不清楚来访者的无意识冲突时，催促来访者"去感受它，去感受它！"直到来访者接近特定冲突，于是可对这一冲突进行治疗性应用。这种技术很像"20个问题"的游戏。治疗师先提起一系列普通的话题，再根据来访者的细微身体线索缩小主题范围，以接近来访者的特定状态。这也包括产生愉悦体验以便导入催眠，下面是一个例子：

[①] 关于这一点，埃克曼（Ekman, 1965, 1980）在他的研究基础上提出，人的头部-面部区域传达关于情感类别的信息（高兴、悲伤等），而身体线索更能反映该情感的强度。——作者注

例子	注释
当你坐在这里，了解到催眠是很享受很自然的体验，跟你之前的体验都不同的时候，这是多么美妙啊……所以你的无意识可以利用你的愉快记忆来产生催眠……我不知道你的无意识会选择哪一个记忆……选择哪个并不重要……无论你想起跟朋友的愉快野餐……（停顿）……或者在懒散的空想中深深迷失的体验……（停顿）……或者愉快地沿着乡间小路开车的记忆……（停顿）……或者与人相爱的美妙感受……（停顿）……好……你继续发展哪一个，并不重要，因为在催眠中你会学到用很多种方式来欣赏你自己……	这里治疗师以一般化的跟随（外部行为）和引导（内部意识）式陈述开始。这个一般化的评论随后与常规的愉快体验相比较（如，连接）。这不仅将催眠放到很自然的框架里，同时也尝试引发催眠。在提到每一种可能性之后，催眠师停顿一会并期待地看着来访者（3～5秒钟）之后，便开始鼓励来访者接近他的体验。必须强调一下，只有来访者的注意力完全集中时，这个过程才有作用。在这个例子里，来访者对最初几个主题很少有反应，但提到恋爱时脸红、眼睛发光、微笑、肌肉放松等。因此，治疗师继续说催眠是一种人可以真正欣赏自己的过程。这样一来，来访者对恋爱的积极联想被用来产生催眠。当然，这并不见得适用另一个来访者。此时需要考虑到来访者的世界模型。

同样的简单策略也可用于另一项重要的催眠治疗工作：接近来访者分离的体验：

例子	注释
有一个你已经长时间进行回避的体验……试图不要去想它……但它给你造成了很多困扰……这个体验是什么并不重要，无论是你与妻子的关系……（意味深长的停顿）……你与	这里治疗师的开头仍然很概括化；但他说得很真诚和明确。当然，事实上每个人都会回避某些体验；因而一般来访者接近某个特定体验没有太大问题。在这个案例中，当提到来访者的

孩子的关系……（意味深长的停顿）……或者你的工作……（意味深长的停顿）……重要的是你的无意识有接近、探索和转化这个体验的能力……对……所以当你呼吸时，你可以感受这个体验……

工作时，他显现出肌肉抽动、呼吸局促。于是催眠师在这个主题上继续，而来访者变得更紧张。他的紧张被用来导入催眠，以便对他的问题做治疗性探索。后来发现，他拼命地想辞掉一份他觉得非常不满意的工作。

这个从一般到特殊的过程建立了很出色的策略：以来访者的主要体验作为治疗性探索的基础。治疗师提到种种可能性，来访者的非言语行为显示出这些可能性说得是否正确。我经常看到艾瑞克森使用这个策略的深奥版本。有趣的是，有些人会因为他在锁定他们的关键生命体验时明显准确得令人惊异，而声称他有"灵性"。更有可能的是，艾瑞克森练习他的卓越能力来（1）说出一些概括化的东西，但听起来具体而特殊，（2）密切观察细微身体线索。稍后在第6章我们将再次讨论这个"夜钓"技术。

2. 混乱技术。个体的意识过程常常干扰催眠或治疗性改变的产生。因此，艾瑞克森学派常常用混乱技术来弱化意识过程。在第7章我们将详细探讨这些混乱技术都有着类似的系列步骤，每一步都仅在观察到特定的细微身体线索后才开始使用。尤其是，一旦来访者看上去放松而感到安全，第一步——跟随意识过程——便结束了。第二步——以打断或信息超载来扰乱意识进程——当来访者看上去开始困惑迷惑时便完成了。下一步是增大混乱——增强不确定的状态，当来访者看上去完全不知所措时便完成了。最后一步——应用混乱，涉及到旨在通过提供替代选择来降低不确定的不愉快状态的沟通。

简而言之，这种策略以一系列有目的的沟通来扩大一种愉快的（第一步和最后一步）或不愉快的（中间两步）情绪状态。因而，治疗师每一步的沟通都是基于对来访者细微身体线索的观察。当一个特定的沟通情境或进程引出了所需的情绪反应，便继续下去，否则便尝试不同的沟通。

3. 催眠治疗程序。为了有效地执行催眠治疗过程，治疗师密切观察和适应显示来访者情绪的细微身体线索。在第一步评估问题状态中，催眠式沟通选择性地跟随和引导（放大）前述反映不愉快情绪状态的细微身体线索。这一步直到来访者沉浸在与问题状态有关的难以接受的体验，便完成了。第二步——引导来访者的无意识去转化体验——转向了鼓励和增强愉悦情绪状态的沟通方式。非常重要的是，这一步只有在来访者的细微身体线索显示出发生了整合（如：深深叹息，左右脸对称，肌肉放松）时，才算完成。

即使是在只需要区分愉快和不愉快两种反应的最简单的案例里，识别出和解释情绪线索这一重要任务也并不容易完成。线索有时很细微，训练有素的观察者要看到它也有困难。例如，一位来访者表现出深度紧张的少数线索之一是颈动脉脉搏加快。而有些时候，线索也会很独特。例如，一位很害羞的来访者在催眠过程中一直保持非常安静，每当她有点退缩，她的左手会无意识地轻微抽搐。还有些时候，线索很不明确。例如，某位来访者的快速带吞咽的呼吸标志着失控感，要求治疗的安全保障。对另一个来访者来说，同样的信号标志着整合历程的开始，这时几乎不需要催眠引导。

因此艾瑞克森学派治疗师学习每个特定来访者的特殊模式。一旦发展出密切观察与弹性适应的能力，识别关键模式可以用不同方式有效实现。例如，有一种简单的方式可以检验有关某些细微身体线索可能含义的假设——用有计划的催眠沟通对来访者可能的内部体验做跟随和继续深化。好比说，如果来访者在提到家庭生活的快乐时有愉快反应，便可以对这个主题做更精细的描述。若他/她的状态还是很和谐甚至看上去更快乐了，那就支持了之前对其情绪状态的直觉。如果他/她没有反应或者有反对的迹象，那之前的直觉看来不准，需要重新对来访者的过程做模糊跟随（但要注意，进入催眠的人对建议的反应是滞后的。因而治疗师在做出结论来访者没有反应之前，应当等一会儿）。在任何情况中，所得的结论都可以在催眠后的调查中进一步验证。

但治疗师有时会觉得等不了那么久。比如许多治疗师，在不清楚来访者同时出现的几种强烈情绪体验是什么的时候，会感到焦虑。虽然这些信息并不需要了解清楚，它们甚至会转移治疗师的注意，但它们有时是有用的。在这些时候，可以要求来访者简单描述（不是评估或解释）其体验。如果来访者仍在催眠中，并与治疗师关系良好，可以迅速进入催眠治疗程序中的情绪体验利用阶段。否则，来访者将会脱离催眠状态和正在讨论的催眠体验，而在这之后本来可以使用其他的催眠治疗程序。

利用表征系统

人们一般不会有意识地在某一时刻完全投入他们的体验。事实上，他们会选择意识"表征"的某些方面。例如，你可能用你的视觉系统来读这些话。但当我提到这一点时，你可能又转向了外界的几种声音。或者你可能注意到渐渐出现的放松感，或开始徘徊于内部对话。当沉浸于任何一项体验时，你将倾向定向于更多地使用某一种通路（视觉、听觉、运动觉）。

布兰德勒和格里德（Grinder & Bandler, 1975）称这些意识模式过程为"表征系统"。他们说大部分人会有一个高度发展或高度偏好的表征系统。也就是说，有些人主要用视觉图像来思考，有些人主要用听觉心像（如内部对话），还有些人喜欢使用运动觉的心像（如感受）[①]。现在看来，人们在给定的情境下可以应用任何一个表征系统（参见如Richardson, 1969）。另外，在一些产生综合体验（如催眠）的状态中，这些系统的功能整合为一。但意识策略可以识别（分离）表征系统，这样人会变得聚焦（认定）于一个通路，同时其他通路退到周边（搁浅或进入无意识）意识。如果个体灵活性较强，可以随着环境许可转换主控通路的话，这种区分不会有问题。阿尔伯特·爱因斯坦在写给雅克·阿达马（Jacques Hadamard，法国数学家，最有名的是素数定理证明）（报告于Ghiselin[1955]）的一封信中记录了这一过程：

> 无论写下来还是说出来的言词字句，在我的思考机制中看来没什么影响。作为思想中元素的物质实体，是特定的符号或多多少少比较清楚的意象，它们可以"自愿地"再生和混合……在我看来，上述元素是视觉和一些肌体感觉类型。传统的字句和其他符号只有在第二阶段，即上述联想规则已经完全建立并可以随意出现时，才不得不进行费力的寻找。（p. 43）

对某个通路的长期（即不变的）偏好会压制创造性反应，因为成功生活需要平衡应用所有表征系统。因此，学者不但会过于依赖听觉表征忽略其他系统，从而在人际交往情境（如情感交流）中遭遇困难，连他/她的专业工作也会因此受损。习惯性偏好使用单一的表征系统，在心理治疗的来访者身上尤其明显，事实

---

① 这不仅仅是新颖的假设，它在过去一个多世纪中被多位心理学家提出。Richardson（1969）对此具有历史性的综述。——作者注

上我认为这有时就是造成他们问题的一个主要局限。

可能最重要的是，这种灵活性的缺乏，会使人在与应用不同的表征系统的人之间进行交流时非常困难。因此，治疗师必须使用个体当前主要应用的表征系统，来与其意识层发展和谐关系。这就要求治疗师发展他所有的表征系统，以及发展识别和适应他人主要表征系统的能力。

1. **谓语**（predicates）。格里德和布兰德勒（Grinder & Bandler, 1975）提出，可以从人们主要使用的谓语（动词、副词、形容词）种类来揭示其基本表征系统。尤其是，视觉型个体经常用"视觉的"谓语（比如："看"、"注视"、"闪现"）；听觉型个体会更多地用"听觉的"谓语（如："说出来"、"听起来不错"、"听着像真的"）；运动觉型个体更多使用"感受的"谓语（如"抓住"、"沉重"、"减轻"）。格里德和布兰德勒进一步提议可以采用同类谓语来有效跟随个体的意识进程。下面的例子阐明了对视觉型个体怎么来做到这一点：

治疗师：这里你有哪些兴趣？

来访者：呵，你看，我猜我必须得让一些事物变得更清楚。但这很难做到。所有的东西对我来说都有点模糊。我就是没法聚焦到那些看起来是我体验中真正的盲点的东西上去。

治疗师：好的，让我看看我是不是对所发生的一切比较清楚。我从你那儿得到的景象是，你想给体验中的一些黑暗领域引入一点光线，好让事情变得明亮和清楚一点。

来访者：没错。你确实看到了我在说什么。这和我上次找的治疗师完全不同。我都没法和他有效沟通。他对我发生什么视而不见。他不停谈论的内容，就是我需要表达自己有关事物感受的那部分。我真的不知道他在说些什么。

治疗师：我想我能看到你所说的。好，现在清楚了，我们来聚焦一些我认为很重要的东西。我想第一件事，是形成有关看待你生活中的不清楚问题的一般性参考框架。

同样的跟随技术也可用于其他的表征系统。不过事情不会总是这么简单干脆。比如有时谓语会很模糊（如：清楚可能是听觉的或视觉的）或概括化（如：意识、体验、知晓）。在这种情况下，治疗师需要通过询问来进行澄清，比如："你怎么会意识到这一点？你是否在内部感觉到它、看到它，还是在谈论它？"而其他时候，人们说话的方式便混杂了不同类型的谓语。例如：

> 每当我跟自己宣告这个问题，我总想抓住那个在眼前对我虎视眈眈的现实，但马上事情就变得模糊，我就觉得心往下沉。

治疗师可能这样跟随这个模式：

> 所以当你跟自己说要跟它接触时，你就会因为它不清楚而觉得沉重。

如果这太难，治疗师可以说得模糊一点：

> 所以当你想探究这个问题时，你就发现这对你太难了。

除了这些简单的例子之外，表征系统的谓语还可以多种其他方式使用[①]。例如格里德和布兰德勒（Grinder & Bandler, 1975）探讨了如何用跟随和引导技术来发展个体不同的表征系统。具体说来，先只用个体最基本的表征系统，指导他想象一个景象（如：坐在海滩上），再把他们的其他表征系统包含进来，从第二表征系统开始，再到最弱的那个。

好比说，有人是听觉型为主，运动觉也可以发展得很好，但在视觉化上很弱。治疗师可能会先要求他/她聆听坐在海滩上周围的声音（如：海浪拍岸的涛声、海鸥的叫声、孩子们的笑声）。这些一旦成功完成之后，可以增加运动觉的想象（如：炎热的阳光照在你背上和脸上、触到脚趾间的沙子、凉爽的微风从脸上吹过）。如果个体实现这些引导式暗示有困难，便重新回到听觉（即：回到跟

---

① Bandler/Grinder团体的其他成员明确讨论过这些应用。例如，Grinder和Bandler（1975）提出了磨练探察谓语技能的各种练习；Bandler和Grinder（1975）讨论了它的一般治疗应用；Bandler, Grinder和Satir（1976）将它用于夫妻治疗；Gordon（1978）把它用于治疗性隐喻；Dilts, Grinder, Bandler, Delozier和Cameron-Bandler（1979）将它合并到神经语言程式学（NLP）的体系中。——作者注

随）；如果成功实现，则可以进一步引导到嗅觉意象（如：海水的味道、新鲜的海边空气）。几分钟后治疗师再次询问个体他/她能否产生这些意象。如果不行，先回到其他表征系统再跟随一会儿；如果可以的话，这时可以引入视觉表征（如："当你听到声音，感觉到这些愉快的感受，想象一下波浪看起来怎么样……可能一开始图像很难出现……但随着每次呼吸，你听到的每个声音，画面会变得更加清楚、更加明显……"）。以这种"进两步退一步"的风格，继续跟随和引导来访者的反应，治疗师可以逐步帮他发展较弱的表征系统。

表征系统的谓语也可在催眠诱导中使用。例如，第6章将描述如何给运动觉型来访者提供"渐进放松"的催眠诱导，或给视觉型来访者提供"被引导意象"过程。第7章将讨论混乱技术如何涉及中断或超载来访者的主要表征系统，因而弱化抑制催眠的意识进程。

2. **身体距离/呼吸/音调**。综合考虑三种细微身体线索的相互关联会很有益。最佳身体距离指来访者与他人交谈时距离多远感到最舒服[1]。如果治疗师和来访者之间坐得近于这个距离，会让人感到紧张；坐得太远，又会弱化可以增强催眠反应的"亲密接触"体验。最佳身体距离因人而异；治疗师面对具体来访者时，可以在谈某些无刺激性的话题时，小心而有意地接近对方来识别这个距离。到了某些时候来访者会轻微紧张（如：身体姿势和呼吸上），那说明已经触犯了最佳身体距离的界限。治疗师可以稍微退回一点，来建立适合的距离。我们在第7章将会看到，有时适合保持稍微在界限以内的距离，使来访者处于唤起状态，这可以应用于治疗。

该模式的许多变量，正如上面提到的另外两种一样，也可以用表征系统[2]来解释。例如，运动觉为主的人会对身体感觉很敏感，因为只有在身体上才会留下重要信息。因而他们一般会转向腹式呼吸并最终显得放松，肌肉和音调都放松。腹式呼吸给说话速度带来节奏感。最后，运动觉型的人会想要跟人"有接触"，他们的最佳身体距离通常在2～3英尺。但对于视觉型的人，身体感觉不太重要，

---

[1] 最佳身体距离在研究知觉和空间应用的空间关系学里是一个中心议题。参见Hall（1968）。——作者注
[2] 另一个主要变量是文化；谈话交流中不同的文化有不同的最佳身体距离（如：参见Hall, 1983）。——作者注

甚至经常会造成干扰。比如，视觉过程经常会被身体动作或接触打断。因此，为了减少潜在的干扰，习惯性的视觉型人会保持静止和较浅的胸式呼吸。结果，音调会听上去"脆"而起伏，有时还变得尖利。由于视觉型想"好好看一看"，他们的最佳身体距离通常在3～4英尺。

听觉型人也会忽视身体信息。在"思考"（如：全神贯注于内部对话）时，听觉型人不太会过多移动。由于"头脑"是中心，听觉型人的呼吸浅而无规则，从胸部较高处呼吸。这会使得音调带鼻音并比较单调。听觉型人经常着迷于语言和概念，不太喜欢跟人近距离接触，最佳距离在3～5英尺。

3. 解读线索。最后这个模式比其他模式要更加复杂一点。解读线索（accessing cues）是人们在"停止思考"时显示出的眼动模式。例如，每个人都可能看到别人这样回应问题：视线移向左上方，咕哝着一些类似"嗯……让我们看一下"的话语。戴耶（Day, 1964, 1967）是众多研究者中第一个提出视线方向显示了个体正在使用的表征系统的人。格里德、黛罗泽和布兰德勒（Grinder, Delozier & Bandler, 1977）后来探讨了这些行为模式的治疗性应用。具体说来，他们建议治疗师可以先问一系列特定问题，观察解读线索来识别个体常用的表征系统。表4.3列出了一些问题范例；注意每个问题都先行假定了使用特定的表征系统（如：颜色暗示着视觉化）。

在问每个问题之前，治疗师要确保来访者在"清醒"状态——即放松、直视、没有沉浸在任何特定模式或思想流中。可以告知来访者他/她不必看着治疗师（因为这会干扰自发的反应），只要注意内部反应就行了，有什么反应就让它发生。然后治疗师提问，并适时地观察来访者的眼动。在5～10秒后，用不同的问题重复这个程序。

表4.3的右面一栏列举了格里德等人（Grinder et al., 1977）报告的典型的解读线索模式。这些描述来自来访者的视角，例如"左上"指来访者的左边，治疗师的右边。正如他们所警告的，这些普遍性的模式不一定在每个来访者身上都出现。但一个人会一直表现出相似的解读线索模式。因而，当治疗师确定来访者向右下方看表示接近某项感觉时，可以确信过一阵之后来访者出现同样表现时含义是一样的。

表4.3 识别解读线索与表征系统关系的问题示例

接近通路	接近问题的类型	常规解读线索（视线方向）
视觉清晰型(V_e)	你妈妈的眼睛是什么颜色？ 上次见面时我穿着什么？	左上，或眼睛直视但不聚焦
视觉建构型(V_c)	你能想象你妈妈有紫色的头发吗？ 你能看到两个几何图案移到一起吗？	右上
音调听觉型(A_t)	你记得听到喜欢的歌的旋律的一些酒吧吗？ 你记得听到字母歌吗？	左中
数字听觉型(A_d)	有内部对话时你是怎么知道的？ 进入内在就一些有意义的事情跟自己讨论一下。	右中
运动觉型	你能记起真正感到悲伤的时刻吗？ 你记得早上洗冷水澡的感觉吗？	右下

　　由于睁着眼睛的来访者频繁显示出解读线索，这成为治疗师有益的信息资源。它们不仅给出了人们最常使用的表征系统的线索，也显现了当前正在使用的系统。例如，一位来访者主要显出"左上"的解读模式，我发现这表明她是视觉型（她的主要系统）。但当她对我所交流的内容有疑虑或异议时，她的视线下移转向右方。我知道这说明她进入内部对话。因此，后来这些线索的出现标志着需要更多的跟随。这可以根据情境用不同方式应对。有时候直接问她有何异议会更合适；而另外有些时候，比如在讲治疗隐喻时，我会更迂回地跟随，（1）使用更听觉化的谓语，（2）隐喻性地将她的模糊异议纳入故事当中。

　　利用解读线索有时不会这么直接。非常中肯的是，最先出现的解读线索，格里德等人（Grinder et al., 1977）称之为引导系统，不一定代表主导的表征系统。引导系统被用来提取记忆。它通常以无意识方式运作，一般时间很短（1～2秒），常常涉及不同于主要表征系统的通路。例如，我可能在回应与妻子相处得如何这个问题时，先瞥向左上方以在视觉上接近与她相处的体验，然后在描述对她的详细感受时看向右下。这样一来，我的引导系统是视觉，但我的主导表征系统是运动觉。如果有人想跟随我的意识进程，他们应当略过初始（视觉）线索，而注意更大范围中第二出现的（运动觉）线索。

不过，引导系统在来访者何以重复同样的通路（问题）状态上，有时与治疗师的关注点非常相关。例如，一位来访者是信用非常好的专业人士，却数年无法找到工作，因为他在任何工作面试中会感到自己简直"支离破碎"。在一个设计好检验这一过程的角色扮演情境里，我要他像参加工作面试一样走进房间。他在这样做时，身上有明显的改变：他看向左上方，身体显而易见地畏缩，呼吸变得不规则，脸上肌肉神经质地抽动。当我问他发生了什么时，他只能说出"一种可怕的失败感"。于是我要他重复这个过程，而我自己有意站在门边。这一次当他进入房间时，视线又移向左上方，我快速走过去，温和地抓住他的手臂，指导他"停下来，闭上眼睛，非常仔细地看看现在那里是什么！"

我们在第7章将会看到，这种快速的模式中断通常可以创造出能立即利用的高度催眠回应，正如在这个情境中一样。当这位来访者遵从指引时，他看上去非常震惊，之后报告了意识到已经忘记的一幕：与前任老板的痛苦辩论。特别重要的是，他的前任老板狂怒地对他咆哮："只要我活着你休想找到工作！"来访者在当时极度紧张不安的状态下，不假思索地把这个信息作为一个有力的催眠后建议接受了下来；而后他忘记了这一切。但在他进入工作面试时，这个体验会被无意识地激活，而他所能意识到的只是那些运动觉成分。通过催眠治疗的年龄退行策略，他才能够发展出其他的反应和对策。

如前所述，这种将评价或命令接受为自然的"催眠后建议"的过程，并不罕见。它特别容易发生在（1）人很紧张的状态下（见第8章），（2）"建议"是一个重要或权威的人给出的（如：老板，治疗师，父母）。

这一常见的接近限制的体验的无意识过程，也可通过不同的策略来加以利用：除了将引导系统引入意识，治疗师也可能打断它，从而使得该体验不再产生影响。例如，一个学生希望提升公开讲话的能力。探究发现，在开始讲话之前，她会无意识地出现"左下"解读线索，那会激活她妈妈无数次对她说过的声音"你永远做不好这个！"我安排她在一个小型训练团体面前讲话。不过在她站起来展示的时候，我让几个人站在她旁边。每当她的呼吸受阻，其中一个人就触摸她的胃部，另一个人每当她出现那个解读线索就对她耳语"往外看"。中断引导系统虽然最初给她造成挫折，但她很快学会了讲话时不再去接近。第7章将介绍用温和的策略中断解读线索的其他治疗技术。

与常见特殊模式合作

我们已经看到了跟随和引导的准则如何用于引向外部意识和正在进行的内部历程。本节将概述这些准则如何应用于来访者更持久的策略、信念、习惯等等。这些模糊的模式不能直接从单个的行为中得到证实，需要从多重观察中抽象出来。我们将考虑五种这类模式的简单例子：（1）催眠现象的症状，（2）特殊表达风格，（3）反复出现的概念隐喻，（4）技能和资源，（5）问题模式。

催眠现象的症状

第二章提到催眠可以提升或贬损自我价值感，以及症状的出现与催眠现象在现象学上是等同的。从这一点来看，两类催眠都有意念动力学（ideodynamicism）和自相矛盾（既是/又是）逻辑的特征。主要的差别在于其*背景情境*（如：目的的价值）、*生理节律*（症状性催眠抑止了节律），以及*可变性*（催眠中自我表达的内容会变化，但在症状性催眠中是不变的）。因此，一个主要的合作策略是创建提升自我价值（人际）的背景情境，让来访者可以同步其非言语节律，来发现如何在催眠下以提升自我的方式表达症状历程。也就是说，将症状界定为催眠的能力，而后在催眠状态中以多种新的方式表达。

这个利用策略的全过程可以分为四步：

1. 识别症状群中的自治表述。

2. 将这一表述重定义为通用能力。

3. 用多种方式催眠性地表达这些能力。

4. 将这些表达重新整合到症状群中。

图4.2提供了一个使用这一策略的例子。第一栏是来访者用来描述她的症状群的常规名字（"暴食"）。第二栏是来访者将症状群看做反复出现的一些自治的成分（即，个人成分）。因而，这位来访者的暴食体验包括感到孤独，手不自觉地攫取食物到嘴里，眼睛盯着电视屏幕，并感到空虚（这只是她的症状群元素的一个代表性示例。对每个来访者也能够并通常需要做更详细的描述）。第三栏显示如何将这些元素定义为每个人都需要具备的能力。第四栏建议催眠现象将这些

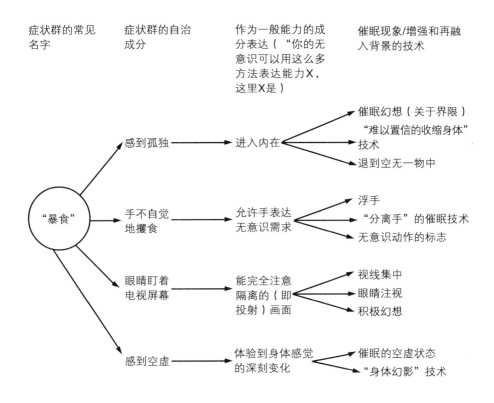

症状群的常见
名字

症状群的自治
成分

作为一般能力的成
分表达（"你的无
意识可以用这么多
方法表达能力X，
这里X是）

催眠现象/增强和再融
入背景的技术

感到孤独 → 进入内在 → 催眠幻想（关于界限）
"难以置信的收缩身体"
技术
退到空无一物中

"暴食"

手不自觉
地攫食 → 允许手表达
无意识需求 → 浮手
"分离手"的催眠技术
无意识动作的标志

眼睛盯着
电视屏幕 → 能完全注意
隔离的（即
投射）画面 → 视线集中
眼睛注视
积极幻想

感到空虚 → 体验到身体感觉
的深刻变化 → 催眠的空虚状态
"身体幻影"技术

图4.2　对症状群的元素进行识别、重新表达、催眠性重新融入背景的示例

能力包含进去，以便在症状群的框架内可以对原先受限的表达做象征性的接近、分化并重新融入背景。由此，来访者被鼓励"做更多"症状群表达，但是是在不同的背景下（因此有不同的价值）。

　　这个合作策略证实了艾瑞克森的假设：催眠是沟通有意义想法的过程。症状群被看做包含了许多体验想法的浓缩结构。这个固定的序列由于无意识的表达方式始终不变而功能失调；也就是说，无论外界情境、价值观念如何变化，原有的结构一再重复。同时，它还被看做进行整合的有效尝试。于是，治疗师在催眠中放松那些浓缩的想法，对个体的生物节律重新结合，之后引入催眠过程，寻找核心观念的新的表达方式。这些观念借由增强的表达方式而保存；治疗师决不尝试控制或限制来访者，而是鼓励来访者"把症状表现得更好"，也就是说用许多新的方式去表达它们。

特殊的表达风格

个体的独特性可以用很多方式来表达——走路和说话的方式、习惯、衣着、怪癖等等。善于观察的治疗师可利用这些特质促进治疗。

比如，艾瑞克森（1955）描述过一位病人，她十分坚定地说如果治疗三个月后没有什么好转她就一定要自杀。她深恶痛绝地抱怨自己的很多缺陷，其中最突出的是上面的两颗门牙中间有一道难看的缝。艾瑞克森认为她的抱怨过于夸张；尽管她看上去确实衣着蓬乱，艾瑞克森却看出她是一位优雅而有魅力的女性。在一个月不成功的治疗之后，艾瑞克森发现她被其办公室的一位同事所吸引。她经常在他走向自动饮水机的路上悄悄看他，而忘掉他所做出的主动表示。

了解到这一点后，艾瑞克森在下一个月里不着痕迹地要求这位病人（1）逐渐换一身新衣服和新发型，（2）试着从她有缝的牙齿中喷出水。利用她的悲观主义，艾瑞克森在下几次疗程中确保她同意"试最后一次"。具体说来，她要换上新衣裳，做好头发，等在饮水机附近，嘴里含满水，当那个她心仪的同事走过来时，用水喷他，大笑着飞快跑掉。她这样做了，而后那位"受害者"追着她跑过来吻了她。这带来了后面的互动：打水仗、浪漫晚餐，最后结婚。不用说，这段时间她的治疗进展飞快。

此类特质的利用并不总是需要涉及来访者的"缺陷"，而且通常简单得多。例如，巴特丽特（Bartlett, 1977）记述了她在艾瑞克森的研讨会上作为学生初次见到他时的场景：

> 那一天结束的时候我们都走向全体教师，跟他们握手。当我走到米尔顿那儿时，他微笑着说："欢迎校友！"我意识到他也是从威斯康星大学医学院毕业的，顿时产生了亲切感。他的天生敏锐的天赋让他立刻看出我缺乏自信，并同时帮助我在研讨会的剩余时间里都感到很放松（p. 7）。

个体的说话风格也可以拿来使用。比如当我和吸毒的青少年一起工作时，会使用他们的行话和他们的"玩世不恭"风格。当然这只有在治疗师自己觉得舒服和能胜任的时候才可以做，否则会有反效果。

对说话风格的跟随也可用于面质。比如一位想要更好人际关系的女性，常出现哀嚎般的嗓音，温和一点来说，使得周围的人都离她远去。为了加入她的模式，每当她出现这样的声音时，我就改用与她相似的甚至更有攻击性的音调。当她意识到我在做什么时，最初她变得愤怒和防御。但我保持温和风趣并澄清我的用意后，她开始愿意学习采纳一些不同的说话方式。几个月后，她的哀嚎变少了。一旦她出现这个声音，我就用有过之而无不及的同样方式来回应。她通常会心平气和地接受，并把这看做要她"回到自己"的提示。

最后一个案例是一位太过于安抚别人的来访者。她不断地给出不需要也不合适的道歉。为了转向治疗性的改变，我这样利用她的模式：我"相信"我所担心的治疗可能由于我的"不足"而失败，继而我"坦白"这会让我在同事面前很丢脸很尴尬，然后在说到这个话题时向她道歉。像预料的那样，她极有动力要让治疗成功。在最初的几次进展之后，我的策略转向增强她的道歉模式，并包含其他更加提升自我价值的方式来表达。

反复出现的概念隐喻

前面讨论过的谓语指示表征系统，是语言提供人们内心体验的线索的明证。这种关系的较复杂例子是口头交流中使用的隐喻概念。心理语言学家拉可夫和约翰逊（Lakoff & Johnson, 1980）讨论过这个话题，他们观察到：

> 人类的概念系统……基本上以隐喻为特征。意思是它包括隐喻概念和非隐喻概念。隐喻结构非常丰富和庞杂。隐喻概念不仅依靠其本身也要依靠其他概念来被理解和结构化。这需要将某种物品或体验用一种不同的物品或体验来概念化（p. 195）。

这里的临床相关要点是，一个人使用的特定隐喻结构显示了主导他/她思维过程的基本结构。比如，考虑"交流是战斗"这个隐喻概念，会生成以下陈述（adapted from Lakoff & Johnson, 1980）：

1. 我要在他自己的游戏里打败这个家伙。
2. 你用失败者的态度面对生活。
3. 他很好地防御了口头攻击。

4. 每个人都有致命的弱点（阿基里斯的脚后跟）。

5. 我要打败他称赞的每个人……粉碎他的作战计划。

6. 我们要迎头痛击它。

要和反复使用这类隐喻的人有效沟通，治疗师可能需要这样说："我们很想来调动你的内部资源，""催眠是一个学会完全掌握你自己的过程，""我们来抓住这个问题，""你正在维护你的尊严和自尊，""到了你跟自己讲和的时候了，""赢得生命这场比赛。"

另一个常见的隐喻概念是"时间是宝贵的商品"：

1. 这个决定花掉了我一年的时间。

2. 我不能给你一丁点我的宝贵时间。

3. 我花了几个小时来想它。

4. 我在浪费和荒废时间。

5. 我们共度了有益的时光。

为了适当地跟随强烈表达"时间宝贵"概念的来访者，治疗师可以这样说："我们来看看这个问题持续下去要花的代价，""如果你花一点时间练习，会得到很好的回报，""你在这上面投入了这么多时间……你现在无法放弃它。"

治疗师需要耐心和放松，并一直注意来访者的措辞，才能确定这些主题。隐喻模式不见得会一下子就很明显；有时要在会谈之后回想，并考虑来访者用到的不同表达。这时会谈录音会很有帮助。

无论在会谈中还是会谈后，将来访者所说内容的文字内涵视觉化也很有帮助。这些图像可能会很奇怪或非常幽默，比如这样的句子"我简直被捆住了手脚，""那让我怒火冲天，""整件事情我都云里雾里，""这是个狗咬狗的世界，""别再烦我，""我真笨得像头驴，"等等。它们蕴含着关于个体经历的本质的丰富信息。

技能和资源

若用上来访者特殊的艺术天分或职业技能，治疗策略会更为有效。例如，一位来访者是成功的企业老总，因激烈的内心冲突而十分痛苦。治疗策略的一部分是要他在催眠时想象他在开"董事会"，他内心所有的不同"部分"全都出席会议。治疗师指导他利用他的"主席"地位解决"董事会成员"的所有异议。这样做了几次之后，效果相当好。

另一位来访者是出色的音乐家和作曲家，陷入深度抑郁。每周会谈给他的家庭作业是写一首歌。最初几次，只要他写哀悼他的悲哀处境的歌。之后要求歌的前一半可以是悲苦的，后一半的每一节要包括"不超过"两个可能的问题解决方案。结合其他的治疗工作，这个策略带来了很有意义的改变。

类似的应用是在一位出色的运动员来访者身上。调研发现他每当"工作到出汗"时会非常自信和有安全感。于是给他的作业是每隔一天要在他家附近的公园慢跑，慢跑的时候他通过我概述的过程来探索他的问题。这很有效，现在他每天都去慢跑。

最后，来访者的技能也可以在催眠诱导中被利用。例如，一位治疗师催眠他人的技巧很高明，但自己就是无法进入催眠状态。讨论发现，他相信催眠是催眠师"欺骗"来访者导致的结果。他倒没把这当成强迫控制，而是作为温和的斗智。不幸的是，他的催眠技术如此熟练，使得他从不"流失"来访者。从这些"胜利"中获得的小小满足，远远抵不过他无法自己体验催眠的深深失望。

试图矫正他的错误概念的讨论只获得较小进展。他虽然愿意改变他的理解，但还是无法减轻自己的内部对话，该对话将每一种催眠沟通做了整齐的分类。于是我告诉他，他可以用一种新的"奇特"的技术来引导自己进入催眠。具体来说，他要闭上眼睛，当我开路引导时，想象他给了我细微身体线索，我要据此来做催眠沟通。这样一来，不是我把他带入催眠，而是他巧妙地指导我来引领他。虽然我们都笑这个策略明显在"哄骗"，但他那体验催眠的愿望还是让他可以用这个策略来善用他诡辩的意识过程。简而言之，他产生了愉悦的催眠体验。正如艾瑞克森所说的那样，这样的技术"我知道听上去很荒谬……但很有效！"

问题模式

来访者的问题症状也可以被善加利用。例如，哈利（Haley, 1969）描述了艾瑞克森如何治疗一位被送进医院的精神病患者的过程。该患者具有偏执型妄想，以为自己是耶稣基督。艾瑞克森把自己介绍给"耶稣"，赞美他作为木匠的声誉，并派他去做医院附近的建筑工作。之后才引入其他的治疗技术。

来访者的功能失调也可以通过不那么奇特的方式来加以利用。例如，一位非常肥胖的女性来找我求助，希望减轻体重。由于这个问题跟许多其他问题有关（如：社交技能、自信、家庭问题），直到几个月的强化治疗调整了一些其他问题之后，我们才直接谈体重。在探索她和食物的关系时，我发现了熟悉的"暴食"模式。具体来说，她会不顾一切地试图减肥，之后又发现自己周期性地在当地的便利店狂买东西，而最终大量进食水果馅饼、苏打汽水和糖果等等。

治疗策略的一部分是引导来访者进入浅度催眠，严肃地通知她用"半傻"的方式做事。注意这当然没什么用。我确保她承诺遵循我的指示（这是在几个月的良好治疗氛围之后才能够做到。否则她不会同意该指示和下面的另一个指示）。我非常详细地描述，两周后她的"暴食"会达到生命中的顶峰，她会把全部时间花在便利店。为了做好准备，她要每天三次走到便利店，每次她必须只是想着那些可爱的东西就快是她的了，同时绕着店走几圈而后回家。对此她的第一反应是非常惊愕，但承诺就是承诺。我要她在暴食发生之前回来，然后再让她回去。

她执行这个指令时有几次小小的失败。她几乎每晚给我打电话，对将要来临的暴食极度害怕，而后不顾一切地求我废除之前的约定，我总是回报以礼貌的拒绝。到了时间表上的那一时刻，她紧张到了极点，我立刻诱导催眠，在一些初步的意见之后告诉她，我决定让她来选择：她可以去暴食，或不再暴食。她初时惊讶，之后表现出巨大的解脱：她要停止暴食。在强调她自己做了决定之后，我把她从催眠状态中唤醒，让她离开。

简单解释一下，这位女士并不相信她能够减肥，同时极其害怕她变得更胖。行动指导兼收了这两个现实，因而转移了她的意识，使得她没有意识到实际上形成了一个新的选择：走到便利店，并空手而回。这个现实行动的成功使得下一步治疗工作的实现：转换她功能失调的饮食模式的其他方面。

在治疗另一位想减肥的来访者时，类似的合作策略也得到应用。这个来访者整天不断地吃"垃圾食品"。我买了大量此类食品放在办公室里。在接下来几次会谈中我周期性地（大约每隔10分钟）给她饼干、薯片、糖块等等，礼貌的刺激她可以自由地"咀嚼"。这是用友好而随意的方式做的，但显然中断了我们的讨论。

这个策略的目标是在我们的互动情境里接近她的无意识习惯。它当然很成功。在吃了20次东西后，她开始尴尬（对此我进行了道歉，假装没注意发生了什么），然后生气（我也同样回应），然后困惑不安，此时我诱导催眠，催眠程序包括年龄退行和重组体验结构。

最后要强调的是，上述案例是挑选出来的。这只是提供一个概貌：治疗师如何合作以便将问题转化为解决方案。后续几章会说得更清楚，单独使用这些并不能形成完整的治疗。例如，经常需要花几次会谈的时间获得来访者的信任；同样的，这些策略所引发的改变也需要其他治疗程序来加以巩固。

小结

本章具体阐述了催眠情境中应用合作策略的方法。先谈到的是最简单的例子：利用外部取向的意识（如：环境刺激、身体动作）做言语和非言语的跟随和引导。之后讨论到观察细微身体线索来推测和利用内部体验（如：催眠水平、情绪状态、思考的意识模式）。最后强调了利用特殊模式（如：症状现象、表达风格，概念隐喻、技能和资源，以及问题模式）的价值。这些基本应用构成了艾瑞克森学派治疗师策略和技术的基础。本书的剩余部分将探讨如何使用它们来对催眠进行准备（第5章）和引导及利用催眠（第6～8章）。

为治疗性催眠创造情境

　　像治疗一样，催眠诱导是有目的地引发个体心理现实中一些有意义的改变。在艾瑞克森学派的方法中，会利用来访者的当前现实作为改变的基础。因而，艾瑞克森学派治疗者会先识别来访者的内部系统的特殊价值和模式，之后在扩大来访者的表达范围与弹性的同时，保留这些价值。本章将概述这一合作准则如何应用于准备催眠治疗的初始阶段。本章第一小节界定了若干问题，来产生模型以了解来访者如何创建其心理世界，并提供方法将所收集的信息用于多种催眠治疗目标，这些目标包括：吸引注意、强化动机、催眠诱导、产生催眠现象、提供治疗观念。第二节将探讨如何把催眠引入治疗情境。

提出问题：建立模型

　　治疗师在了解来访者的体验如何产生时，常会在开始时连同其他对话技术一起，提问一系列问题。这些问题不是中性或"客观的"：它们受治疗师的潜在治疗观点支配，最终也将反映这些观点（Haley, 1976）。除了其他功能以外，这些问题会找出治疗探索据此组建的基本特性。它们包含间接暗示、定向，以及结构化治疗师与来访者有关特定观念和框架的注意力。

这类现象的一个惊人例子发生在一次心理治疗大会中。在其中某个会议上有四位治疗师的督导座谈，每个人的治疗取向各不相同。当几位治疗师点评一位听众提供的案例时，每个人的提问和观点明显差别很大。行为治疗师提问的是有关系统脱敏层级的问题，心理动力治疗师询问过去经历，而家庭治疗师建议了解家庭关系等等。很清楚的是，每个治疗师问的不同问题，是发展不同"现实"表征的工具。

如果察觉到的事实部分由所提的问题而产生，那么治疗师应当很清楚指导其问题的前提假定。在艾瑞克森学派的方法中，这种假定之一是，更多地关注未来而非过去可以为治疗性改变提供更多的机会。因而，问题会趋向于指导来访者探索在自我系统中资源和潜能如何用于未来的发展。

第二个假定是问题当中包含了解决方案。也就是说，个体当前所做的，是转换性改变的基础。为了最好地实现这一点，用来描述现在（问题）的语言，应同样用来描述将来（解决方案）。而传统上并非如此：临床的语言常使用轻蔑的（即：表示不符合社会期许）诊断来表征问题，于是一开始在现在（"坏的"）状态与未来（"好的"）期望的状态之间就有断层。目前看来，对问题和解决方案使用不同的语言，会令问题之中包含解决方案这一关键准则的应用变得很困难。最后，艾瑞克森学派治疗师力争问题表征的中立，因而对模式的描述可以是期望的或不期望的（即：解决方案或者问题），这取决于它表达的性质和情境。例如：表达愤怒的过程既不"好"也不"坏"，其评价取决于何时和如何表达。

一个相关的假定是催眠是描述心理现实建构的出色模型。正如我们在第2章中所看到的，催眠的语言可以用来描述催眠的产生，也可以描述问题症状的产生。这样看来，问题过程的方向，也是已经存在的中性的"催眠诱导"的方向，也就是说，所体验的固着观念（行为、认知、情感等）的互动序列，可以引向（"带领到"）催眠带来的意识选择的替代状态（cf. Ritterman, 1983）。我们将看到，这允许催眠诱导和其他治疗沟通直接从来访者采用的"问题诱导"中形成。

因而，艾瑞克森学派治疗师通常考虑的问题是：

1a. *来访者如何建构体验来保持稳定？*

这个问题试图识别个体在其体验中一再使用的固定价值和策略。其回答会导向预料中的补充问题：

1b. 当前的固定价值如何用来产生新的生活方式？

为了实现治疗目标，这一中心问题的一些替代措辞包括：

2a. 来访者自己是怎么进入自我贬损的催眠状态的？

2b. 我们怎么用同样的模式创造提升自我价值的催眠状态？

3a. 问题是怎么持续下来的？

3b. 来访者保持问题的方式如何用来产生解决方案？

要探讨这些疑问，我们假定来访者在关联的价值网络中组织他们的体验。这个复杂的组织系统包含个体生命多个领域的特性（关于关系的"观念"）。艾瑞克森学派治疗师应用这个网络的不同区域，包括下列内容：

1. 社会同一性

2. 意图

3. 问题诱导序列

4. 症状群

5. 不变的角色扮演者

6. 信念

7. 技能和资源

本节的其他部分探讨如何识别各个领域运作的固定价值，并建议相关方法以变动这些价值使得自我表达更有弹性和情境敏感性。

社会同一性

个体在社群中经由关系而产生和保持认同感。因而治疗性沟通应该对作为来访者社会同一性特征的各种价值很敏感。为了明确这些价值，可以直接询问有关以下内容的问题：

1. 家庭系统

2. 童年的家

3. 年龄

4. 婚姻状况

5. 教育背景

6. 职业

7. 朋友圈子

8. 宗教信仰

9. 种族

10. 以往的治疗

为了节约时间做好治疗之前的准备，我通常要求来访者在首次会谈之前，将这些问题的书面信息连同他们发现的相关信息发给我。这些回应可以在后续会谈中得到明确和澄清。

这些信息的主要用途，是提供个体如何看待世界和自身位置的观点。这构成治疗的起点，也是治疗师做判断的基础：如何引入和产生催眠、如何激发动机、讲什么故事、用多直接的沟通方式等，简短地说，治疗师要给来访者如下信息：

> 我听到你有许多使你很独特的价值判断（可以提到这些价值判断）。我也听到你愿意用一些新的方式来表达自己，而不是被关于这些价值的某种理解严格限制住。我不会要你放弃这些价值。事实上，我想在我们探索的过程中，了解如何根据自我的当前需要和挑战，用"很有能力"的方式来表达这些价值，你坚持这些价值是很重要的。

因此，这些价值被看做允许改变发生的稳定支撑。例如，一位在菲律宾出生和长大的美籍菲裔女性来找我做催眠。她目前的问题是，当丈夫外出做商务旅行时，她总是一再陷入麻痹和焦虑状态。她的社会同一性表明，在激烈的催眠中她需要有"女伴陪护"，于是在对她的治疗工作中我找了一位非洲裔女治疗师协同治疗。

另一位男性来访者的社会模式是反复辞职，可以预期他同样的模式可能在治疗中再现，也就是说，他可能在有进展时脱落。为了定住这个模式，我告诉他说他的治疗将会很剧烈，在他回到内心时需要很多的主动投入，来探索他治疗中的"真实需求"的关键点。当他坚持说他准备好了，我便强调这个"个体治疗"需要他作为平等的伙伴来运用他的判断力，来选择结束和重新开始治疗的时机。具体来说，我每周会选择两次，要他此时回到内心，体验式地思考（用我教他的自我催眠策略）如何"完全而安全地放松"和探索内心真实需要。这一策略直接地尊重和吸引了来访者在他的世界里保持和认同的方式。

最后要强调在识别和利用社会价值时，治疗师不能被它们困住。尽管社会价值是吸引和与来访者的模式合作的主要方式，但它们并不是来访者本身。艾瑞克森学派治疗师将来访者看做其潜能远远超出社会局限的个体。与个体认同的社会价值建立充分连结后，可以发展有更深自我感的体验历程。这样一来，支持一个模式而又与个体更深的本质相连结，使得个体可以拓展这个模式。

意图

当前的观点假定，有意义的行动来自连贯的意图。也就是说，意图（意识层面"坚持的"）是核心的愿望，一个观念例如基本假定、主要的特性或指令，组织过的主题或准则、动机等等，据此通过行动、知觉、认知、情绪之类，转化为体验。在催眠中，意图是一个"简单想法"（Erickson, 1952），它操作（通常隐形地）"催眠建议"来产生意念控制（即无意识）的表达。像所有物品（工具）一样，意图可以产生新的生活方式，也可以保持旧有的方式，完全看它如何用。所以有一点很重要，治疗师要清楚至少在他/她的头脑中，来访者（而后是治疗师）在治疗中努力的意图。治疗师可以追问下述问题来了解这些：

在你的关系中你想发展什么新的选择？

在探索这个疑问时，治疗师会发现意图可以用多种方式代表和表达。例如，意图可以是正面的或负面的，描述一个人想要什么或不想要什么。许多来访者强调他们不想要的——"我不想再有这样的感觉，""我不想这么担心，"等等。这种负向的意图可以暂时抑制一些不希望有的模式，但不足以产生新的模式。换句话说，正向的意图，反映出产生表达的原生过程；而负向意图，则标志着意识规则的次级过程（如禁止和限制）。虽然两者都是基本的，但当主要意图是产生新的表达时，正向意图更为重要。所以，治疗师要识别负向意图也要识别正向意图："我想用多种方式感受，""我想跟先生很舒服地沟通，"等等。

意图也可以用建设性或破坏性的话语来代表。建设性意图是产生允许潜能实现的新的状态，它们有着新的表达和体验的"生长"。例如：

1. 我想要体验"性趣"的新方式。

2. 我想用自己满意的方式回应我父亲。

3. 我希望在我的生活中能够自主。

破坏性的意图则与删改、隔离，或否认个体经验的某些方面有关。例如：

1. 我想抹掉心里面总是响起的我妈妈的声音。

2. 我想驱走我的一切怀疑。

3. 我想完全忘掉过去。

在问题状态中，意图经常是用破坏性的词语表述的，即通过排除一些东西来减少自我表达。由于任何的重复体验都会成为自我同一性的一部分（尤其是在想否认的时候），这些排除自我一部分的努力，最终会造成自我损坏。而在解决状态，治疗师的工作方向是将意图的建设性表达包含进来，治疗目标是扩展能够自我表达的范围。

还需注意的是破坏性的意图是指向过去的，试图去掉一些过去发生至今犹存的体验历程，其基本方向是个体的过去。而建设性意图聚焦于未来，通过做一些不同的事情来实现目前未能实现的潜能。

最后，意图随着它们与具体框架的连结而变化。意图通常在于满足一些情境或预期的自我认同，框架和策略是这些愿望得以实现的交互作用结构。当这一点很清楚时，意图常常会浓缩（即混合或融合）于框架中，于是特定的图像、计划、行动等等便与意图紧密相连。好比说个体可能会相信"他要被旁人听到就得比其他人叫得更大声"。这个意图（如：被听到）与框架（比别人叫得大声）之间不变的联系容易造成问题，因为体验的不断变化，要求使用框架时敏锐而有弹性。否则，当个体试图"固守同样的"框架（cf. Watzlawick, Weakland, & Fisch, 1974）时，不仅不能实现目标而且会带来问题。在目前的理论中，此类问题状态通过首先明确将意图表达为独立于意象和其他框架元素而得以转变。例如：

1. 我希望能以舒适和安全的方式体验我的感受。

2. 我想在如何与医生打交道上有所选择。

3. 我希望以不同的方式对待食物。

以这种抽象的水平进行表述时，意图不涉及体验如何被结构化。进而用催眠指引对来访者的意识领域加以"解构"，从而可以引入他/她无意识过程的创造性，来根据自我的当前需要重新架构。

概括说来，艾瑞克森学派治疗师以积极正向、建设性、指向未来、去结构化的措辞来澄清意图。这并不是说要去攻击或主动阻碍负面的、破坏性的、指向过去的、固着的意图描述，因为那反而会强化这些差异。事实上，每对描述被看做是互补的：积极正向/消极负向、建设性/破坏性、过去/未来、框架固定/框架可变。在互补性中，当行动（即差别）发生时，其中一边被标记为主要的（cf. Varela, 1979）[①]。在问题状态，标记会以下述方式固定在一边：

问题情境中意图表征如下：

消极负向/积极正向
破坏性/建设性
指向过去/指向未来
框架固定/框架可变

治疗师接受和跟随这些标记，并在治疗（引导）中更多地标记新的生活方式：

[①] 一个可能更简单的例子是"吸入/呼出"构成"呼吸"的互补结构。虽然两者都重要，但在某些时刻仍会标出（即强调）其中一个，之后另一个成为主导。这里的建议是，当总是只强调互补结构的一边时，问题就出现了。这就造成了不平衡，此时无意识会试图以隔离的方式引入另一方（不被强调的）来矫正这种失衡。——作者注

问题情境中意图表征如下：

积极正向/消极负向

建设性/破坏性

指向未来/指向过去

框架可变/框架固定

因此，治疗师补充了每一对互补结构，而后转为（以对来访者适宜的速度）强调每一对中的问题解决方向。在新的情境中，原有的表征有了新的价值。

最后要强调的是，治疗师需要认识到，有些来访者不愿或不能识别他们的准确意图。治疗师可以用很多方式回应这样的来访者。一个很好的方法是将其意图界定为"想要弄清自己的意图"，而后以催眠过程探索体验和辨认意图。这样，来访者的无意识便成为发现和揭示自身需求的代理人。

另一方法是简单地把来访者重复的问题模式所体验到的结果定义为意图。例如，一位来访者说想"去掉"他的愤怒，因为那有"破坏性"。当要求他用正面的措辞描述他的意图时，他说他做不到。我于是要他详细描述怒火爆发之后的一些感受。其中包括：

1. 安慰和放松（爆发之后）

2. 他与妻子之间的距离感

3. 与父亲的认同感

4. 当事情"就这样发生了"的时候意识状态的改变

该案例很普遍的是，询问发现这些结果是其他情境中感受不到的。于是每一项结果都界定为催眠治疗探索中以多种方式表达出来的框架可变的意图。

意图也可以用其他方式澄清。我曾经让一些来访者回家，要他们在意识到自己投入治疗努力的意图之后再回来。对于一些其他的来访者，我要他们在我的办公室里坐上15～30分钟，以便有机会澄清他们的关注点。不管用什么方法，催眠治疗师的主要目标，尤其是初始阶段的主要目标，是激发来访者思考他们以后要成为怎样的人。

问题诱导序列

需要重申的是，呈现的问题可以看做是具有可预期结果（cf. Haley, 1976）的僵化互动序列。这一"诱导回路"无论是作用于人际间还是个体内部，它的一个主要特征是一再自我重复。因而，治疗师可以从模式描述中了解诱导序列，那个模式在来访者体验中一再循环。需要追踪的大致问题是：

当你感受到那个问题的时候，整个过程发生的准确序列是怎样的？

图5.1介绍了从三个案例中得到的诱导序列。这里每一个回路都可作为有效建立类催眠状态（即症状）的催眠诱导（"带领进入"）次序。具体来说，当自动序列转向一再重复的"对抗回路"，催眠便产生了，如同案例一中的女士发现她困在"担心√别担心"的怪圈里那样。随着这个"恶性循环"的每一次转动，（通常是自我贬损的）催眠便开始加深，其表达实质上越来越不能自控并且还自相矛盾。在这段时间里，很多在第2章中讨论过的催眠特点（如知觉改变、时间扭曲、非理性逻辑等）快速发展。如图5.1中的例子所示，这些催眠诱导回路通常在自我贬损的催眠现象出现时达到顶点：感觉自己很渺小而离开家、幻听的声音伴随着使人惊呆的恐惧、抑郁等等。这些症状可以看做是对双重束缚回路的尝试解决（Gilligan, 1985）。

通过识别对立面之间回路开始重复的序列点，治疗师可以找到产生自我贬损催眠的关键之处。这一点可用做催眠诱导和治疗性改变的基础。例如，与一位写作卡壳的来访者（图中的例1）初次会谈中，可能会建议她（1）坐下来，（2）拿起钢笔或铅笔，并给她记事本，（3）集中注意她的手的感觉和她与纸的相对方位；（4）在她准备好时要求机械书写单个字母，（5）停下来（写好字母后），（6）建立除了我的声音和渐增的安全感之外"空无一物"的隔离状态，（7）感到渺小但安全，（8）找到她可以恰好（写作）（right/write）"与自己和当前需要和谐共处"的心灵"家园"。因此，过去导致自我贬损过程"走开"（伴随遗憾、厌恶等不幸的感觉）的相同次序，被用来激发"走入"安全情境的治疗性催眠，从而产生有意义的变化。以问题结构作为催眠诱导的基础，治疗师确保了所产生的催眠将和问题有相关性。在这期间治疗师关心的是在同一结构中改善来访者的体验性质；要做到这一点，生理的和谐、心理的安全，以及后续章节中谈到

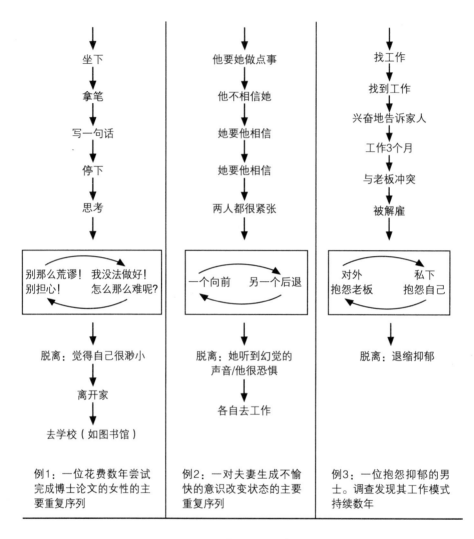

图5.1 问题诱导示例

的其他过程都极其重要。

在确定诱导序列时，还有一些相关的要点。第一是治疗师可以从不同水平定向抽象出来的回路。虽然图5.1的例子都是概括化描绘，对催眠诱导的目标来说更具体详细的描述会很有用。例如，关于那位论文作者的更多联想，包括停止（写作）、感到紧张、撑着肘、下巴绷紧、弓起背。对治疗师来说，每一个这样的小线索都既是催眠中模式复现的注意信号，也是有助于接近和重构症状模式的可能的催眠暗示。例如催眠状态中重复散现的暗示序列包括：指示停止、胸部、下巴开始紧张、弓背，之后更深地进入安全的催眠。这样一来，在催眠中通过多次尝试，便接近和矫正了原先的序列。

第二，问题回路可以用多种形态的体验来描述——行为、认知、情绪、感觉、意象、知觉等等（参见Gilligan, 1985）。假定在这些形态有些事情发生了，个体经常只注意其中的一部分形态。治疗师充实了多形态的描述，便可以定位催眠中应投放注意的众多可能区域。例如，诱导交流可能从动觉表达转向感觉或知觉或意象等等。注意力在各个形态间移动，是去结构化和重构注意的好办法，这也是有效能的催眠沟通的本质所在。

第三，个体可能有不止一个不变的行为序列。但治疗师一次只处理一个主导序列会比较有效。等到当前序列变得富有灵活性，再转向其他的序列。

第四，治疗师可以使用多种方法来确定诱导序列。我常用的一个技术，是要来访者用姿势表现出问题序列。也就是说，我要求他们不要说话（但可以有声音），用非言语行为展现他们一再陷入的行为序列。该方法跳过了言语描述，因为言语描述有时难以准确辨别所进行的过程中哪一部分需要调整得更有弹性。实验也表明变动模式的非言语表达方式（如：时间转换、执行速度、动作的优美）可以强化表达的品质。

例如，我有时用浅催眠减慢诱导回路，并强化与它的牵连。这样可能会要求一个暴食者重复做出把手举到嘴边的动作；过一会儿，治疗师用催眠暗示减慢这个模式，要来访者部分离开模式，而治疗师可以增加进一步引导来修正意象、认知和其他与问题序列有关的体验过程。由此，先跟随了问题序列并聚焦于它产生催眠，然后修正和发展该序列的新关系。

最后，即便互动序列不用做催眠沟通的核心治疗单位，它也可以用于相关目标。例如，凭借治疗师对一个自我贬损的问题序列的了解，他可以在序列刚开始时进行干预。例如一位来访者有严重退缩和自责的序列，开始时紧皱眉头，然后目光呆滞、肩膀紧缩、肩膀向内收。为了转换这个序列的性质，每当他开始皱眉时，治疗师便温和而坚定地叫他的名字。接下来进一步以握手和指导来访者睁着眼睛来建立人际联结，在这之后治疗师承认来访者有退缩的需要，在这同时一边详细阐述如何舒适地做到这一点，一边保持着人际关联的方式。

从欣赏某些东西的对立面产生出来的相关应用，在每个互动序列中都呈现出来。在重复序列中，固定的对立元素标志着来访者的建构现实中的"分裂"（即隔离）。不仅这些两极间关系可以通过催眠重定整个诱导序列来改变，其他催眠技术也可导致治疗性改变的发生（参见Gilligan, 1985）

症状群

在某些催眠应用中，最好将问题看做固化的诱导序列；而在其他情况下，则将问题看做症状群——有固定（即对情境不敏感）关系的关联网络——会更有用。诱导回路与症状群的主要差异是，前者是时间和序列的线性概念。当催眠深入（达到更流动、不连续的状态）时，这些概念的作用较小，序列更适合在浅催眠中使用。

催眠治疗师通常询问以下问题来确认症状群：

当你体验到问题时，你倾向于表达的所有行为、象征、感觉、认知、情绪、知觉和其他相关物是什么？

图5.2是用这个一般化问题发展出来的症状群。该症状群来自一位在切除乳房后希望减轻乳房疼痛的女士。治疗师要求她在浅催眠中报告当她想到切除的乳房时，不同的意象、感觉、认知等等。如图所示，当她思考与已切除乳房之间的关系时，多个特殊的特性因此被识别为一组无差别的关联因素来接近。不用说，要立刻应对这个症状群的情绪威胁对她来说太难了，于是她寻求治疗帮助。

因而，症状群中的每一个特性都好比一个人处在功能失调的家庭系统中：它被困在不变的关系网中了，无法发生同一性的变化（即个性化）。也就是说，症状群像一个"不变的斑点"，所有特性在这儿浓缩（或瓦解纠缠）成一团（这个概念与Bowen的"集中的自我族群"一致）。激活症状群的任何线索，都会以预期的方式接近整个症状群，最终产生问题。因此治疗师的一个主要任务是：识别来访者观念联系网的提示，并使其关系更有弹性，以便在某个情境中已经形成的框架（即症状群）可以随环境变动而相应调整。

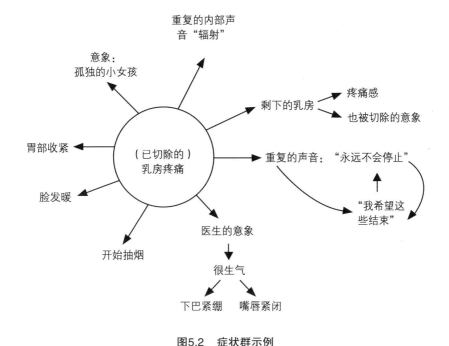

图5.2 症状群示例

对于这个任务来说，催眠在许多方面具有治疗价值。第一，它解开了自我与其表达之间的束缚；即催眠中的人会感到自己既是变化中的体验现象的一部分，同时又与现象分离，从而可以不被干扰地观察。第二，催眠令框架的关联元素之间变得松散，来访者可以在多种框架内体验个人元素。例如，与上述来访者的催眠治疗工作的一部分，是与"辐射"的关键提示词的多种关联：不同的故事、意象等，以及其他治疗沟通中强调自己可以与"辐射"（例如：太阳、指尖的感觉、婴儿的脸）有不同关系的幻想。在催眠中，可以用多种方式界定症状群的成分使其"去结构化"（即差异化）；之后新的关系便可以产生。

在找出症状群的表征时，治疗师要首先确认来访者注意力足够集中，联想可以自然浮现。治疗师可以一再重复提问以温和地引导这个过程："当你想到这个问题时，这个形式（想象、认知等）里还有什么？"有些来访者会对某些形式"一片空白"，这显示可能有些领域被隔离了。这时进一步吸引其注意力深入可能会有用，虽然一般来说，较深的催眠工作是在有良好的氛围和催眠体验之后才开始进行。

不变的角色扮演

作为互动的序列，问题诱导需要两个或更多的人来做对立角色。这些"演员"可能是人际间的（真实的人），也可能在个体内心（想象的人物）出现。由于治疗沟通是要改善这些互补的演员间的关系，催眠师很有必要了解：

1. 问题发生时有谁总是在场？

2. 问题发生时来访者想象中总是出现谁？

从这些问题中得到的信息告诉我们，催眠沟通中需要包括谁和跟随谁。例如，一位女士想从"忧心的攻击"中解放出来，结果发现当她体验到这种感觉时她先生总是在场。如图5.3A所示，"女子及其丈夫"是要处理的组合结构（即关系单位）。由于问题发生时丈夫人在现场，治疗师要求他也要出现在治疗过程中。丈夫一开始不肯参与催眠体验，于是治疗师指导他"根据他自己的需要"观察他妻子正在进行的催眠。这样给他间接的引领，而给他妻子直接的引导，两个人都产生了有意义的催眠。不难想象用这样的方法，在几次会谈之后丈夫便直接要求把他也加进来。

在需要完成论文的（见图5.1）另一个来访者的症状群中，不变地出现父亲说教的画面。如图5.3B所示，"女儿与父亲"成为催眠主要处理的关系单位。由于这个关系主要在女来访者的想象中发生（治疗过程中），只看她本人便可发生有效的改变①。

这里的主要观念是，记忆中不变的关系次序是每个个体的信息模式。它们是设定好的在特定关系中互动的固定指令。尽管个体本人可能只认识到模式的一面，他/她的行为却是被潜在的模式的两面所主导的，因而催眠沟通必须都做处理。这可以通过让两面（或所有面）都呈现出来，或在催眠中吸引个体注意到两面来得以实现。在这两种情况下，治疗性催眠都很重要。正如我们在第2章所看到

---

① 我发现当来访者处在相互依赖的关系中时，要和所有互动的演员一起治疗，这一点非常重要——如住在家里的青少年、住在一起的配偶。Ritterman（1983）和Lankton及Lankton（1986）探讨过家庭催眠治疗，Gilligan（待发表）探讨过夫妻催眠治疗。——作者注

A   B

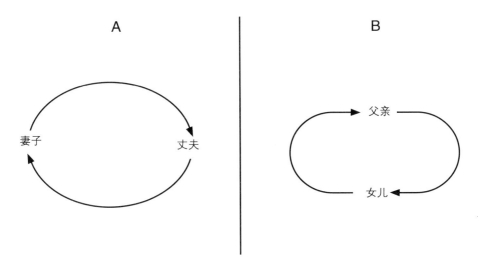

图5.3　组合结构：关系单位的互补

的，被催眠者会有他们既是关系的一部分同时又与关系分离的体验。这使得人们可以转换观点，甚至同时持有相反的观点。此外治疗性催眠将图形（即心理结构）与背景相连（即生物情境），这是改变能够持续下去所需要的情境①。将个体从与心理结构的僵化连结，转向注意安全的生物情境后，符号系统的转换性改变就得以发生。

要推动这些改变，治疗师应意识到冲突双方的特点、他们的模式、沟通内容、对某个催眠观念的回应等等。在提出催眠观念时，治疗师要保持醒觉，他/她在同时与个体的至少两个互补部分进行交谈。跟随和引导这种关系动力的方法很多。方法之一是象征故事：治疗师讲述奇闻轶事，其中的人物互动特点与来访者的问题动态相似（见第6章）。另一方法是治疗师扮演动力的一部分，于是来访者扮演另一部分。我们在第7章将看到，这可能会涉及扮演比抑郁的来访者更悲观的

---

① 有趣的是，将重新连接图形（结构、症状，或识别的病人）与背景（情境或家庭）看做是改变所需要的情境后，我们注意到家庭治疗与艾瑞克森催眠治疗在用不同方式追求同样的目标。尽管两者都关注症状发生的情境，但家庭治疗指向社会情境，而催眠治疗聚焦于机体情境。目前看来，心理领域中家庭是一个统一的系统，就像生物领域中生物体是一个系统一样。这两者中任何一个都可以产生改变。最后，在转换系统时最好同时注意到生物的和心理的情境。——作者注

角色，于是来访者开始自卫而转向互补角色（"事情没那么糟"）。之后转换到对立角色，治疗师指导来访者通过一系列角色转换，能够体验动力的两面的价值，这便可以通过催眠发生系统整合（见第7章）。还有一个方法涉及催眠中个体在卷入动力的所有角色的经验认同之间往返而行，然后建议他/她放手，"让无意识去整合和建立两部分间的相互支持关系。"

不论用什么方法，治疗师的假设是来访者卡在关系动力中，以不变的互动方式扮演固定的角色。通过认清这些角色和他们在不变的动力中的回应策略，治疗师便可以结构化的体验探索来跟随这动力，引领它走向更平衡和互补的表达。

最后要强调的是，关系中的扮演不一定用人物来代表。他们可能是个体的象征"部分"，用幻想象征、声音对话、意象（如：动物）等等来代表。当这些部分出现时，与它们共同治疗是需要的，通常也假定这不变的动力来自于和反映了来访者面临的真实的人际挑战。因而治疗师虽然是跟象征的想象人物进行治疗，这些治疗最终要联系到人际领域的真实的关系困境。

信念

信念是结构化个体体验的一项强有力的诱导技术。当信念僵化时，会严格限制表达的范围，从而产生问题。例如，如果一个人坚定地预期会在工作面试中被拒绝，他的相应行为必会表现出来，以减少自己和他人遭遇这样的事情。进而他的知觉、情绪、认知过程会被这个主导信念所建构，以至于他确信"现实"就是只有失败没有其他可能。就此，不变的（即对情境不敏感）信念构成了维持问题状态的催眠诱导。因此，治疗师探索以下问题：

你有哪些与问题体验相关的固定信念？

完成这个调查的具体问题包括：

1. 怎样/在哪里/为什么/跟谁在一起，问题会出现？
2. 问题解决时，发生的变化是什么？
3. 如果你没有这个问题，会发生什么？

4. 应讨论问题的哪些部分？不讨论哪些部分？

5. 问题是怎样持续下来的？

相关提问关注问题行为出现时的主导信念。具体说来，可以指导来访者想象他们处于问题情境中而后（就情境）询问这样的问题：

1. 你觉得别人想从你这儿得到什么？

2. 你需要什么？

3. 会发生什么？

4. 你可以说什么做什么？不可以说什么做什么？

对这些问题的回应揭示出来访者的前提假定：他以此无意识地固化注意和激活行为模式，以满足对事件结果的"自证预言"。因而，对问题状态的信念成为个体持续同样行为的调整仪。因而在应用治疗方法时，将信念用做采取不同行动的辩护者。即问题背后的信念是：

> 既然X是真的，那我就别无选择除了……（问题状态）。

治疗师的方法是这样沟通：

> 既然X是真的，那可以做许多选择。

这样做并没有挑战信念，而是将它用做发展新的生活方式的出发点。例如，看一下上述来访者相信面试中必定被拒绝的案例。他的信念是：

> 被拒绝的体验将会发生，这会导致很糟糕的状态。

催眠师会引入一个重要的治疗观念来做沟通：

> 可能会被拒绝，这会导致多种期望的状态。

下面是催眠中（进入浅催眠后）如何沟通这种治疗观念的例子：

> ……你的无意识可以用很多方式发展和肯定你在关系中的能力。例如，

你有跟人交谈的能力，跟许多不同的人用许多不同的方式交谈。你学会像婴儿一样说话，像孩子一样说话，像年轻人一样，有很多种方式。当时间流逝，你对关系和如何表现自己的理解，会随着自我感觉的改变而不同。在学习交谈时，你根据与一个不可控的观念是否一致发展了许多关系。你学会接受一些信念，拒绝另外一些信念……现在你可以拒绝任何需求、任何事情，除非可以依据当前自我的需要来体验和回应……在催眠中你可以探索某些接纳和某些拒绝……因为在那次面试的预览中，你可以探索有多少种不同的方式——我不知道，你在意识里也不知道有多少不同的方式——你将会，能够，正在发现，何时，何地，怎样以自己满意的方式体验拒绝……拒绝对呼吸的限制……接受舒服地呼吸的能力……拒绝不必要的紧张……接受应得的安全感……拒绝了解你怎样享受面试的具体细节……接受无意识指引会支持你的发现……拒绝想进展得太快或太慢……接受你自己的节奏，你那舒服继续下去的能力……拒绝记住我的原话……接受你今天和明天的梦的整合……

这样一来，来访者主导的拒绝主题被接纳，并与其互补面"接受"元素相平衡，而且根据很多将要被体验的自我提升的方式在催眠中进行详述。简而言之，问题状态的主题也就是解决状态的主题。当然，只有当来访者体验到接纳状态时，这些主题才可以变成解决状态。因而呈现这些重新融入背景的观念的成功与否，要看人际关系中建立和谐氛围与专注的程度。

这里的一个主要观点是，信念只是对事实的一个假设或"暗示"，其适应性价值要看自我的一些能力（1）根据情境转换调整假设，（2）用多种创造性的方式回应预期的事件。个体需要与信念充分分离并能识别其两面性，才能做到这一点。当信念绝对化时，个体的行为必定僵化易出问题。在寻找解决方案时，可以在催眠中先加入个体与信念的连结，然后放松这个连结，继而扩展它可能激发的回应来做调整。这种方式并未直接挑战信念，而是鼓励自我，通过催眠指引得以有机会发展出与信念之间更有弹性的关系。

相应的观念是，个体与某个价值判断的连结越固定，只要不直接挑战这份固定连结，转换他们与价值判断的关系就越容易。因此催眠师不断地尝试以心传心，"如何通过鼓励更多相同的方式，之后是部分相同的方式，让改变得以发生？"信念被看做问题和解决都由此产生的途径，催眠师便以问题产生的方式来找到解决方案。

技能和资源

个体改变的能力，取决于他/她实现自己资源和技能的愿望和才能。如第4章所述，艾瑞克森学派治疗师会探问以下问题：

来访者有怎样的技能，资源和能力？

这个问题可以变化为多种提问方式：

1. 在你一生中什么事情你做得很好？
2. 你真正喜欢什么？
3. 你有哪些嗜好？
4. 你跟谁有特别的连结？
5. 你真正想"放松"和休息一下时会做什么？
6. 在你每天的生活中主要做什么？

对此的回答可以作为催眠沟通的可能资源。例如，下面所列的来自与三个不同来访者的初始会谈：

来访者#1（男，13，糖尿病）

投篮

思考飞行中的飞机

听摇滚乐

避开父母

打视频游戏

来访者#2（男，35，大学教授）

摄影

宠物

聚精会神

快速转换状态的能力

教书

退缩的能力

来访者#3（女，30，怀孕）

与丈夫的关系

编织

阅读

音乐

开车

海滩漫步

担忧（如广泛地想象未来）

对于每个例子，治疗师都可以考虑将这些资源与问题体验的结合进行重组。这里的假定是，在问题状态中，自我几乎体验不到和本质资源之间的连结。资源可能在问题框架（如：个体忘掉了他/她有能力去寻找他/她想要的）之外（即功能分离），或者在框架内以严格的自我隔离的方式运作（如：个体只用惊惶的无效方式寻求/她想要的东西）。两种情况都由于框架的固化，而无法从它外面或内部产生新的变动。治疗催眠诱导造就"去结构化"的情境，从而可以从多种情境获得和整合资源。

问题体验＋资源＝可能的解决

例如，年轻糖尿病男孩案例（来访者#1）的问题/资源包括：

具体问题领域　　　　＋　　　　可能资源

注射胰岛素 ←——————→ 舒服地投篮

检查血糖 ←——————→ 自由地检查投掷率

被隔离 ←——————→ 幻想做飞行员

未来感 ←——————→ 转向有节奏的、可期待的改变这里每个资源都成为迂回和暗示性地锁定问题情境关键侧面的可能框架。于是，舒服地投篮的隐喻用来代表舒服地注射胰岛素；自由地检查投掷率和保持一定浓度的故事，用来暗示定期监控血糖水平；如此类推。如图5.4所示，问题/资源之间的连结有很多方式，因而可以确保两种状态间产生新的通路。*治疗师从解决的框架中重组问题描述，并平衡生物情境，便可以找到解决方案。*

在下结论之前，需要注意到有些来访者会坚持说他们没什么资源。甚至他们表现自己的方式有时让治疗师都相信他们真的没有资源。但资源总是能在不同的地方找到。一是问题领域：要长期保持同样的状态需要造诣很深的技能。因此，退缩的倾向在需要时可以被接纳和用做进入内在保护自我的能力；在这个过程中，治疗师对状态的判断和他与来访者的连结，也会使得来访者的技能可以据其价值而重新建构。

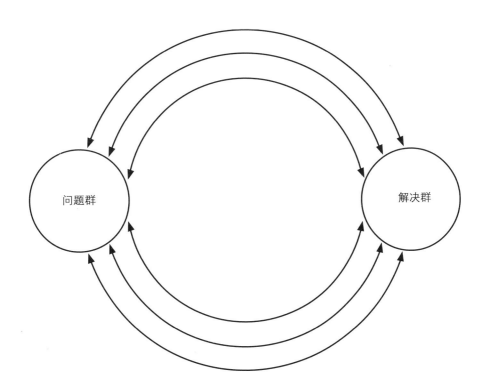

图5.4 建立问题/解决之间多种连结通路

二是从人的基本发展过程中可以找到资源：学会阅读、书写、走路、说话、避开、聚焦、吃饭等等。艾瑞克森经常分享这些基本的体验式学习，作为应对来访者面临的特定发展挑战的基础，这可能反映他自己有过的什么资源都没有的经验（如：当他需要重新学习走路时）。他强调说：

> 我们在生活中凭体验学习了很多东西。我们在体验中学习的内容，甚至我们都不知道自己已经学会……在催眠中可以利用所有这些体验式学习来定向和调整病人的行为。（Rossi, Ryan, & Sharp, 1983, pp. 161-162）

通过在个体可以获得资源的领域来和他/她进行联结，持续下去其他资源很快便可实现。

概括来说，艾瑞克森学派催眠师的工作，是加入来访者的现实并拓展这个现实。为此治疗师首先要识别个体用来创建其体验的价值判断。这些价值可以从个体的关系定位的多个侧面来识别：社会系统、意图、互动次序、症状群，特定角色或依恋关系、信念，以及技能与资源。从当前的观点来看，每个价值都是个体产生其心理现实的一项"技术"，它是来访者的"意念"联络网中恒定不变的东西，来访者以此产生、体验和维持他的心理现实。当这个现实固定不变容易造成问题时，与潜在价值的僵化连结需要松动，以发展新的"很有能力"的表征结构。通过识别和加入固定价值，艾瑞克森学派催眠师使它们重新变得"很有能力"，即可以根据体验将需求转换而变动。因此，用来维持问题的技术就成了产生解决方案的技术。

在识别和利用来访者的价值时，催眠师要灵活而有弹性。催眠师使用多种方法不断收集信息。对有些来访者来说，治疗师要求写下疗程之间的情况可能会有用，那会增强他们的参与，并节省治疗时间。对大多数来访者来说，需要把提问打散到治疗过程中，这样一来一个问题可以补足另一个问题。正如我们将在下一节所看到的那样，对于治疗师来说，使用来自一个问题的信息发展出体验式的催眠回应，然后再将下一个问题作为进一步催眠探索的基础引入进来。以这种方式，治疗师保持以人际间的专注作为探询的背景情境，确保了来访者的回应反映其真实价值观念。

最后，要注意的是，体验价值可以用很多方式加以识别。例如，吉利根

（Gilligan, 1985）描述过如何用催眠观察策略（第3章）收集信息，基于构成问题约束的心理冲突来做诊断问询。简要说来，这里引用的技术只是启发性的，绝非全部；其他问题和策略，可以在治疗师探询多种路径来识别来访者保持不变的方式时包含进去。

引入催眠

催眠的初始阶段除了收集信息外，催眠师也会引入催眠过程。这可以促进在体验接受的领域进行沟通，从而增强发生有意义的改变的可能性。引入催眠可以用很多方式，本节列出了六个方面：

1. 创造易感环境
2. 讨论催眠
3. 自然导入浅催眠
4. 曲折方法
5. 催眠示范
6. 催眠训练

创造易感环境

催眠是一种体验，在催眠中来访者听从于他/她的深层自我，允许无意识过程以治疗性方式表达自己。由于这个过程要某种程度上放开肌体定向反应，所以以具备以下条件会使催眠更容易发生：（1）生理环境安全舒适，（2）不需要的噪音和其他刺激（电话，汽车等）最小化。应提供有坚固靠背的舒适座椅，创造保护性环境。我通常推荐来访者挺直坐好，因为水平的姿势不利于在催眠状态接近和整合来访者的习惯模式。不过如果坐着不舒服或有其他状况，也可提议采用其他姿势（躺下、运动）。

如果噪音（如汽车声）无法避免，若是治疗师准备好并能够完全吸引来访者的注意，催眠照样可以进行。你可能也会回忆起这样的事件：在喧闹的社交场合仍全神贯注于人际关系。我记得坐在米尔顿·艾瑞克森的办公室里，后来倾听会谈录音；让我惊讶的是，直到那时我才注意到喧吵的汽车声和其他噪音——例如电话、隔壁房间的说话声——这些渗满他的办公室。因而，治疗师专注于来访者的意愿和舒适安全感也可以帮助来访者做到这样。即便来访者对意外刺激有反应，比如受惊，这个干扰也可作为中间休息的时机，而后再重建人际关系做进一步催眠探索。

简要说来，催眠师要创建来访者可以感到足够安全、放下意识监控、允许催眠探索的物质环境。虽然舒适感和外部刺激最小化明显要依靠安全的环境，但归根结底最重要的因素，是治疗师自己的舒适和专注于来访者的心理现实。

催眠的概括性讨论

当来访者和治疗师进入治疗情境时，都会想着催眠包括什么不包括什么。由于来访者的观念通常和治疗师不同，所以需要花一些时间直接讨论这个问题。我通常会问来访者当他听到催眠这个词时会想到什么。他们的回答通常会强调失控、感觉停止、做奇怪的事情、放松、只听到催眠师的声音、被编程、即刻的变化、健忘等过程。不用说，这些联想让来访者难以完全参与治疗性催眠的自然产生。因而我通常会强调我自己对催眠的联想。尽管具体怎么说取决于来访者，但我会直接表明我的意图自始至终都是尊重和提升个体的完整性的。接下来我会表明我把催眠看做产生安全感的有力工具，因而可以用它来愉快地实现"核心"感（可选的字眼有自我、控制、平静、接纳等）。进一步的阐明发现，这可以用很多方式来做到，当前情境便是发现最适合来访者特定需求、价值、风格的方法的机会。我强调催眠的体验是变化的：来访者有时会听到我说话，有时不会；我的声音有时在前方，有时在背后；来访者可以睁眼或闭眼，或随意；可以立即做催眠或下次再做；可以几分钟后结束，也可以几小时后结束，等等。重申一下，最重要的是根据来访者的需求建立可以发展催眠的安全感和信任感。接下来我通常会要求来访者让我知道他主要的价值观、关注点和考虑等等，以便我最好地调整我的沟通风格。

我介绍催眠时的另一个主要观点是掌握。强调的重点是把催眠作为个体掌握体验过程的机会，而那些体验平时对于个体而言可能是"失控"的。然后我会用例子来详细阐明在安全的催眠中，如何探索问题和找到解决方案。

在讨论催眠理念时，要注意催眠只是描述非常自然的、潜在的治疗体验的多种语言之一。许多已有的替代方式可用来充分传达治疗的主要目的，是安全而有成效地帮助来访者与其体验过程建立连结，从而促进期望的改变得以发生。例如，对于一个舞者而言，催眠过程是根据通过不同的"表达模式"的"体验运动"而引入和发展起来的；对于一个计算机程序员而言，强调的是"让程序无障碍地运行"、"重新排列嵌套和子嵌套模式"、"重新整理输入/输出"、"体验界面"等等。而对于一个实验心理学家而言，"入门术语"聚焦于多模式学习（通过平行加工、或然回应、随意模式、多变量体验，内部对话钟形曲线等等）。因此，治疗师以最适宜个别来访者的术语和表达方式来鼓励来访者进入催眠体验。

自然导入浅催眠

谈论催眠固然重要，同等重要的是概念交流之外还要有体验，因为催眠的本质单靠语言无法传达。我通常要在对话中引发至少简短的浅催眠状态，以便让来访者对所谈的东西有切身感觉。引入催眠的过程最好使用非正式的很自然的方式，比如通过在治疗师的非言语沟通中的体验转化。正如第3章所概述的，治疗师可以用循序渐进的过程使来访者转向催眠，以非言语引导技术（如：呼吸节奏、注视）激发催眠。主要目标是用非言语的方法吸引和重组来访者的非言语模式，同时也为下一步对话建立友善的氛围。这样可以在体验（即：机体）领域交流象征性符号，这是无意识学习的基础。

在使用非言语转换之外，治疗师也要用与来访者相应的相关象征性符号来引发浅催眠。这可能涉及儿时的联想——如喜欢的冰淇淋、第一双运动鞋——或现在的关系，比如来访者"放开"自己或"放松"的方式。正如下一章将要详细讨论的那样，基本技术是在保持人际间专注的同时，接近和扩大有意义的关系中多个相关元素；这会创立强有力的治疗状态，来访者在其中将会惊讶地感觉到同时参与了人际间和个体内部的关系。为了产生和保持这一状态，治疗师必须合作于来访者独特的节律和速度，这个过程很像精巧的舞蹈。

曲折方法

理性与催眠性谈话的平衡，是帮助来访者很自然地学会催眠的极好方式。在谈话与体验催眠之间的系列运动可以由曲折方法（refractionation methods）来产生，这一技术会让来访者有一点进入催眠，然后出来，接着谈一会儿话，又进入催眠（这次更深一点儿），出来再谈一会儿，再进入（又深一点儿），这样持续下去。如此一来，治疗师可能整个小时的时间都在5分钟谈话和5分钟催眠之间周期性转换，而每次催眠都比前一次更深一点。

曲折方法有很多好处。它帮助来访者学会很容易地在进出催眠状态之间转换，这个技能在应对每天的生存挑战中很有用。它也帮来访者逐步探索催眠，这让许多人觉得更为安全。曲折的过程也让治疗师和来访者可以很自然地教会对方：例如，来访者可以提问和交流催眠沟通后会发生什么，治疗师可以用这段时间来强调关于催眠体验的某些观念。下一轮催眠可以利用和合并这些回应来产生更深一些的个体催眠体验。

曲折方法也使得治疗师更注意催眠的广度而非深度。在"更深一些、更深一些、更深一些"的方法中，很少会注意在催眠中接近来访者的主要问题和资源策略；曲折方法则使治疗师在一系列催眠中引入多个主题和形式。通过逐渐进展和广泛注意多个模式，治疗师避免了在单一方向上走得太快。这可以建立更强的人际连结，也会让来访者渐渐欣赏一个事实——实现和体验催眠没有固定的方式，可以将生命体验的许多相关方面都包括进去。这一过程所带来的治疗价值不可低估。

在使用曲折方法时，清醒和催眠之间的转换速度，要根据来访者的反应尤其是非言语调节线索来确定。某一个来访者可能对催眠保持5分钟专注，另一个来访者是5秒，而第三个来访者是10分钟，第四个却是20秒；所有一切都通过（无节奏的）肌肉变化来表明意识参与的闯入。治疗师可以将这些线索看做在人际互动领域要重新吸引来访者注意的信号，来访者的注意力移向一些其他主题，使意识可心理以参与其分析策略，同时又与治疗师保持一致，然后逐渐将注意力从不同的通道回退到催眠体验中。

例如在最近的一次会谈中，一位来访者在90分钟内发展出四次不同的催眠。

第一次是来访者谈到他的宠物狗时情绪很投入时而发生的。该主题被详细讨论（"爱抚小狗的感觉"、"被小狗接纳的安全感"），同时非言语沟通转向引导来访者进入浅催眠。大概两分钟之后，他皱眉并调整了坐姿，我也进行了调整（言语和非言语的），改问他何时第一次发现他有数字方面的天分（他是会计师）。我一开始以为这个问题可以自然地发展至年龄退行技术，但当我们继续谈论童年所学知识时他表现出困惑不安。于是我转换非言语沟通，叫出他的名字，回到当前的人际关系。我们谈了10分钟他童年的困难，小心翼翼地让他清醒一会儿。

在开始再次详谈他如何能享受发展出催眠技能时，我指出他可以依靠当前关系中的许多东西，从他的眼皮开始就很好。之后我强调他的"现在并再次"眨眼，他可以数出他通过"眨眼和其他表达通道"与我做无意识交流的次数。以这种方式继续下去（这一技术在第6章将详细介绍），产生了另一次催眠，并引入了关于安全和催眠的更多观念。当他的肌肉调节5分钟后再现时，我称赞他知晓"现在足够了"的时刻，然后在询问他的爱好时将我的沟通转向清醒状态。几分钟后，我询问他在之前十分钟的感觉，并讨论了他以前体验过的类催眠过程。

第三次催眠形成于当我在谈论社交模式时开始跟他握手的时候，之后在我说到催眠是让他的无意识在常规限制（见第7章）之外独立运作的机会时，轻轻地让他的手悬在那里。最后一次催眠的实现，是我用眼睛注视并提示他手上知觉的变化。这个10分钟的催眠，期间他闭上了眼睛，催眠结束于下述暗示：

> ……那么整合你今天完成的所有探索，是多么棒啊，了解到你可以在未来的几天、几周和所有时间里，非常满意于进一步的学习，也允许你的无意识让那些知觉、行为、心理最好地适应当前需要而变化，也对适合整个自我的需要很满意……

轻轻地调整我的姿势，我提出他可以准备好再加入我。最后15分钟，我们讨论了几次自然催眠中的不同感觉，我强调"还可以产生更多"，以及人际关系中安全感的重要。

这样，初次治疗会谈中可以做一系列的小催眠。每次催眠都在治疗师与来访者的谈话流中自然发生，每次催眠都有人际连结和个体内部的专注，每次催眠也都在来访者的解读线索表明多少有些需要重新定向时结束。此外，每次催眠都在体验接纳的范围内播种一些简单观念：关于催眠的本质、体验的特点是安全可靠、未来的治疗成功、潜在的无意识自主等等。最后，历次小催眠之间的直接谈话，也让治疗师和来访者就如何参与治疗中的交流学到更多。

还要注意的是，使用经常在主题和体验状态之间（如：催眠/清醒）转移的技术时，催眠师会有保持专注于人际连结的潜在的连续感。即治疗师在主题与主题之间转换，但同时在整个变动中体验到自我很恒定。没有这个整体的方向，来访者可能会觉得困惑或感到被不舒服地割裂开。这样，关系情境将所有不同的观念粘结在一起。

催眠示范

在介绍催眠过程中，治疗师可能会发现来访者不愿或不能作为焦点人物直接参与。这很容易理解，信任和安全在治疗开始时极为重要。根据艾瑞克森学派的准则：直接的方法不合适便改用迂回方式，治疗师可以催眠其他人来做示范。来访者被要求不必直接准备，在用各种示范来确认时，暗示通常会引发催眠。

示范催眠可以用很多方式来完成。第一，治疗师可以做自我催眠，来访者将治疗师视为权威时这一策略尤其合适。第二，可以催眠其配偶或伙伴；这在做夫妻治疗时很有用，此时一次只能有一个人充分体验催眠。第三，可以催眠家庭成员，这样"识别的催眠受试者"（identified hypnotic subject, IHS）在家庭中指定；该方法的背景事实是，催眠过程经常很自然地在家庭系统中发生（参见Ritterman, 1983; Lankton & Lankton, 1986）。第四，也可以催眠与来访者无关的受过训练的人。这是艾瑞克森常用的技术。第五，治疗师可能使用艾瑞克森（1964b）"我的朋友约翰"技术的某个版本，当来访者不愿或不能体验催眠时，治疗师的注意转向想象中坐在来访者邻座的人，并继续对这个想象中的人做催眠诱导。

第六，使用相关技术如木偶或其他道具。这些技术会让孩子特别高兴，对成年人也会有益。例如我有一位来访者抱着三只玩具熊，我跟每只熊做催眠沟通；这个游戏过程帮助这位男士用他的孩子似的资源进入有意义的催眠。最后，可以讲述其他人的故事。这是艾瑞克森方法的核心技术，治疗师会催眠性地描述涉及在其他时间其他人的故事（例如：催眠的发生）。我们在下一章将会看到，讲故事的方法在让来访者以他们自己的方式参与上非常有效。

催眠训练

每次会谈开始都有催眠准备阶段，就像治疗的疗程开始一样。后者在锁定具体问题之前，用多种催眠过程对来访者做正式训练会非常有用。因为直接聚焦问题领域会吓着来访者。例如，我最近治疗一位孩提时被性骚扰的女士时，由于过去的经历对她影响很大，她不太相信自己的内在能力。因此在最初五次会谈中我只是要她注视我（一个"外部的"连结），同时发展多种对解决问题有利的催眠现象——例如催眠防护盾（以描述界限）、安全分离、情感/知觉分离等等。简而言之，这些方法不直接指向问题情境，而是迂回地发展所需要的资源。掌握这些之后，我们便渐渐聚焦于涉及发展新选择的关系问题。

除了让来访者学习具体的催眠现象外，催眠训练阶段也会帮助他们越来越体会到催眠是安全的、自我探索、掌握心理技能的情境。每次催眠都是了解自我多一点、与自己亲密一点的机会，因而，一系列自我提升的催眠可以在每天的生活中大为促进自尊与自信。

小结

催眠治疗的初始阶段包括互补过程：（1）收集来访者产生和维持现状的信息，（2）在人际互动中介绍催眠过程导入催眠体验。第一步要确认来访者体验中不变的方面，包括社会矩阵、意图、问题诱导序列、症状群、技能和资源、信念。这些与可用多种方式收集的其他价值，构成治疗师的技术和策略的基础。正式说来，来访者的价值判断，被看做产生替代意识状态的治疗手段；合作策略要求治疗师加入这些自然技术，以拓展其自我表达的范围。

在介绍催眠过程时，治疗师的责任是创立环境，可以让来访者安全和充分投入体验历程，在这个过程中治疗师要持续适应来访者的价值和反应。这一过程部分涉及到确保一个舒适的物理环境，但是治疗师的统整性和在场担当着更大的角色。直接讨论催眠，以及互补性的简短自然的催眠体验机会，构成最初教育过程的主要部分。多种示范催眠技术和曲折方法，对进一步的体验式学习催眠、正式训练催眠现象，有着重要意义。简而言之，治疗师要在灵活的人际和谐中吸引来访者的注意，从而很自然地实现催眠的治疗价值。

产生治疗性催眠的联想策略

在初始阶段创立所需情境之后，催眠师便要引发治疗性催眠。在单次会谈中，这个诱导阶段包括从清醒状态转向催眠状态，可能会持续5～60分钟。在多次会谈的催眠治疗中，可能有2～8次会谈做催眠训练，让来访者学会很容易地进入催眠（cf. Erickson, 1948）。

本章将探索实现这些治疗过程的方法。第一节将简述催眠的概念是自然而然的，并概述催眠诱导的三种基本准则。第二节将探讨人际情境中展开治疗性催眠的几种有用的技术。

自然地产生催眠

为了产生治疗性催眠，艾瑞克森学派催眠师认为催眠是自然体验，与清醒状态体验具有相同的基本心理过程。例如，年龄退行是记忆复苏的极端表现；健忘是遗忘的特例；幻觉是很鲜明的想象；催眠后的暗示是无意识的联想学习；催眠的梦与我们在每晚的睡眠中做过多次的那些梦很相像。主要的差别是催眠会强化这些基本心理过程中的体验卷入，有时会强化到我们忘记了自己的那个"好像"世界不过是一个模拟。同样，催眠也会松动心理限制，如我们严格的时间感和空间感。简而言之，在催眠中评鉴能力暂停，体验专注得到强化，于是可以完全沉浸在体验性的现实中（cf. Shor, 1962）。当人们感到被保护和安全时，专注于催眠世界会有很高的治疗效果，因为这会激发新的思维和生活方式。

催眠是自然而然的，意味着它应该被看做代表经验连续体的一端，而不是与其他心理体验截然分开的人工状态。许多来访者会逐渐进入通往内在、无需费力、想象风格的催眠过程（第2章）。催眠不是让来访者突然掉进去的"全或无"的现象。每个个体进入催眠的具体体验历程都是独特的。有人会在刚开始变得更警觉，有5~10分钟想说话，在进入催眠前眼神变得固定；其他人可能会马上放松，进入催眠，但5分钟内便离开催眠状态。每个人都需要发现他/她自己进入催眠的特点和速度；催眠师的任务是指导和加快这个发现过程。

因此，催眠师的工作绝不是要"将来访者置于控制之下"。这样看待催眠诱导，不仅侮辱了来访者的智力和能力，也让催眠师背负不可能完成的责任——去创造他人的心理现实。催眠师不需要也不应当把理解和体验强加于来访者；他们甚至不必让来访者想象很多事情。引发和利用天然的体验（如记忆）、资源以及个体已有的心理历程，催眠会更容易发生。为此，艾瑞克森学派催眠师首先创建情境，让来访者愿意和能够将常规的意识过程放置一边，去探索新的存在方式。然后用自然的沟通让来访者沉浸于他的体验现实中，以利于产生催眠和个人成长。

为了产生有效的催眠诱导，我发现记住三条准则非常有用。一是确保和保持来访者的专注。简单说来，催眠师必须收集来访者的注意力，后者总是在变化的外界刺激间游离不定，并以某种方式对其进行引导。为此可以使用任何数目的固定刺激——墙上的图钉、来访者的拇指甲、催眠师单调低沉的声音、催眠师的眼睛、节拍器、咒语、数数等等（我喜欢与来访者眼睛对视，这使得双方更加专注，也增强了治疗师和来访者的共同参与。不过有些人发现其他的固定技术对他们更合适）。在吸引了来访者的注意之后，用言语和（尤其是）非言语的跟随与引导来保持来访者的注意。

第二条准则是接近和发展无意识过程。这涉及使用联想策略获得体验性回应。本章将讨论达成这一目标的主要技术，包括询问自传性问题、讲故事、给予一般性指导、识别和确认催眠反应。

第三准则是绕过和弱化意识过程。这一准则的潜在假定是，愿意进入催眠的来访者，遇到的主要障碍是清醒时特有的努力和理性过程。考虑到这一点，艾瑞克森学派治疗师以分离策略先跟随再弱化限制催眠的意识过程，从而进入催眠。其主要技术包括：沉闷（boredom）技术、分离技术，隐喻故事、分心和混乱技术。下一章将会重点介绍混乱技术，它是发展得最完备、最为复杂精巧，通常也是最有效的技术。

这三个准则互有关联。大体说来，催眠师以吸引来访者的注意开始诱导催眠，之后互补地应用第二、第三准则。催眠师引入联想策略使得来访者沉浸在催眠中，如果这对来访者有困难，便加入分离技术。

导入技巧（accessing technique）

最自然和优雅的诱导催眠策略，是建立沟通反馈回路，在这个回路中可以获得和利用与催眠相应的体验和过程。基本方法是提供发起搜寻过程的沟通（参见Erickson & Rossi, 1981; Lankton, 1980），而在搜寻过程中，来访者可以在体验上检验内在过程，并从沟通中产生个人意义。例如，被要求回忆快乐时光的来访者，在选定特定事件之前会浮现（不一定是意识中的）多个回忆。这个搜寻过程松动了意识加工，并鼓励更多地接近内在。来访者也会通过意念动力准则（第1章、第2章）开始产生催眠相应经验的感觉和其他体验。艾瑞克森学派催眠师只是简单地识别来访者的大致（如：通过观察）状态，跟随，再沟通以激发进一步的搜寻过程。这样，互动反馈回路的大体目的是获得一系列催眠相应体验，从清醒到催眠的轨道便就此成形。

在这一点上，可用的导入技巧很多。本节将探讨九种技术：（1）提问题；（2）插入暗示；（3）预示催眠反应；（4）概括性说话；（5）讲故事；（6）使用已经发展的联想关系；（7）发展新的联想相关；（8）跟随和引导表征系统；（9）设立框架和确认催眠反应。

提问题

为了开始搜寻过程和获得催眠体验，可用的问题类型很多（参见Erickson & Rossi, 1979; Bandler & Grinder, 1975）。例如，吸引注意的问题是开始自然诱导的理想沟通，它使得从随意谈话到诱导之间平滑过渡。例如，提问一般社交问题（"天气怎么样？""来这儿好找吗？""感觉舒服吗"），之后转而提问无害的外界刺激（"你看这块表怎么样？""你觉得我的新书柜怎么样？""你这个好装备在哪儿买的？"）。有了和谐氛围并赢得来访者的注意之后，催眠师可以优雅地转向可以产生催眠反应的获取记忆问题。这类问题会问到催眠相应体验，例如：

1. 你真正放松的时候是什么感觉？你能想起这样的时候吗？
2. 你想回想起感觉很安全的时候吗？
3. 你能回想起累了的时候冲个热水澡的感觉吗？

类似的问题可以找到自然催眠现象的例证。比如，自然的年龄回溯过程可以用下列问题提问：

1. 你小时候有绰号吗？
2. 你在哪里长大的？你家里有几间卧室？
3. 你能想起妈妈对你很好的时候她的声音怎样吗？

获取记忆的问题也可以直接问过去的催眠体验：

1. 你什么时候经历过最深的催眠？
2. 你是怎么知道你开始进入催眠的？
3. 你能想起上一次的催眠状态吗？

当然，没有正式催眠体验的来访者，可以问他们催眠相应问题（1~6）或推测：

1. 你觉得浅催眠会是什么样的？
2. 你能描述一下当你可能处于催眠时的现象变化吗？

　　获取记忆问题的催眠效果取决于如何提问。如果在正式情境中直接问，它们显然不会把人带入催眠。它们的催眠诱导效果要看相关因素存在的程度：（1）来访者关注体验并注意集中，（2）催眠师用意味深长而带有期待的方式提问。要满足第一点，则提问前要有时间帮助来访者准备好；要满足第二点，催眠师提问后要留出时间来给来访者体验到催眠回应。即使这两个条件都满足了，问题也不见得和来访者的体验有关。因此，催眠师需要至少持续好几条问题线，直到发现来访者对哪个问题线有催眠反应。

　　我在工作中非常爱用提问来引发催眠。我常用包含各种无刺激性问题的5～10分钟的随意谈话，激发友善氛围和体验性的、自我指示的过程。我逐渐转向获取记忆问题。在询问这些问题时，我的非言语行为开始放慢并更聚焦（同时仍很放松）（这种非言语引导技术会让来访者放松下来，并鼓励无分析的、自我参照的过程）。问一个问题之前，我会停顿一两秒，富有深意怀着期待看着来访者，以促发潜在的回应。提问之后，温和而缓慢地再停顿一两秒，更加期待地看着来访者（同时非常轻微地点头）。每问一个问题，我都密切观察对方的反应。当他开始有预示催眠的迹象（表4.2）时，我在问下一个问题时便更加放慢速度更意味深长。一旦来访者明显进入催眠——好的信号是意识过程所伴随的眼动（前或后）停止、运动减少、语言回应减少或延迟——我就会转向使来访者停止口头回应的技术（如：佯装问题，或本节稍后会提到的模糊语言或故事），完全进入催眠过程。

　　有很多方式去扩展访问记忆问题得到的回应，来产生催眠。特别有效的技术之一，是要来访者具体描述以往进入催眠的体验——对没有这类体验的来访者，要求想象一下催眠可能是什么样——之后反馈每句描述，表面上只是确保你听到了每句话。例如：

催眠师：你以前体验过深度催眠吗？

来访者：有过。

催眠师：你能说说，当你开始进入催眠时是怎么样的吗？

来访者：嗯，我坐在椅子上……

催眠师：坐在椅子上……

来访者：……看着催眠师的眼睛……

催眠师：……看着催眠师的眼睛，很好……

来访者：……我听着他在说什么，开始放松……

催眠师：……听着催眠师的声音，很舒服地放松……

来访者：……我的视线开始模糊……

催眠师：……模糊视线……

这种交流可以持续到再次进入催眠。这个技术特别好的地方在于实质上引导来访者说出了适合他/她个人的诱导序列。催眠师简单地用贯注沟通和加强暗示（口头反馈）来强化已有催眠诱导的无意识动作开始运行——即思考会让那体验再生的体验。这样就把产生催眠的责任回归来访者，绕过了经常可能发生的，催眠师的诱导方式更多反映了自身的而非来访者喜欢的风格。

除了无刺激性问题、关注，获取记忆问题外，治疗师也可以使用佯装问题（rhetorical questions，问话只是做做样子不求答案）。这类问题的双重效果是占据意识过程，并激发无意识的搜寻过程。它们在来访者闭上眼睛不再谈话的催眠深入阶段特别有用。

（浅催眠之后）……催眠可以从很多方式中产生……我不知道，你可以进入催眠多深？……你能让自己有多完全放松？……你会用自己的速度和步调发现，催眠如何为你展现开来……这时我想知道，你的无意识愿意如何表达自己？它只是简单地跟你分享，许多意料之外但安全有序的催眠现实吗？它会让你的手独立地举起来，好让你了解它可以自如运转吗？你愿意、能够、何不、不想进入更深到达催眠吗？多棒啊，你能发现所有这些，然后……

这些问题相对无害，它们邀请人们探索各种催眠可能性，然后构成有效的催眠暗示（Erickson & Rossi, 1979）。提问时使用缓慢、有节奏、意味深长的方式，以便将来访者的回应扩展到最大。但有时对于很难放开意识过程的来访者，可以用较快的语速让其意识超载。对于这些来访者来说，佯装问题的内容会更混乱，或者去跟随来访者可能陷入的内部对话：

……你可以用这么多方式进入或不进入催眠……你的意识会听到我说

的，并不去干扰你的无意识过程的自主发生。你的意识可能想知道，他在使用什么技术？他真正在说什么？它会发生吗？它会，为什么会，为什么不会，何不现在发生？当意识摇摆时，你的无意识会持续摇摆……春花盛开，秋叶飘零，你的呼吸吸入呼出……清醒状态的自然的互补是什么？有人说是睡眠……内部对话一再出现一再出现的超理性状态，它的互补又是什么？……有人说是催眠……但你真的应该去直接发现这些……直接又是什么意思？……

这种对话感应是跟随和弱化意识过程的极好方式，下一章对此将有更深的讨论。值得注意的是伴装问题在这类感应里起很重要的作用。

其他提问还包括附加问题（tag question），例如：

1. 你真的想进入催眠，还是不想？
2. 你可能没法让自己完全放松，是吗？（伴以向上的音调）
3. 真是可以放松下来了，不是吗？

附加问题是跟随个体对抗部分的好办法——例如：个体的一部分想进入催眠，一部分不想。正如布兰德勒和格里德（Bandler & Grinder, 1975）指出的那样，附加问题的言语"深层结构"包含了语句的正反两方面含义。理解这样的问题需要多花一点时间，这也使得它们能有效地占据意识过程（Erickson & Rossi, 1979）。

可以简单提一下两种其他问题——嵌入问题和对话假定（cf. Bandler&Grinder, 1975）。前者实际上包含着内隐的问题。例如：

1. 我想知道，你进入催眠有多容易。
2. 我很好奇现在你想做什么。

按照社会习俗，这种问话要求听众像问题要求的那样去反应，于是构成隐含的沟通结构。对话假定实际上是指导语：

1. 你能双手放在膝盖上，双脚平放于地吗？

2. 你不想舒服地坐好吗?

3. 你能告诉我你想进入多深的催眠吗?

显而易见,对话假定是允许式的隐含的指导语,因而对艾瑞克森学派治疗师很有价值。

总结一下,催眠沟通可以用到多种问题:贯注问题、无刺激性问题、获取记忆问题、佯装问题、附加问题、嵌入问题和对话假定。这些问题可以应用于不同的目的,包括收集信息、建立和谐气氛、给出指导语、吸引注意、同时跟随意识和无意识过程、引发记忆(尤其是催眠相应的记忆)、深化催眠、令意识超载等。无论问题的类型和意图如何,治疗师要非常注意自己非言语行为的风格,因为这会很大程度上决定来访者如何回应以及回应多少。

嵌入暗示

米尔顿·艾瑞克森有给出隐含暗示的卓越能力,他会把这些暗示不为人知地分散在谈话里(参见Erickson, 1966a)。他的主要方法之一是传递非言语的信息,用转换音速、音量、声音强度,或改变身体姿势和脸部表情等[①]。按照布兰德勒和格里德(Bandler & Grinder, 1975)的说法,这些嵌入命令,精微到可以绕过意识认知,又足以影响到无意识过程。我在工作中发现,嵌入暗示是做间接沟通的最简单而有最有力的工具之一。

嵌入暗示可以用多种方式说出来。大体程序是找出想要传达的暗示,而后将其嵌在大的语言情境中。在下述例子中,产生催眠的暗示(楷体)直接嵌在了简单的句子里:

1. 丹尼斯,有很多办法可以 *开始进入催眠*。

2. 你考虑的事情之一可能是如何容易地 *发展出舒适状态*。

3. 玛莎,你确实可以 *完全放松*。

---

① 艾里克森听不到音调,他主要靠喉咙的肌肉运动反馈来探索和精练改变嗓音引发催眠反应的能力。从这一点来看,他的这项能力实在卓越不凡。——作者注

这些暗示还可以更加委婉，将来访者的意识注意转向其他的时间、地点或人。例如催眠师可能谈起其他人：

1. 彼得确实很有办法坐下来和让自己进入催眠。
2. ……于是我回家了，让自己感到全身温暖舒适……

一种特别的嵌入命令——直接引用（Brandler & Grinder, 1975）可以使用如下：

1. 我对玛丽说，"为什么不让你的无意识来为你工作呢？"
2. 汉克转了个方向，说："我确实觉得是时候进入催眠了。"

一种相关的间接策略是说话十分概括化：

1. 很多人发现，在发展舒服地进入催眠的能力的过程中，他们对自己了解了很多。
2. 每个人都有自己的风格，来放松和让无意识自由、催眠性地回应。

正如本书其他部分引用的例子所证明的那样，这些类似的暗示可以广泛使用。任何数目的非言语通路都可用来传递信息——脸部表情、声音变化、身体姿势等等。一般化策略是为嵌入暗示使用了一种不同的非言语模式。例如，你可能使用常规的速度和强度说话，然后声音变得缓慢柔和以传递嵌入暗示，可能还要停顿一下让这个暗示"沉淀"，之后马上回到"常规"的非言语风格。嵌入行为不能明显到被意识发现，但又要突出到无意识可以觉察。这需要不断地试验来找到二者的平衡点。由于嵌入暗示是绕过意识探察的精微的非言语沟通，在理智地考虑它们作为催眠技术的效能时，人们有时会存疑。因此，我强烈建议你在判断它的价值之前实验一下这项技术。你会发现多数人对嵌入暗示的回应令人惊讶，尤其在嵌入的信息与个体的需求和理解一致的时候更是如此。

我的理解是，嵌入暗示能够奏效，是因为它利用了在无意识中处于中心而在意识层面居于外围的信息加工策略。具体说来，前者使用了大量的类比信息——按照贝特森（Bateson, 1979）的说法，差异造成差别——而意识理解主要靠数字

（如：言语）信息（cf. WatzlaWick, Beavin, & Jackson, 1967）①。使用嵌入暗示可以用上绕过意识加工而接近无意识的催眠准则。

策略的使用可以如上所述的简单，也可以用得很精巧复杂。关于后者，艾瑞克森有时会在整个治疗里，将嵌入暗示分散在与问题无关的具体对话中。一个经典例子是他治疗一位垂死的癌症病人"Joe"。Joe苦于疼痛难忍，再大剂量的麻醉剂都没效果（Erickson, 1966a）。艾瑞克森应Joe一位近亲的请求，尝试一下用催眠控制疼痛的可能性，结果发现Joe连对催眠这个词儿都强烈反感。艾瑞克森不得不用间接的方式工作，他以Joe的毕生职业花匠作为谈话主题来吸引病人，同时镶嵌了许多催眠和控制疼痛的嵌入命令。下述摘录（嵌入暗示用楷体字表示）的评论很有意味：

> Joe，我很乐意跟你谈话。我知道你是个花匠，种花为生，我在威斯康星的一个农场长大，我也喜欢种花。到现在都还在种。我希望说话时你坐在那把安乐椅上。我会说很多跟花儿无关的事情，因为种花上你比我懂得多。但*那不是你要的*。现在当我说话的时候，*而且我可以很舒服地做到这一点，我希望在我说到一株番茄时你也可以舒服地听我说话*。这是一件奇特的事儿，让人好奇。为什么要说一株番茄？你可以把番茄种子撒到地里；你会希望它可以长成一株番茄用果实带来满足。种子会吸收水分，这并不难，因为雨水*带来安宁和舒适*，还带来花和番茄的生长。Joe，那小小的种子，慢慢地长大，伸出长有纤毛的小小的根。你可能不知道纤毛是什么，但它会帮助番茄种子生长、发芽而长出地面；Joe，*你可以听着我说，我会一直说下去，你可以一直倾听、思考，只是思考你能真正学到些什么*……（Erickson, 1966a; Rossi, 1980d, pp. 269 ~ 270）。

这类嵌入暗示，以不断重复而吸引注意的方式详细展开，直到Joe完全被催

---

① 根据神经心理过程，对嵌入暗示的效用有一个估计：当进入的信息与之前的消息有显著不同时，假定会发生核心大脑定向反应（参见Pribram, 1971）。在Sokolov（1963）提出的该模型中，核心脑的机制——尤其调节丘脑、下丘脑、杏仁核的机制——始终从外界刺激取样。当一个信息（新的或意料外的）被取样，自动的定向反应会释放所有正在加工的信息，而转向取样信息。这样一来，声音模式的变化会"清扫"系统而将全部注意引向新的模式（即嵌入的暗示）。嵌入暗示得到更多注意并被以不同于其他信息的方式加工，这意味着它将会比其他沟通"学习"得更好——即更有效（参见Glass, Holyoak, & Santa, 1979）。——作者注

眠，而嵌入中已经包含了催眠后的疼痛控制暗示。简而言之，暗示十分有效，Joe 的剧痛大为减轻，恢复了足够的体力回家。一个月后，艾瑞克森表面上由于社交的原因与Joe共处了一天，这次他用类似的间接方式嵌入了更多的治疗暗示。Joe 不再为剧痛所苦，直到初次见艾瑞克森的三个月后他平静地死去。

在讨论这个案例和其他案例时，艾瑞克森（1966a）强调了以下几点的重要性：（1）建立适宜的关系；（2）识别和利用病人强烈的改变渴望；（3）尊重和利用个体的需求和特点；（4）说话时足够意味深长以吸引和保持注意力。当然这些要点适用于任何治疗情境。遵从这些要点，嵌入暗示就是引发无意识反应的强有力的间接技术；否则，暗示或其他技术，都会被来访者的无意识所拒绝。

预示催眠反应

预示的意思是在陈述中暗暗假定为真实的观点。所有的陈述中都有若干预示。在催眠诱导中，可以用它们将来访者的注意力集中于催眠反应如何、何时、何地、和谁在一起会发生，这样就委婉地传达了假设：*催眠反应将要发生*（Bandler & Grinder, 1975; Erickson & Rossi, 1979）。如图6.1所示，催眠预示在假定一般催眠反应的同时，也详述了具体的可能性。

这是传统催眠与艾瑞克森学派催眠的一个主要差别。前者的催眠师工作重点在于给种种暗示——如：手浮起来。后者的催眠师则定向一系列催眠反应——如身体隔离感——等待和好奇来访者会选择发展哪种可能性。后者的方法可以超越"阻抗"，从而鼓励来访者的无意识过程在催眠中更为活跃。

做催眠预示的方法之一是如下提问：

1. 你想进入多深的催眠？
2. 你想现在进入催眠还是五分钟以后？
3. 你想坐在这把椅子上进入催眠还是坐那把椅子？
4. 你知道让你的无意识为你服务有多容易吗？
5. 你觉得你坐着进入催眠更好还是躺着？

注意嵌入暗示（楷体）是如何分布在提问中的。

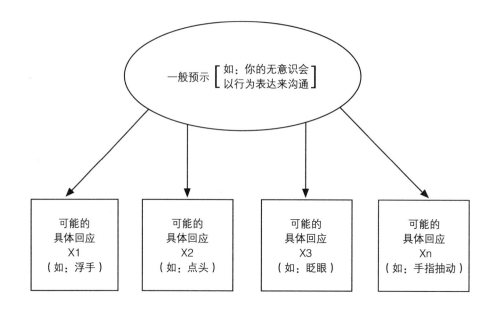

图6.1 催眠暗示的两种水平

催眠反应也可以在陈述中预示：

> 我真的不知道你会怎样**开始进入催眠**……你可以睁开眼睛或闭上眼睛进入催眠……你可以头脑中想着你如何不能做某事而进入催眠……你可以进入浅催眠、中度催眠，或深度催眠……我不知道哪种对你最好……你是立刻完全进入催眠过程还是等一会儿并不重要……最重要的是，你自己有能力发现最适合你个人的进入催眠的方式……有人喜欢**放松一点**，进入催眠一会儿，再出来一下，然后完全进入……有人喜欢等几分钟，然后进入**深度催眠**，立刻完全进入……还有人喜欢进进出出、来来回回、上上下下，直到某些时刻，他们**沉入催眠而忘记回来**……

上面所有陈述都预示将要体验到催眠。此外，它们帮助绕过了所有冲突关系（1）给来访者提供了"虚假的自由"（Kubie, 1958）来选择某种反应；（2）从不直接暗示催眠。它们也提供了许多催眠的信息，让来访者了解到很多可能的体验，从而减少他们试图用一种方式体验而被卡住的可能。

在暗示催眠现象时也可类似地应用预示：

1. 我不知道你的右手还是左手会先浮起来。

2. 我不知道你是否会回到六年级、还是四年级，还是更近……

3. 我们都好奇何时你的无意识会举起那个手指……

4. 在你今晚的睡眠中，我不知道你的无意识会选择哪个梦来继续整合这些学习。

这些是预示具体现象将要形成的简单陈述。催眠师可以更为模糊和详细，尤其在一个具体的反应不会马上发生时。下面例子是用更概括的身体隔离现象来做预示：

> 多么美妙啊，了解到催眠中你的无意识可以独立地反应、自主地反应、聪慧地反应……你可以享受这些体验的安全感，了解你能够起源于它们……你的无意识可以用那么多不同的方式做回应和表达自己……所以我不知道，你也不确知你的无意识会怎样自主表达它自己……但我知道它天然就有能力用很多有价值的方式掌握你的身体活动……例如，你的无意识可以控制你的呼吸，当呼吸持续自动地吸入呼出时，可以那么地容易和舒服，吸入呼出、吸入呼出……你的无意识控制着你的心率和脉搏……当你在享受跑步过程的时候，你的无意识用着那么愉快而有节奏的方式在照顾整个过程：抬腿、放下、抬腿、放下……在催眠中，也可以用很多方式体验你的无意识的能力……我真的不知道你的无意识会怎样用身体来表达自己……可能是浮起手……不费力的……舒服的……非意志控制的……上升（说这个词时向上变形）……可能是右手或左手或两只手一起……可能开始只是一个手指抽动……可能是手抽动……有些人想的更整体化，喜欢让无意识举起整个手臂和手……也有人发现手压下去，它好像那么重，好像是身体的一部分又好像与身体其他部分分离……也有人发现可以很自主地运转整个身体，很高兴地听到我在这儿而看到身体在那儿……是你的手指、手、手臂，还是整个身体，并不重要……你是压下去还是抬起来、变重还是变轻，还是保持不变，也不重要……重要的是你逐渐发现：你的无意识以自身的方式运作的能力……为何不让它用自主的身体给你惊喜……我在想这个惊喜会是什么、何时出现、如何发生……

这些陈述证实了引发任何催眠现象的卓越策略：

1. 以模糊地强调无意识的价值和能力开始。

2. 将催眠现象的一般形式——如：身体解离、年龄退行、健忘——作为无意识能力的例子。

3. 给出一般催眠现象的自然例子（通常比上述例子详细）

4. 给出具体的催眠现象表现，涵盖所有可能性。

5. 暗示来访者的无意识会选择最适合本人的特定表现。

6. 接受和建构所发生的反应。

这一策略将暗示现象结构化为有益的、自然的、熟悉的过程，因而极大增强了来访者愿意和能够回应的可能性。它也预示了将会有催眠发生。

稍后我们将会讨论，在提议和回应之间有时会有时间延迟。在这样的情况下，催眠师可以用多种方式给出暗示，然后转向不同的话题，同时留意之前暗示的现象是否已经出现。一旦出现，就可以接受和继续发展这个现象。

还需注意的是，催眠师可以涵盖所有可能性，同时偏向其中某种可能性发生的机会。例如，在上述例子中，手浮起可以被赋予更多权重——也就是说，通过提供更多自动举起手的例子（如，站在公交车上，在教室里举手），重申更多的手浮起的暗示，只对这个反应嵌入暗示，吸气时用上扬的声调制造"上升"感等等。

当然，反应的预示并不保证它一定发生。治疗师说话要足够富有深意，以便来访者集中注意，这样就提升了潜在的反应而抑制了可能对陈述做逻辑分析的评判能力。此外，预示回应应与情境和个体的个性需求相一致。例如，一个深陷困扰的来访者，不太能做出今天或明天就发生深刻持续的变化这样的积极反应。类似的，个体也不愿承诺"今天或明天"做出反社会行为。当然还有许多不太极端的例子；关键在于，预示要达到催眠效果，就必须尊重跟随和引导的准则。

预示反应还可以用更多的方式来完成。例如它们可用来保证个体完成家庭作业。比如，对一位我希望她坐在饭馆里观察他人的进入催眠的来访者，我用了15～20分钟强调，如何随机选择要观察的人。她很困惑为何要随机选，以致没有时间问是不是要在第一个地方就这样做。另一位来访者，他的偏头痛似乎与不能表达愤恨情绪有关，我做了催眠后暗示：他将在午夜醒来，"所有的痛苦"将集中在左臂。我强硬地坚持必定是左臂而不是身体的其他部位，乃至他报告说（如预期的）因右肩（而不在头部）的疼痛而疼醒。这两个例子中我都令来访者集中注意回应的某方面而将预示回应外围化（即：无意识化）。当然，这个一般策略也可用在催眠诱导中。

概括化语言

艾瑞克森学派治疗师经常说话很概括化，而听上去非常具体。这个模式激发听者产生最适合他们个体理解和需求的特定意义。这有许多重要功能——例如：将责任重担转给来访者；使治疗师可以给予有效指导而无需了解来访者体验的准确内容，从而减少了将策略强加于（可能是不合适的）来访者的机会；鼓励获得意义联想体验（联想诱导的主要目标）；提供有关对来访者而言的重要价值信息。一句话，概括化语言是艾瑞克森学派方法的核心部分。

有很多概括化说话的方式但听起来却很具体。例如，**一般性事件指示物**可用于：

"很久以前那个特殊的时刻"

"一个意料之外但很愉快的惊喜"

"你经历过的最深的催眠"

"许久以前一次非常快乐的时光"

"催眠"

"一种非常满意的感觉"

"你躲避了许久的那种未完成的、不愉快的体验"

也可以使用模糊的动词：学习、体验、允许、发展、涉及、探索、识别、意识到、开始、发现等等。

也可用模糊的名词指示：

"你内心躲藏了很多年的内在小孩"

"一个非常好的朋友"

"一个特别的人"

"缠了你很久的一个旧敌人"

"你真的想接近的那个人"

"你一年级的教室"

"有助于这个发现之旅的你自己的很深的部分"

这些例子，每一个都用概括化、间接的方式，暗示在记忆中搜寻特定的人、地点、事件、物体或过程等等。当在催眠互动中确定地说出时，这些概括化叙述会帮助来访者沉浸于内部搜索，最终获得特定的指示。每个个体获得的指示都不同，运用普遍性是尊重个体独特性的很好的方式。

普遍性可以用于很多催眠目标。其一是在诱导中获得催眠相关体验。事实上，诱导可以完全用普遍性来做，只要说得足够意味深长听着像是特指来访者的关键个人体验。下述诱导片段证实了这种可能（注释问题指出指示的极端普遍性）。

诱导片段	注释
好，现在我想要你找到对你个人来说最舒服的姿势……当你允许自己转成那种姿势，了解到催眠状态可以用那么多不同的方式产生，这多棒啊……因为催眠是一种学习体验，以往你有过那么多不同的学习体验……	什么姿势？ 允许怎样？ 什么姿势？ 哪个催眠？产生成什么？什么方式？　体验什么学习？哪种体验？
你有过作为小孩、成长中的男孩、成熟的男人的体验，你会一直拥有在你整个生命中的一种特别本质的体验……这多么美妙啊，了解到你可以利用催眠状态来探索你过去的学习体	哪种体验？多小？ 哪种体验？什么本质？如何了解？如何利用？如何探索？哪种过去的学习体验？允许怎样？

验，允许你的无意识创造各种对你个人来说重要而有价值的体验……	如何创造？哪种体验？如何重要？如何有价值？
何不让你自己用个性风格安全地探索，进入催眠很有吸引力和有趣，在不同的体验水平了解你自己……只要允许你自己去发现那种特定的风格、节奏，那个特定的节奏是最适合你个人的进入催眠的特定速度……	如何探索？如何有吸引力和有趣？如何进入催眠？如何了解？哪种水平？ 如何允许？什么风格？哪种节奏？ 哪种速度？有多适合？

这些概括而随意的暗示让个体产生最适合他们的具体催眠相关意义。这让催眠师处于合适位置，只是引领和指导个体产生催眠（Erickson,1952）。它也绕过了当具体暗示以下述方式提出时容易产生的"阻抗"：（1）太直接，有压迫性（2）不适合个体的独特需求和理解。

概括性也可用于跟随个体进行中的内部体验。如第4章强调的，催眠师需要了解的只是来访者的催眠深度和情绪类型及强度，同时治疗师在沟通中要显得他/她了解来访者体验的具体内容，否则来访者可能觉得支持力度不够，而不愿完全放开。对此最理想的是基于来访者的非言语行为的、听起来特别的概括性论述。例如，对看上去产生了愉快的催眠体验来访者，催眠师可以说：

> ……对……只是允许你自己继续产生那个体验，了解到你的无意识会给你安全和指导，让你完全沉浸在愉快的支持性的体验中……我不知道，你也不知道这体验会引向哪里……但我知道，你可以让自己充分探索它……

如果细微身体线索表明来访者出了催眠状态、获得不愉快体验、发现有趣的事物等等，这些陈述可以进行适当调整。

相关的，第三种应用是在催眠中跟随外部刺激——例如：电话铃声、飞机从头顶飞过的声音、外面小孩的玩闹声。进入催眠的来访者可能会也可能不会转向这些噪音。为了安全起见，催眠师可以这样跟随它们：

> ……你在催眠中意识到许多不同的东西……多好的事儿啊，了解到你可

以让这些意识来来去去，安全地理解到它们都可以让你更加深入催眠……

这样的陈述跟随了来访者意识中的任意外部刺激，但并不引向刺激。这样会好过具体的陈述，后者可能会打断本来没有注意外部刺激的来访者的专注。

普遍性的另一应用是作为补充材料，比如催眠师要说的话说完了，或者他/她想给来访者机会获得一些体验或者只是探索一会儿催眠现实。在这期间，概括化语言（如：关于无意识的能力和自主，或催眠的好处和安全）非常适宜。它给了催眠师"喘息的空间"来找寻最佳的进行方向，也让来访者体验到特定催眠体验的无尽好处——不是由催眠师引导而是由自己的无意识引导。允许用普遍性作为补充材料可以给那些忧心忡忡负担很重的学习者极大的放松，在这些学习者的错误观念中，他们必须对整个诱导过程做出滔滔不绝的、具体的相应暗示。作为催眠师，并不需要说的每句话都意义深刻、有必然联系；只要它听起来有意义（如果你的目的在于支持对方），个体的无意识会自动完成其他部分。

普遍性也可用来很平滑地"过渡"两个主题。这只需要如下的措辞：

> ……这样无意识可以用很多不同的方式回应……我要给你另外一个例子……

> ……那些事情以另一种方式发生了……例如……

如图6.2所示，这样的陈述使催眠师可以在两个其实无关的主题间转换，特别是由于被催眠的来访者通常不介意主题间的逻辑关系。主题过渡在诱导中开始和结束隐喻故事时特别有用（讲故事一节将会对此进行讨论）。

在过渡技术中，常规策略是把将要连接的主题所共有的一般性特征用做交叉点。例如，当我想从谈论童年的课堂体验过渡到成年的争论时，我可以这样说：

> 在其他事物中，那些儿时学到的许多东西，包括理解人与人之间的连接可以有很多不同的方式……那些理解非常重要，因为人们真的会用那么多截然不同的方式互动，有些令人愉快，有些则不是。比如说，有时人们会互相争论……

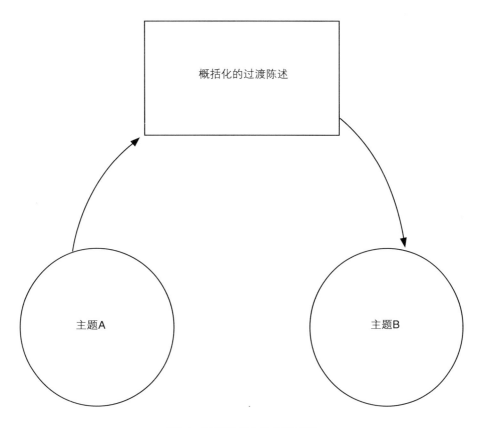

图6.2 谈话感应中的主题过渡

这样一来，共有的特征"连接方式"形成了"从特殊到一般，再到特殊"的过渡过程。由于可能的共有特征非常多，用概括性描述作为交叉点便很容易。

相应的，第六种可能性是用普遍性建立概括化的"主题"，该主题可作为整合各种催眠沟通的参考框架。通常我采用的主题包括：

1. 催眠是自然而然的。

2. 催眠是一种学习体验。

3. 催眠是在不同的体验层次了解你自己的机会。

4. 催眠是你永远可以用来支持自己的安全岛。

5. 无意识非常聪明。

6. 无意识可以自主运作。

7. 你的无意识是你的支持者。

除了上面提到的功能外（如：补充沟通、过渡、概括性指示），对这些主题的详细注释，在教来访者信任和利用催眠体验与无意识过程的催眠中，有重大作用。因此，我把它作为关键点散放在整个诱导过程中。

最后一个可能性是为了诊断而使用概括化陈述。这可以用"20个问题的游戏"的修订版来进行。该游戏可以让治疗师开始吸引来访者的注意，之后意味深长地提到多种有潜在治疗价值的体验。例如：

> 在你生命中有某些体验大声要求特别的注意……你感到非常不安全的体验……无论那涉及到你妻子……（停顿几秒）……或你的工作环境……（再次停顿）……或你的孩子……并不重要……重要的是你的无意识可以帮你处理它……

每个特定主题之后的停顿，可以激活相应的体验。用探询和期待的眼光注视来访者，可以强化这个接近过程；这也便于探察细微身体线索对所呈现主题的情绪（即与自我相关）反应。没有细微身体线索意味着这个主题并不确切，可以进入下一个主题①。情绪线索（如：呼吸的变化、脸色变化、瞳孔放大）的出现，说明这个主题与来访者有些相关。为了了解更多的具体信息（同时强化所获得的体验），治疗师可以重申各种可能性，这次只专注有回应的主题。像上述来访者如果在提到他妻子时有反应，治疗师可以继续说：

> ……夫妻之间的关系有时可以非常复杂，可以在那么多地方出问题……性关系方面……（停顿几秒）……社交方面……（停顿）……为孩子争吵……等等。

这样一来，治疗师可以逐渐锁定一些特定体验并相应地进行运用。

"20个问题的游戏"是快速接近来访者核心问题的有效技术。对于不能或不

---

① 当然，这里假定治疗师已经完全吸引了来访者的注意，说话也说得足够有推动力，来访者如果有和所说主题相关的体验，一定会有情绪反应。——作者注

愿报告相关信息的来访者，这一技术由于绕过了意识层而尤其有价值。当然，它的应用不只是了解问题的核心问题。例如，它可以用来探察在年龄退行过程中，最能吸引个体的儿时联想（如：绰号、宠物或玩伴、老师），或者最适合个体的催眠产生方式。所有情境中治疗师都要（1）提供常规的可能性，（2）观察确定有情绪反应的主题，（3）聚焦讨论范围。重复这个过程，直到来访者沉浸在特定的催眠体验中。

总而言之，概括化语言可以帮助个体从催眠沟通中引出独特的含义。这一技术的应用包括诱导催眠、跟随内在或外部意识、过渡主题、作为谈话补充材料、锁定主题，以及接近核心体验。将概括化的描述富有深意怀有期待地传达给专注的来访者，普遍性才可有效用。

讲故事

第一章强调，无意识过程比意识过程更能表征和理解隐喻概念。因此艾瑞克森学派催眠师用符号和隐喻沟通（尤其是能激发自我指示过程的）来激励无意识过程。因此艾瑞克森学派的一个主要技术是讲故事，故事是隐喻的：（1）故事内容并不提到来访者，（2）故事的重要方面（如：人物、事件、主题、目标）与来访者的经历有关。这样，害怕催眠的来访者可能会听到其他人面对和成功克服这一困难的轶事；对于急切想进入催眠的来访者，可能听到马拉松运动员跑得太快而精力枯竭，或者苦于早泄的男性的故事；渴望愉快的退行体验的个体，可能听到同学重聚或者模糊的孩童经历的故事。故事不直接提到来访者，因而不易遇到意识层面的抗拒，而故事与来访者的相关又自动激起了类似的体验。这是普遍而自然的过程，例如，听朋友随意说起到夏威夷度假旅行，典型的反应是回想起你自己去夏威夷或其他地方度假的类似经历，或想起相关的其他人的经历。这个自我指示策略非常有效。正如巴尔和吉利根（Bower & Gilligan, 1979）所报告的那样，通过联想个人经验而学到的东西，比用其他策略学到的内容，记忆更加深刻。因此，故事是绕过意识而接近无意识的上佳技术。

在治疗关系中，故事可以看做提供了第三个视点，将不稳定的两人组扩展为平衡的三人组。图6.3的A栏代表了治疗师和来访者各作为一个参照点。在直接沟通时，参照的主体要么是治疗师要么是来访者；A栏所示是传统治疗中更多的以

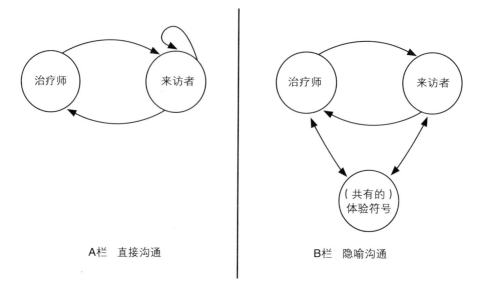

A栏　直接沟通　　　　　　　　B栏　隐喻沟通

图6.3　直接和间接（隐喻）沟通的结构差异

来访者为主体，并显示这样如何创造了来访者的自我指示回路。也就是说，来访者必须同时以个人的、体验的水平，和公开的、行为的水平运作。这容易促进自我意识（如：焦虑、限制、防御、自我监控）。

　　B栏则代表了间接沟通（如：故事）以引入既非治疗师也非来访者的第三个参照点而超越了潜在的不平衡。如箭头所示，在隐喻参照中来访者可以用离散的（即：安全的）平衡的方式参与人际互动。隐喻故事便成了治疗师与来访者的重叠体验回路，在这里治疗师和来访者都既是体验过程的一部分又与之分离。

　　隐喻故事可用于催眠中的多种目标。本章着重于它在催眠诱导中的使用。通过故事来诱导催眠的常规策略之一，是把故事塑造成来访者体验的某些方面（如：兴趣、关注点、正在发生的行为）做转换。在这个方法中，治疗师首先确定讲故事的治疗目标（如：吸引注意、产生催眠、引发催眠现象）。有了这个基本点，治疗师在与来访者的催眠互动中，可以通过转入人际催眠，以及让意象和联想作为来访者产生的催眠交互出入于意识，来生成可能的故事。从这无意识产生的财富中，可以选择合适的画面——例如，与来访者的处境有关、完全能吸引注意、与来访者的具体处境不太相似（因为相似性会引发意识干扰）、不以悲剧结尾（例如：核战争的故事不太合适）‘不会触发与期望的反应无关的情绪（如：不要指望通过赞美罗纳德·里根的伟大，来诱导催眠一个社会党成员）①。这个画面可以展开成为适合于当前情境的目标和环境的故事。

开始讲故事的一个好办法是用概括化的主题和观念。例如：

1. 催眠是很自然的，它包括在很多不同的情境都会发生的心理过程……比如……

2. 无意识真的可以独立运作……比如……

3. 催眠是学习的体验……我们都有那么多不同的学习体验……例如……

4. 在你进入催眠之前，这里有一个你应当思考的故事……

5. 这些跟催眠有什么关系呢？我会用一个故事来证明这一点……

接下来可以讲故事，其内容要根据来访者的体验做调整。例如，某些主题可以反复强调，或者隐喻地跟随来访者的行为反应。故事如何发展部分地取决于它在引导过程中的目的。它可以是用来让来访者的意识感到沉闷或分心，好为产生催眠开路②。它可以是以正向的方式重组来访者的理解和关注点，以激发他们进入催眠。故事也可用来获得来访者的类催眠体验。当然，诱导中可以包含上述所有应用。例如，有人渴望但又不理解催眠，他提到的对户外活动的渴望触发了下述隐喻诱导：

诱导	注释
好，Fred，现在你还没有进入催眠，这很重要……只要合适你就坚持，这很重要……所以在我要你完全体验催眠之前，我要跟你分享一个我划船的	故事以下述陈述开始（1）跟随催眠限制（2）预示催眠发生。

---

① 这在催眠过程中很难避免，治疗师会无意中触犯来访者的情感价值判断。这可以从来访者的肌肉运动和呼吸模式的无节奏转化（远离治疗师的部分标志）看出来。这一触犯通常可以直接处理（如：道歉）。来访者一般会谅解（只要治疗师的意图很清楚），这些模式干扰也提供很好的诊断信息（参见Gilligan, 1985）。——作者注

② 在这一点上，沉闷是艾里克森晚年好对顽抗的来访者使用的技术。他曾经对我说，"如果他们没法以其他办法进入催眠，我会闷到他们催眠。"——作者注

故事……我一直想去海湾航行，我告诉了我的朋友Peter，Peter马上提到他的商业伙伴Dave。Dave在码头有一艘漂亮的快艇，他们正计划周六出航……Peter请我一起去，说他确信Dave会同意……我有点发抖，有点犹豫，既想去海湾，又觉得他们会自行走开……至少我希望他们会（接受我）……所以我马上接受了邀请……我为出行做了所有准备……（我继续花了10分钟描述准备过程的种种细节）。但周六去码头之前，我发现自己非常紧张焦虑……我不知道将会发生什么，我有点害怕不再站在熟悉的坚固的地面上……但我上了快艇，Dave和Peter都在那儿等我……Peter看上去非常好，他完全知道在做什么，于是我因为船长很有能力觉得可以放松下来……当然不是马上就放松的……我们喝了咖啡，谈论共同的兴趣，开始建立起真诚的关系……这样过了一会儿我仍然有点紧张，但愿意继续航行……船长告诉我只要舒服地坐好，不用移动和说话，只要让他去做工作，我可以投入地看风景，享受体验过程……在他跟我说的时候，我仍有一点紧张……他是个敏锐的观察者，他注意到了，并告诉我说："我确信你对这次旅程有很多期待……我

这个来访者是我们一个共同的朋友介绍来的。"新航行体验"对此是一个隐喻参照。

跟随来访者对催眠的焦虑和渴望体验催眠。

细节化是为了继续让来访者的意识感到乏味好让他分心，于是"催他入梦"地引他进入更加"白日梦"式的体验历程。

那天早上这位来访者对可能失去他的支持系统的"地面"感到紧张。

办公室里没有别人。这个信息错配是为了让故事的用意不太明显。

来访者看来喜欢我，片刻后放松了一点。在保证我的能力后，我又做了放松的嵌入暗示。

这里来访者动了一下，对我的陈述有反应。我随即跟随了他未能完全放下这点。

此时来访者的注意完全集中，于是我给出了催眠的嵌入暗示。

跟随来访者剩余的紧张。

我注视已经视线集中的来访者，直接导入催眠。

知道你有点儿兴奋……可能还有点担
心……那很正常……我建议你保持着
这些感受……充分地呼吸，自由的、
舒服的，注意这些感受怎么变化……
现在我会掌舵，保护你……你要做的
只是放松，以及感受沉浸到愉快的状
态中将会变得那么容易。"于是我让
自己只是享受旅程，放松下来，学习
存在的新的方式……

指导来访者放下意识控制，并保证他
的安全。
进一步的催眠嵌入暗示，因为现在来
访者已经产生很好的催眠。

我继续讲了10分钟故事。期间我强调航行的一些愉快经历，而隐喻性地描述
了各种催眠体验。我也用各种对话跟随和引导来访者的内部对话。此外我还直接
跟随进行中的回应。例如，来访者左右点头被跟随为船在风中惬意地晃动，这带
来如此安全和美好的感觉。

结束催眠时，我描述了我们结束旅程上岸的经过。我直接说："到了返回的
时候了……是再次回到平凡世界的时候了。"这帮助来访者再次定位。他睁开眼
睛、微笑、舒展身体、打呵欠、再次微笑。过了一会儿，他说全神贯注于催眠探
索，都听不到我的声音。他在半小时讨论后离去。

在使用这些隐喻故事的时候，要注意过程远比内容重要。如果听者没有意识
到并接受个体对故事进行个人化的反应是合适的这一点，那世界上最好的故事也
不能引发催眠反应。例如，好朋友随意讲的故事，会远比陌生人在商业场合讲同
样的故事让你更有意愿和能够投入到该故事的体验中。类似的，被催眠者如果不
信任催眠师，他们将不愿打开和接近个人体验，或者无法集中注意于体验，这是
因为（1）内在对话不断地在质疑，（2）治疗师的风格不能引人注意（例如：干
巴巴的、很单调）。因此，催眠师首先要建立适宜的情境，故事要伴以充分跟随
来访者反应的沟通，并讲得足够有意味以确保和保持来访者的专注。

通过注意这些变量，催眠师就会发现故事在诱导过程中扮演非常重要的角
色。除了上面提到的跟随意识过程、接近无意识反应之外，故事的应用还包括前
一节提到的普遍性——例如：作为"补充"材料、重构历程、强调一般主题、用

"20个问题游戏"的修正版确认治疗问题。故事在引发具体催眠现象时也极其重要。在这一点上，一个很棒的练习就是生成每种催眠现象的10个自然的例子——即涉及由某个现象所表征的心理过程的日常体验。例如：回想10次当你吃惊地发现忘记事情的时候（"健忘"）；或者类似于抬起手、胳膊僵硬（站在公交车上、打电话、课堂上举手）的时候；或"年龄退行"事件的时候（回家过圣诞节、见到旧情人、看照片）。大体说来，这个练习说明催眠现象是一个自然的过程；就掌握艾瑞克森学派的方法①而言，对催眠反应的理解比其他东西更为关键。具体来说，引发催眠现象的高效方法，是在概括化陈述之后使用已经生成的例子。例如：催眠师要引发年龄退行，可以这样说道：

> 了解到无意识可以创造性地以那么多不同的方式运作是多么美好的一件事啊……你可以安全地探索各种各样的体验……好啊，了解到你的无意识可以出乎意料地唤回你很久以前的体验，那些你早就忘却的体验是多么美好啊……我们都有过记起了久远回忆的惊喜……例如……（讲故事）。

在该策略中，普遍性发展出退行的大体框架，故事则定位于强调催眠现象是自然和熟悉的心理过程的具体例子。根据意念动力准则——注意这是催眠中得到强化——故事所激活的特定回忆将会再生所提及的现象。因此，故事是间接产生催眠现象的高效技术。

使用联想锚

现代心理学关于联想的理论最初十分简单：假设体验中与刺激相关的反应会在刺激呈现时自动激活（参见Hilgard & Bower, 1975）。不过随着近来认知心理学的兴起，联想理论已变得十分复杂多样，联想连结的基本概念仍是多数学习理论的核心。在催眠情境中，触发联想反应是引发催眠的主要方法。本节将探讨如

---

① 需要重申的是，艾瑞克森对催眠的理解，许多来自自然经验（Erickson & Rossi, 1977）。例如他的一个主要策略是：从小儿麻痹症带来的瘫痪中，挑选一小组肌肉（比如：他的右食指），生动地回忆儿时体验（比如：在树上荡秋千）来激活这组肌肉。通过将自己的记忆专注于特定时期，他能够引发目标肌肉群的意向运动。最后，他的大部分身体可以重新活动。艾瑞克森如何自发地将催眠过程应用在自己生命中（参见Erickson & Rossi, 1977）的这些实例，帮助了我们了解他在催眠工作中发展隐喻故事这样的自然技术的卓越能力。——作者注

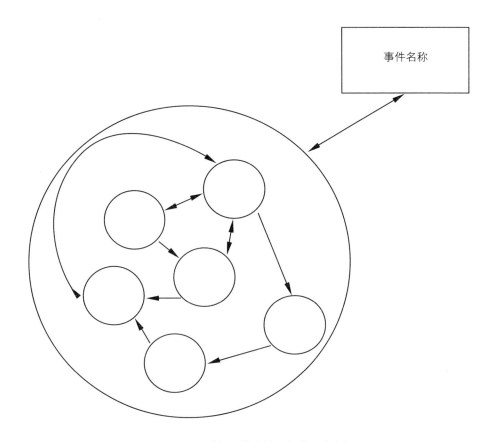

图6.4 作为联想集体验的一般化图式表征

何识别和应用既往联想；下一节将关注治疗师创造的心锚（therapist-developed anchors）（即：联想线索）。

我们可以从重要理念之间的关系来考虑各种体验。图6.4表明，体验是用数字标记（即：语言）来标识的联想网络。每个联想集（associational complex）是一个多暗示、多通路的形态，可能最好被视为事件结构。体验单元的价值（即：意义）来自于多个暗示及其标识所显示的关系形态。个体的生命体验可以表征为综合网络，由内在联系不同的联想集组成，这些联想集以共有的刺激暗示和高级形态（即：抽象意义）连结在一起。

对于我们的当前目标，关键点是在应用方法时要强调，催眠沟通是建立在对个体联想价值的自然使用基础上。当然，不使用这些联想意义是不可能的，因为所有理解都基于它们。治疗师的任务是从来访者的反应中识别言语和非言语线索，并以此为基础进行治疗性探索。相关要点如下：

1. 唤起刺激可以在任何体验通路上发生。也就是说，线索可以是感觉、视觉图像、感受、身体姿势或动作、知觉、一个词或句子、一个人等等。

2. 联想刺激通常是特殊的。例如，一个感到安全的女性可能是由于想起了童年喂养的动物；另一位女性则会在提到"fudgicles"时极其愉悦，变得像个孩子；一位男士可能在想到心爱的2岁女儿时，感到平静和满足。当然，有些唤起线索是大家共有的：如字母歌、儿时的绰号、轻拍头顶等等。

3. 获得的反应可以是愉快的，也可以是不愉快的。例如，和一位女士谈论马，令她想起骑她的冠军马的满足感；另一位女士却再次体验了自己的马饿死的剧烈痛苦；而对一位年轻男士，则触动了被一匹好斗的小型马挟住的可怕回忆。在催眠诱导中最初训练来访者体验催眠时，一般要先接近愉快的回应，因而强调催眠是安全可靠的自我探索情境。治疗师可以在谈话中随意探测来访者对不同联想的情绪反应，之后使用可激发愉快反应的联想来产生催眠（当然，这样的探测也可能会引出不愉快的反应，治疗师对此可以先以跟随进行回应，然后引导至其他事物；如果该反应相当强烈难以消除，那么治疗师要以此为基础引发和利用治疗性催眠。后文将对此进行进一步探讨。）

4. 可以用联想刺激获得各种催眠相关反应。为了识别联想反应，可以提许多问题吸引注意，同时仔细观察得到的回应。典型问题示例包括：

- 哪些活动能让你愉快地集中注意力？电影？书籍？运动会？工作？
- 你休闲时做什么？
- 当我让你回想童年的愉快回忆时，你会联想到什么？
- 你小时候最喜欢什么游戏？
- 何种关系对你特别重要？

通过会谈中提出的这些问题，多种联想意义可以被识别出来。例如，最近我在和一位来访者的初次会谈中识别了下述体验联想。

体验式专注

- 早晨读报纸
- 听爵士乐
- 看着我的眼睛

放松

- 冥想
- 晚饭后出去散步
- 按摩身体

安全感

- 对登山能力的自信
- 对夫妻关系的信心（妻子"Alice"）
- 抱着还是婴儿的女儿（"Tina"）

儿时状态（年龄退行）

- 儿时绰号（"Bud"）
- 跟哥哥玩拼字游戏
- 看卡通

自然的抽离

- 看电影
- 周五下午在课堂里上课
- 长时间开车

这些刺激所构成的唤起线索，可以直接接近来访者生命资源的体验图景。它们可用于包括催眠诱导在内的多种用途。使用从上面例子中得到的联想意义，下面展示了不同的提示如何融入基于来访者的意义和联想的自然感应中。

示例	注释
（i）Charlie，现在我想你看着这儿，继续看着这儿，当你在那儿的时候，继续听着我在这儿（here），看见我在这儿，你在那儿。甚至当保持，实际上在加深自我的安全感时，你发现在定向上可以发展出如此之多可靠的不同选择……就是这样……Charlie，因为催眠是一个体验的过程、一个安全的过程、一个学习的过程、舒服地产生一种状态的过程：自享、自包容、自治、自享、跟自己在一起……	看我的眼睛时的专注联想被用来在人际和个体内的框架中保护注意，与此同时提供生成催眠初始状态的基础。在多数催眠中，我会马上强调安全，因为我发现这是多数人最关心的。对"这儿"和"那儿"的强调用来区分人际情境和催眠情境。
（ii）……Charlie，跟自己在一起，你会意识到催眠是安全地重现和有意义地重组学习体验的机会……学习和价值都是你以后生命中的资源……你有那么多不同的资源，那么多不同的学习，那么多不同的可能性，那么多进入催眠的不同方式……对……你真的可以享受发现能力的过程，甚至当现在进一步放下自己，发现安全而有意义的催眠状态从你的内在舒展开来……带着登山的信心享受自己，跟自己在一起，Charlie……获得自我表达的安全的立足点……带着了解婴儿眼睛感受的安全感，Charlie……带着与家人美餐后散步的舒适……所有这些意义和其他的……在催眠中你可以享受这些价值，然后带着安全和自我	这里引入了一个基本观念（"催眠是重组的安全情境"）。登山、婴儿眼睛、晚餐后散步、冥想等联想直接散置于对话中以激发放松和安全的反应。多种联想的应用有助于分散注意和弱化意识层的线性、序列认知加工。

的自然节律所表达的冥想中的放松……

（iii）……你可以让催眠的安全感以那么多的方式展开……你会发现你的无意识根据整个自我的需求自主工作的能力……无论是看报纸……听爵士乐……看着我的眼睛或女儿的眼睛……你会感觉到自信，就像一个遍布和穿梭在安全的核心自我中的按摩……按摩就是信息，Charlie……你能够感受到它……紧张感消失了……联想舒展开来……更深的自我表达……你能够感受到……

在提供无意识过程的深层表达的一般信息后，植入更多联想（读报、爵士乐、我的眼睛、婴儿的眼睛、按摩）。

（iv）……你可以感受到作为"Bud"长大的自我的自然节律，这些节律在你学习安排和重新安排你在复杂关系中的基本学习和理解时就会呈现……大A和小A……大B和小B……长兄和幼弟……用新的方式重新组合它们……拼写你的名字……发现新的拼写方式的拼字游戏……"i"在"e"之后，除非……抓住Q（cue，线索），当"u"（you你）跟随的时候思考和等待……发现于催眠中——没错，更深一点——Bud成长的基本学习……被U（you）跟随的Q（cue）……因此，催眠真的是一个机会：根据当前需求和对自我的理解，组织和重组自我的价值和学习……

童年联想（学字母、拼写名字、哥哥、拼字游戏、"Bud"的绰号）被用来细化艾瑞克森催眠师的重要主题：催眠是重组基本学习的情境。

（v）……这样你可以感受到那么多的东西，全都来自于自我的安全感……因为你了解《爱丽思仙境漫游记》的快乐与安全……你可以与爱丽思一起享受那仙境……何不更加放开，来探索联想体验的仙境……在自我的安全感中，你可以独立于时间、空间恒常地工作……时间和空间会根据整个自我的需求而变换……时间和空间作为变量根据整体自我的需求而变化……时间流逝，当你体验到看电影的投入时……或当你坐着听演讲者沉闷地说着长篇大论时……或开车开了那么长那么久的时候……不断地出现催眠状态……Charlie，风景变换……空间变换……时间变换……你能够感受到……观看、感受、了解和珍爱这些自我所展现的意义，当你更深地坠入安全的虚空中时……

安全的联想（他的妻子"爱丽思"）被用来介绍催眠探索不受时空限制的分离状态[①]。分离联想（投入地看电影、沉闷的演讲、"自动催眠"旅程）用于进一步产生"虚空"或"核心自我"状态，这是催眠工作的核心情境。

上述例子是联想在催眠沟通中占有重要地位的方式之一。任一联想都可以根据来访者的反应和催眠目标进行深化（如：通过故事）。

5. **可以直接或间接获得联想反应**。再次说明，基本观念是体验性学习可以表征为多种元素以多种形式组成的联想集。要获得特定反应（如：专注或安全的情绪体验），只需要识别从体验到反应的相关特别线索。当然，联想关系的强度会有所变化。正如上述例子中，可以选择较强的反应直接嵌入催眠沟通，以便相对

---

① 只有当催眠师确信，人际和个体内部关系足够平衡，可以做自由漂浮的探索时，才能引入这种无限分离状态。而对于深切感到不安全的来访者，在开始时需要更多的界限。——作者注

直接地获得所要的回应。更间接的获得回应的方式是选择弱相关的提示，在无关情境中呈现。艾瑞克森描述过一个漂亮的实例（1964b）：

可以用非常简单易懂的例子来说明这种汇集细微线索带出特定回应的方法。家里其他人在晚上都外出了。我病了，但舒服地坐在椅子上。17岁的Bert，自愿待在家里陪我，尽管我并不需要。Bert开始随意聊天，他提到给每个人穿衣喂食的忙乱，以及过去某一次去密西根州北部度假所收拾的全部行李……之后他提到钓鱼、捉青蛙、青蛙腿大餐、海滩晚餐、小孩子们撒在食物上的沙子，还有我们在废弃的采石场发现的白化青蛙。

接下来他说起详细的细节：把每样东西弄出夏日小屋的忙乱、小心的照看、寻找放错地方的东西、小孩子们走散了大家匆忙去找他们、锁上小屋，以及我们到达所住的底特律附近那所韦恩乡村综合医院时又饿又累的状态。

这时我脑中掠过建议让Bert开车去探访朋友的模糊念头；但他笑着说起从威斯康星回密西根的路上，他的哥哥Lance特别喜欢艾瑞克森奶奶的炸鸡时，我的这个念头消失了。接着他更开心地回忆起他的小弟弟Allan"推土机"式的吃饭方式，让每个人尤其艾瑞克森爷爷和艾瑞克森奶奶都很开怀：Allan把盘子举到嘴边，另一只手把盘中所有食物缓慢而平稳地推到嘴里。

我又有了一个更清晰的念头，希望Bert开车出去一会儿，这样我可以看看书，但当我想起我父亲对Allan吃饭的绝对效率和速度的愉快评议时，我又忘记了这个念头。

当我们对此发笑时，Bert提起去我弟弟农场的那次旅行，以及6岁的Betty Alice向3岁的Allan所做的长篇严肃解释。Allan担心鸡妈妈如何照料小鸡，因为鸡不是哺乳动物，而只有哺乳动物才会照看幼仔。当我们对此大笑时，我第三次想到提供给他车让他出去兜兜风，这次非常清楚，而且我知道原因。虽然他从未直接说到"车"这个字，他说到的最相关的是"收拾行李"、"旅行"、"去看看"、"去旧采石场的路"、"去海滩"、"从威斯康星回密西根的路上"，以及去我弟弟的农场，他不止一次提到关键字——锁上小屋也跟那些内容一样近。

我立刻识别出这一情境并提出来："答案是'不'。"他笑着说："好，爸爸，你得承认这是一次很好的尝试。""不够好，我一下子就想到了。你过于强调车上的旅行了。你应该提到我们的车放在Ned那里维修，车被尖桩围起来了。还有我从ED Carpenter那里买的车，以及在Emil的车上但不涉及汽车的冰上钓鱼之旅。一句话，你局限在总是间接提到愉快的旅程，总是跟我们有关系，总是在我们的车里。想开车的意图太明显了。你真的想要车吗？"他回答道："不，我只是觉得能让你给我车钥匙那很好玩。"（in Rossi, 1980a, pp. 358-359）。

将这个例子跟前面的例子相比，我们可以看出其更为间接的本质。大体说来，根据来访者的意识层对体验过程的干扰程度，更间接的接近可能最为理想。

6. **应以适合来访者个人的速度和步调，来使用联想元素。** 由于引入联想提示的一般性目标是获得体验性反应，所以应该牢记来访者愿意和能够投入其体验性学习的程度是会变化的。例如，和最近的一个来访者在一起，我在识别很多愉快的联想时非常困难。她在二战时生长于欧洲，有着可怕的童年经历。她的报告显示，她的成年生活一样的糟糕：她嫁给了一个暴力的酗酒者，经常感到抑郁，很难找到工作，没有什么朋友。对于这样罕有正面体验的个体来说，我通常避免从特定回忆开始，而是聚焦于令其投入指向我的人际间催眠体验。一旦建立起与我的安全联想，我再慢慢指导来访者穿越之前主导他们的不愉快的联想反应。

发展联想关系

除了使用已有的联想意义外，催眠师还可以为了治疗性目标发展新的联想连结。这样治疗师可以影响到体验性联想如何、哪些内容，以及何时被激活。要有效建立联想连结，必须注意以下五项准则：

1. **人际专注和信任。** 有意义的联想总是建立在一定情境下。那么很重要的一点是，有别于来访者状态的体验情境应包含催眠师，如果后者能成功地建立联想线索的话。治疗师要在尝试锚定来访者的任何体验之前，吸引其注意，确保信任和友善。

2. **独特性。** 最有效的"心锚"线索是个体经验中未触发其他体验的那些部分。例如，通常的握手对一些体验来说不是一个好的触点，因为它已经与许多体验有连结。这样，最好的线索通常是与治疗师相连，要么无刺激性（如：富有意义地碰触膝盖），要么很独特（如：意味深长地深深注视）。

3. **清楚**。当联想连结出现时，应当不引发来访者意识层的其他体验。来访者应在联想进行标记和之前时，体验到专注（如：进入催眠）。

4. **有时限**。当心锚在接近体验顶点时呈现时，这时最宜体验性联想产生。保证时间合适的简单办法是，用导入技巧引发期望的体验。在使用技术时，治疗师要仔细观察描绘来访者反应的非言语细微线索（如：呼吸模式、脸色、肌肉痉挛）。这些参数的转换反映出体验的接近，以发现在哪一点最适合引入联想标记。

5. **绕过意识**。这一准则假定，在催眠情境中，联想标记最好独立于来访者的意识思考。意识思考会把来访者的框架塞在体验和标记之间，于是无法在催眠中建立两者之间的连结。要有效地绕开意识的参与，最好让来访者至少进入浅催眠。另一方法是让来访者在某一表征系统上分心（第4章）——例如他们最常有意识选用的那个输入系统——同时在另一通道触发体验。

在应用这些准则时，治疗师要确保来访者已经"清空"，也就是说，在人际过程中完全体验到专注投入。催眠师可以直接意味深长地看着来访者，吸引其注意，温和地要求他/她转向内在。之后使用导入技巧（如本章列出的任何一种）：例如，让来访者回忆代表舒适和安全的体验，想到时以点头或举起手指示意。当来访者示意时，治疗师引入提示。例如，他/她走过来用特别的方式碰触来访者的膝盖；或温和地强调一句"那种安全感"，或者可能使用明显不同的声音（与获得的体验相一致）。所选择的提示因此被标记为舒适的体验，过后呈现它便可以引发该体验。如果不能引发，重复以上准则可以成功实现。

在联想连结的多种临床应用中，以下将提到与催眠情境特别相关的一些应用。

1. **诱导催眠**。来访者对特定进行中行为的联想标记，可以作为催眠诱导而引发催眠。一个特别好的例子是"同步眨眼"技术，它将来访者的眨眼反应与催眠相连。由于眨眼是自动的、自然的且不可避免的，温和地使用它必然会导向催眠。这种技术的间接版，是用"向上""向下"的字眼描述其他行为（眨眼之外的），同时让这些字眼与来访者的眨眼模式同步。这最适合用于"随意谈话"的诱导中，如下述例子所示：

示例	注释
（i）……你有很多方法可以产生和体验催眠……你可以完全沉入催眠……之后上来一会儿……（停顿等待下次眨眼）……之后再次沉入，再上来……再沉入，再上来……	治疗师开始逐渐带领来访者的眨眼反应，他先说"下去"这个字，之后等待来访者眨眼。这是加快眨眼速度的间接建议，同时将眨眼界定为催眠产生的标志。催眠师可以通过使用自己的眨眼反应，选择进一步跟随和带领来访者的反应。
（ii）……你开始发现最能让你体验到持续加深的安全感和投入的节律，无论它是较慢地上来、下去，或者你上来、下去、上来……下去……以越来越不费力的自主方式上来、下去……	一旦眨眼加速并与催眠师的跟随同步（常显示出有眼皮跳动的反应），可以再加快眨眼以弱化意识层。之后在音调上嵌入完全进入催眠的建议。
（iii）……你上来下去，上来下去，上来下去直到某些点上……对……上来下去……之后沉下去完全浸入催眠中，在那里停一会儿，完全进入催眠，现在！！！！	第一步间接跟随来访者的眨眼反应。在来访者合眼时说"沉下去"，来访者再睁眼时马上说"上来"。这样，眨眼被跟随，并成为与催眠活动相连的触点。同时，说"下去"时，声音下沉，说"上来"时声音上扬。 如果来访者不合眼，催眠师可以简单地强调"……知道你可以通过睁开眼或闭上眼进入深层催眠是多么好的一件事啊"，之后继续其他策略。

同步眨眼技术，可以通过稍微不同的方式用于"试图"保持在催眠状态之外的来访者。此时可以提供更直接的挑战：

> ……你可以睁开眼睛进入催眠，也可以闭上眼睛沉入催眠……你睁开眼睛，还是合上，还是再睁开，那并不重要……对……合上眼睛……（停顿等待闭眼）……再睁开……再合上……（停顿等待闭眼）……睁开……眨眼……（等待眨眼）……眨眼……（等待眨眼）……眨眼……那不重要……重要的是你的无意识会学到睁着眼睛产生安全而有意义的催眠，或者闭上眼睛沉入催眠，就是现在！！！

在这个技术的两个版本中，催眠师都将眨眼界定为催眠的标志物，用点头来强化每次眨眼反应，并在说话中点缀"对"，"更深一些……完全"等词语。结合催眠师对来访者的真实专注，这些技术可以有效地产生催眠。

当然，来访者也可以不用眨眼来回应，有些时候他们可能会被鼓励尽可能长时间地睁着眼睛。之后催眠师与睁开眼的来访者随意谈话来发展专注。不眨眼的决心会产生以下两种反应之一：（1）迟早会不自觉地眨眼，这可以用做催眠开始的指示物；（2）来访者保持着不眨眼，他们会进入导致催眠现象的僵硬状态（尤其是身体僵硬、隧道视觉和身体感觉）。催眠师可以将所有反应看做走向催眠之路，轻松地等待以发现来访者喜欢哪一条道路。

2. 再次诱导催眠。在多次会谈的催眠中，联想线索可以用作心锚，再次诱导催眠状态。这可以节约时间，持续进入催眠体验，让治疗师可以间接和快速引发催眠状态。关于这一点有许多技术可以使用。例如，当来访者开始进入催眠时，催眠师使用不同的音调或不同的表情（如果来访者睁着眼）。在之后的会谈中，这些暗示可以触发来访者再次进入催眠。

在催眠情境中，音调是特别好的心锚，因为来访者通常闭着眼睛（不可能用视觉暗示）探索内在（身体接触会造成干扰）。同时，大部分来访者不太会意识到治疗师的音调，但会有无意识的反应。我通常用五种不同的音调来触发来访者的联想体验。

当然也可能有很多其他的心锚。例如要来访者做一个特别的姿势来产生催眠

——例如，脚平放在地上、手摊开在膝盖上、眼睛看着特定的刺激。另一可能性是给催眠状态起一个名字，用它来引发后续的催眠。

使用再诱导心锚的一个潜在问题是，所导致催眠状态的治疗质量不如使用更多技术的效果那么好。也就是说，有些来访者需要特别的注意和大量的时间来"臣服"于他们自己。这样的来访者会对中立、非治疗风格的快速催眠技术较有反应（一个很好的例子是舞台催眠，那些志愿者快速进入的催眠状态，很少能在私下里达到）。像其他技术一样，在应用再诱导心锚时，要对治疗关系的参数很敏锐——例如来访者的需求。再诱导心锚不能取代治疗过程的其他方面。

3. **安全锚**。像艾瑞克森（1952）所强调的，任何时候都要保护催眠对象，确保他们感到安全。联想标记可以保证在催眠探索中资源的安全性。我在和来访者的初次催眠中总是会花很多时间来找出和锚定安全体验。由于心锚多半是回忆提示（即，给定的提示很可能不起作用），我会为一个来访者找到多种安全联想，尤其是要在催眠中处理创伤体验的来访者。在安全锚上所花的功夫，可以帮治疗师在需要时获得安全情境。

当催眠中再现负面体验时，安全锚特别有用。例如，有一位有名的珠宝商，曾被想偷其珠宝的强盗严重恐吓。她深陷惊恐不安的类催眠状态，到处藏匿珠宝，并说："没有人能找到它。"这一结论不幸成真，她自己也忘记了把珠宝藏在了哪里。

三年后她来向我求助。问卷调查显示，她几次在其他催眠师那里尝试恢复记忆，但都失败了，因为一旦她试图回忆，就会被恐慌击溃。几次催眠训练让她成为出色的来访者。在一次催眠中，我问她什么可以让她恢复失去的记忆。她说她需要"强有力的支持和真正的安全感。"据此，我帮她在催眠中接近感到安全和支持的时刻。她说过握紧手很有帮助，于是我通过握紧她的手来锚定安全体验，结果发现一旦她需要更多的安全感就会抓住我的手。

会谈的剩余时间都用来练习以握紧手激活安全感。我给了催眠后暗示：她会感到有点害怕，但她会惊喜地发现"这害怕可以激活手掌中的友情和支持资源。"（在说出这些话的时候我温和地握着她的手。）

在下次会谈中，我握着她的手，再次诱导催眠，并在暗示中强调：她可以"愉快地在虚空中与我一起漂浮，我的声音和手伴随着她"，她将会"舒服地享受不断深入的安全感"；不同的意象将来来去去，其中有一个意象将会特别吸引她，因为那是"安全的赠品、惊喜的宝物、闪光的礼物，可以在当下，用自己的速度和步伐、自己的风格打开，了解到你可以在合适时靠额外一只手随时停下来。"过了一会儿，随着几次的"停顿和重新振作"（即：获得安全感），珠宝的意象出现了，她想起了把珠宝藏在哪儿。与资源的联想相连结，使得她能够用自己可掌控的方式重新体验负面情境。

"安全锚"可以在任何通路建立；它们可以是词语、意象、声音、感觉等等。选择安全锚的一个着眼点，是治疗师在来访者体验中占据多么显著的位置。虽然治疗的终极目标是让来访者可以独立于治疗师去获得和使用资源，但在治疗初期多数来访者没有这样的能力。例如，在暴力事件中深受创伤的来访者，通常不愿或不能在催眠中完全放松。我会根据其程度，更多地建立跟我相连的安全锚，让来访者可以把我作为"合作"的引导。这些安全锚使得人际情境可以包容（即：支持）来访者的内部领域，从而来访者可以用上治疗师这个外部资源。因此，在催眠中催眠师可能会指导来访者睁着眼睛，或定期轻唤他们的名字，或用其他的心锚将"那时"的（再现的、潜在创伤性的）体验与"现在"的有自我价值感的关系相连。通过使用这样的方法，治疗进展在来访者与安全锚的内在联盟上，比来访者与治疗师之间的紧密关系更能体现出来。

4. **分离的"部分"或心理状态。**任何治疗的一个主要任务就是进行区分，即从来访者的性格综合体中识别出心理"部分"或状态，使其能在整合的整体中自主运作。联想锚可以从多个方向加快这一任务。例如，用联想锚区分想进入催眠的渴望和停留在催眠之外的想法。例如艾瑞克森有时就会要求来访者坐在椅子上，把他们所有的"抗拒"留在椅子上，然后让他们移到别的椅子进行催眠。这样不同的椅子作为心锚，将不同的心理状态区分开来。

类似的，在治疗会谈中引入"意识心理"和"无意识心理"术语，也是将来访者目标导向的分析加工与更加整体的、体验加工模式相区分的一种方法。一旦区分开，这种"意识/无意识"锚可以进一步发展。比如：

- 你的意识心理能够思考将会发生什么，而你的无意识心理则会去体验和实验。

- 你的意识心理能够仔细倾听我所说的话语，而你的无意识心理则会完全根据你自己的需要做出回应。

- 你的意识心理能够接受疑惑和对话……你的无意识心理能够发展出不容否认的有意义的表达。

通过这些方法，鼓励心理功能的两种模式互不妨碍、齐头并进地运作。

心锚也可以用来区分夫妻或家庭系统中遭受困扰的成员。例如我开始对一对夫妻进行治疗时，我让他们坐在我的两边。我用了不同的指示、姿态变换、音调、表情与他们沟通，在每个提示通路上强调和锚定他们的差别。当他们都在催眠沟通下集中注意时，我想起了躺在办公室地面上的那两只"关怀熊"。我在他们每人膝盖上放了一只熊玩具，让他们集中注意自己的"本质"。关于熊的催眠故事详细阐述了每只熊经历的困难关系，因为没有人可以给它们自主的自我情境。简单说来，熊被用做心锚，来识别和发展夫妻双方的自主感。

5. 整合的"部分"或心理状态。与区分的需求相应的，是整合局部组成系统的整体。心锚对这一点也很有用。整合负面和未完成的体验的方法之一，是布兰德勒和格里德（Bandler & Grinder, 1982）描述的"断裂锚"技术。其程序是不愉快的体验首先被接近、锚定和检验（通过重新引入心锚）。其次，要求来访者接近与先前不愉快体验相反（即：互补的）的快乐体验，同样锚定（用不同的提示）和检验。之后，帮助来访者进入不同于前两种状态的浅催眠，同时"启动"两个心锚，这通常会使得"正面"状态与"负面"状态相整合。最后，启动最初的不愉快体验的心锚，来检验整个程序的功效。结果应该会出现新的情绪平衡，否则就要重复之前的过程。

例如，有一位来治疗的来访者抱怨性能力不足。在浅催眠中，他进入了不愉快的体验：高中时与女友在汽车后座上做爱时阳痿。这一体验用碰触左膝盖锚定。当暗示他去接近相反的"正面"体验时，他回想起买新车时的兴奋回忆[1]；这

---

① 可以推断，很难预测来访者会想起怎样的互补性体验。在这个案例中，显然"汽车上的情绪"这一意念被用做了产生互补体验的支点。——作者注

用碰触右膝盖锚定。之后暗示他"放下"和"清空"自己，再次进入浅催眠中，并同时碰触他的左右膝盖以启动之前建立的两个心锚。在强烈的身体感觉中（"眩晕"、"脊骨发麻"），新的体验出现了：来访者发现他看着新车的电池，并且把正负极连在一起，产生了欣快并且略带眩晕的"整合冲击"。对"负面体验"心锚的检查揭示了现在能够激起整合后的体验。因此，同时启动相反的两个心锚，结果产生了第三种整合锚。

总结一下，治疗师可以为许多目标建立心锚。心锚的成功建立有赖于（1）人际专注，（2）暗示的独特性，（3）来访者处于"清空"状态，（4）时限性，（5）绕过意识层。心锚可以有效适用于催眠历程的许多方面，包括催眠诱导、重新诱导催眠、建立安全锚、识别心理部分、整合心理部分。使用多个心锚通常比较合适，尤其当心理上的安全感是核心考虑要素的时候。一般说来，可以用过去的或当前的新体验来建立心锚，心锚最有效的应用涉及使用已有的心锚与治疗师建立的心锚。最后，治疗师可以将来访者的自发表达作为心锚来使用。

跟随和引导表征系统

我们在第4章介绍过，表征系统是人们加工信息时算使用的认知通路。当时提到个体在某些情境下会偏好使用特定的表征系统——听觉的、视觉的、运动觉的，这从言语和非言语行为中都能得到证实。在诱导过程中，可以强调与其一致的意象来跟随主导表征系统，之后逐渐带入其他通路的意象来引导。为了有效地做到这一点，意识到组成诱导的一般化沟通能够以多种表征系统所表达，将很有帮助。

例如，下述诱导过程摘录开始于视觉通路，之后将其他系统包含进来：

> 现在你坐在那里，看着我……我想做的是与你分享一些方法，让你可以继续看着我，能看多久看多久，同时产生探索你的无意识现实的机会……因为当你坐在那里，可以看到许多不同的东西……因为你的意识心理非常聪明，而你的无意识更加智慧……它能识别出你的体验中的模糊部分，把它们放到合适的焦点，在适宜的框架中，用有价值的观点去看。你在催眠中可以用那么多不同的方式看自己……你的无意识可以发出让那些很难去看的体验变得清晰……当你更深地沉入催眠，你也会识别出许多其他东西……例如，

在你还没能了解到那是催眠之前，你已经经历了催眠……例如，每个人在长时间开车之后，会在路上进入自动催眠状态……夏天在乡间小路上开着车，风景历历在目……但你的意识开始漂浮……只管让你自己吸收所有这些精彩愉快的意象……当你这样做的时候，感到那么舒适，那么放松……多么美妙啊，你可以只注意这些重要的需求，感到非常放松，并越来越多地倾听你的无意识……

这个诱导结构可以调整成适合运动觉型的来访者：

当你舒适地坐在椅子上，允许自己以最适合你个人的方式坐着，了解到你不只可以认出和享受当下的舒适状态，也会感到相当安全来开始产生坚定的意念，即那些感觉会以愉快而可喜的方式进行变换，是多好的一件事啊……因为在催眠状态你会感受到很多东西……最重要的是，你会感到安全和非常专注……专注地让自己越来越多地接触你的无意识能力，以用多种方式来支持和欣赏你自己，了解到你能够感到被接纳、被欣赏、如此放松，是多好的一件事啊……因为放松是好好拥抱自己的机会……它让你完全放下，并体验许多不同的东西……当你自在地漂浮并进入更深的催眠时，你会发现随着每一次呼吸，你都更加放开……吸入舒适和放松，呼出所有不舒服的感觉……让自己投入全然的舒适，特别的温暖和柔软……在催眠中，你的无意识可以转换和穿越许多不同的体验……你可以信任你的无意识能够掌控所有的不安全……但现在只要享受催眠，让你的无意识与你分享跟自己亲密相处的感觉……可能很像久远以前的体验，那时你感到完全受到支持，被内在的仁爱所触动……当你这样做的时候，会听到相关的话语……相连的视觉图像……过去的人……那时的声音……

以及适合听觉型个体：

催眠真的是一个收听和倾听你的无意识的过程，因为你的无意识有那么多重要的话要说……当你听着我的声音时，你可以让自己专注于对你个人而言真正重要的东西……你是意识到我的声音还是你自己的声音或者两者的混合，那一点儿都不重要……更重要的是你能逐渐增多跟你的无意识的对话……你接听和参与自我这些部分的能力对你个人是很重要的……因为催眠是一个学习过程……你以前有过那么多的学习，所有那些都给予你支持……你只要让你的无意识展开这些催眠体验，以它自己的方式、自己的风格、自己的速度，当你听着我低沉的声音时，可能会想知道：他什么时候说到要点？他在说什么？因为在听任何演讲的时候，说话的人不断往下说往下说，你很难不漂浮到自己的特别的世界里去……，你可以一直和自己在一起的你自己的白日梦……完全只是和自己在一起，还有一个声音……我的声音会伴随你，虽然你根本不用注意它……你可以去听寂静的声音，当你让无意识唤起一些过去的愉快体验时，那声音会包围着你……听着我的嗓音、那些声音、旋律的变奏、美妙的音调……所有的感觉伴随着它……听一曲喜欢的音乐会有什么感觉？……你所喜欢的那个音乐家看上去如何？……让你自己愉快地全神贯注于催眠世界是多么好啊……

在每个诱导中，来访者都能够进行注意上的专注，之后被要求将无意识视为有力的支持，来产生催眠，然后获得愉悦的体验。再现的记忆被用来过渡到其他感觉通路。

确定不同意象系统的能力非常重要，因为不能跟随主导系统通常会导致诱导失效。例如，很多标准化诱导语不关注内部对话，这会影响对听觉型来访者的效果。类似的，主要使用视觉意象的催眠师，会很难打动非视觉型的个体。为此，催眠师需要能识别和包容个体的认知风格的差异，确保催眠沟通处在适合个体的意象通路中。

设立框架和确认催眠反应

接近和产生催眠状态的最后一项技术，是设立框架和确认进行中的反应为催眠表达。这包括在引导来访者朝向深化催眠和更多的无意识自主时，通过言语和非言语强调来访者的各种反应。

1. *对反应设立框架*。这项技术包括选出各种反应并将其描述为无意识的动作（即产生无意识为自我利益自主运作的能力）生成的证据。使用这项技术，要注意使用准则：本质上任何行为都可用来产生催眠。在催眠背景下的行为是标志着当前过程的无意识自主行为——例如，呼吸、眨眼、姿势。可以在谈话诱导中点缀各种解释来为这些反应设立框架。例如：

来访者进行中的反应	催眠师的设立框架
手指轻轻移动	"……就是这样……你的无意识可以移向更深的催眠，并显示出很喜欢创造性的自主……"
呼吸，吸入呼出	"就是这样……你的无意识可以吸收和放开，前后伸展，跟着那节奏进入更深的催眠……"
眨眼	"你睁开眼睛或闭上眼睛都可以进入催眠，睁开或者闭上……闭上眼睛来眨眼，睁开眼就看见并注视知觉的改变……闭上眼休息……让你的无意识充满剩下的空间……"
不眨眼	"就是这样……你的无意识会富有意义地、安全地聚焦那些问题、注视知觉的变化，同时感受到不断增长的安全感和投入感……"
姿势调整	"就是这样……在催眠中你可以进入到那么多不同的状态里……做出如此多的调整……用那么多不同的安全方式转换方向……"

在每个例子中，都将一个无害的反应说成是反映了催眠的产生。当以非言语而有深意的方式进行强调时，可以强化该反应的体验，因而深化它（以新的方式）作为催眠现象（"外观"）的功能。

要让这项技术获得成功，治疗师要将这些反应看成在真的本质上就是催眠。这在人际催眠中最容易实现，治疗师可将简单的反应看做潜在的催眠现象，并好奇这些反应将会何时、如何证明无意识动作和体验性专注的性质。正如艾瑞克森所提到的那样：

　　你对病人的态度决定最终的结果……如果你希望有催眠效果，你最好照你所说的那样去做……你的全部经验应该教会你：不要要求病人去做超出他们能力的事情。当你给病人暗示时，最好记着："我知道这个病人会失去痛觉——我知道这个病人会失去痛觉——我知道这个病人会失去痛觉。"（Rossi, Ryan & Sharp, 1983, p. 125）。

　　技术的效用取决于治疗师非言语地实现和传达潜在的催眠表达的能力和意愿。也就是说，治疗师不只是要描述，还要体验到行为的催眠相关本质。催眠不只是"一种谈话的方式"，它是一种创造出再生性的、自我提升体验的方法。

　　催眠框架也适用于症状性表达。需要重申的是，症状现象其实与催眠现象非常类似，主要差异在于它们所发生的情境。了解到症状性表达的意念动力本质就是无意识自主运作的证明后，治疗师可以重构这些表达，从而实现治疗性的价值。症状就此成为自然催眠产生的基础。例如，一位女士就如何与丈夫相处前来求助。但凡她丈夫看别的女性，即使是看电视中的女性，她也会强烈嫉妒。她的"嫉妒诱导策略"——用来诱导症状性催眠的固定行为模式——包括强烈的眼睛固定、隧道视觉；换句话说，她表现出产生催眠性知觉转换的惊人能力。将这项技能作为使得其无意识心理为自我利益自主运作的一般能力的证据而设立框架之后，我把它作为产生催眠和提供催眠治疗建议的方式来加以利用。

　　这样一来，来访者的症状诱导策略便成为诱导治疗性催眠的基础。而两种策略价值的差异，来自它所发生的关系情境。治疗师负责确保安全状态、生物节律感（如：连贯的呼吸、肌肉放松），以及自我提升的意图。来访者提供诱导策略，治疗师与来访者合作，以分化出诱导策略从而将它应用于不同的目标。

　　2. 确认催眠反应。这项技术与设立框架系密切相关，主要差别在于它是把已经设立框架（内隐的或外显的）的反应承认为催眠。可利用的一类行为是表4.2中列出的显示催眠的行为（如：运动抑制、言语减少、呼吸改变、脸部肌肉平坦、眨眼改变）。当这些线索出现时，艾瑞克森催眠师会用简单的描述承认它们"就是它……你真的能让你的无意识为你的利益做出反应……"这会让来访者了解到治疗师对其体验转换很敏感，从而增强双方关系中的信任和和谐，同时也加深并加强了来访者的催眠反应。

与自发产生的催眠标记相关的是治疗师暗示的催眠反应。这些暗示可以有很多种（如：闭眼、放松、手指的信号、体验性专注），而在暗示与反应之间可能有时间延迟（Erickson, 1952）。但当暗示的反应真的出现时，应当简单地马上承认它是自主的无意识再生性成长的证据。

小结

根据目前的观点，催眠诱导是合作努力的过程，其间催眠师参与和利用来访者正在创造体验的过程。在这个体验反馈回路中，催眠治疗师首先要创造适合的情境，可以让来访者放下日常的意识过程，去探索生命的新方式。之后用自然的沟通将来访者沉浸在体验现实中，这既有益于催眠的产生也有益于治疗性改变。为此所使用的导入技巧包括：（1）提问；（2）嵌入暗示；（3）预示催眠反应；（4）概括化语言；（5）讲故事；（6）使用联想连结；（7）建立联想锚；（8）匹配和转换表征系统；（9）设立框架和确认反应。

7

混乱技术——减弱意识作用

　　对于那些主观上想进入催眠却又无法摆脱自我意识干扰的来访者，仅仅使用第6章的联想策略，还远远不够。这些人群至少构成了一半以上的临床病患，他们在催眠过程中可能会不停地进行自我内部对话，或常常被导向内部意象，或频繁被肌肉运动感觉所干扰等。为了减轻这些干扰作用，艾瑞克森学派催眠治疗师使用了多种分离策略。第一种分离策略是沉闷——例如催眠师不停地讲故事，一个接一个，借此消耗来访者意识上的抵抗。另一种分离策略是分心。比如让来访者数数，从1000开始，每隔3秒数一次一直倒数到1；或让来访者倒序看字母表的同时按对应关系顺序念字母（如：看到Z念A，看到Y念B，以此类推）。或只是在诱导过程中让来访者关注一些令人引起注意的刺激（最好是来访者已经被深深吸引的刺激）。第三种分离策略是通过比如意念运动（ideomotor）技术来诱导分离。

　　第四种分离策略——混乱（confusion）技术，是本章讨论的主要内容。第一节概括地讨论了混乱技术的目的和组织结构；接下来两节将详细探讨具体的混乱技术，包括中断技术和超载技术；最后一小节将讨论混乱技术的临床应用。

混乱技术的本质

从本质上讲，混乱技术是用以扰乱来访者意识作用的策略，因而使得体验式催眠过程得以发展。根据合作原则，无论是在来访者的行为阻碍了催眠的时候，或是在使用作为诱导催眠发展的基础的其他治疗的时候，都可以使用混乱技术。正如艾瑞克森（1964a）提到的那样：

> 在临床上，（混乱技术）对于那些努力寻求治疗却因临床问题和治疗初期不可控的阻抗而受到限制的患者是相当有价值的。一旦避开这些阻抗，接下来，就可以在解决患者临床问题和消除阻抗两方面取得病人的合作了……（混乱技术）的功效数倍于在不适宜的应用条件下所采用的（其他）快速催眠诱导，比如……对那些很有兴趣接受催眠但又表现出敌意、挑衅和阻抗的人。
>
> ……应该记住的是：这些患者的催眠动机是强烈的，但他们的冷淡、对抗、敌意和不信任，都会成为导致催眠受阻的主要原因（In Rossi, 1980a, pp. 284-286）。

因此，例如，如果来访者在催眠过程中一直烦躁不安，治疗师可以鼓励其做一些夸张动作，比如让他在办公室里挨个换座位来增加活动频率，直至出现定向知觉丧失（disorientation），这种丧失正是催眠导入的保障。再比如有些来访者一直看着治疗师，希望能得到些指导，而治疗师却可能沉默地坐着没有给予任何指导，以此来打断来访者干扰催眠的模式。本章将使用大量篇幅介绍许多不同的混乱技术；但重要的是，这些技术都是打破僵化的心理定势的自然交流方式。

混乱技术是基于以下假设形成的[①]：

1. 人的行为过程有很多自动化的、可预测的模式；
2. 对任何这些模式的催眠干扰，都将产生由未分化的唤醒所控导的不确定状态（如，混乱）；

---

① 这些假设和情绪的两因素理论相一致，该理论区分了生理唤醒、后续的心理归因，以及根据社会情境对该唤醒的解释（参见Mandler, 1975; Schacter & Singer, 1962; 另见Marshall, 1976; Maslach, 1977）。——作者注

3. 大部分人都很不喜欢不确定状态，因此都会极力回避；

4. 如果一个人不能对引起唤醒的情况进行归因的话（"发生这种情况是因为……"），那么，他的唤醒程度就会逐渐增强；

5. 随着不确定状态的增强，减少不确定状态的动机就会增强。

6. 极度不确定的个体通常将会接受那些能够降低不确定程度的最初有效的方式（如，进入催眠的暗示）。

　　基于上述假设，大部分混乱技术都按照表7.1中列出的步骤进行。第一步——识别模式——可以通过很多方式得以实现。因为人类行为中具有非常多的模式，一个优秀的实践方法是尽可能多地记下你能识别的模式，并从这里入手开始进行催眠。这些模式有可能是社交式的；比如握手之类简单的模式，一个人主动伸出手来，另一个人也会友好地伸出手，两人开始握手大概1秒左右自然放开，然后（通常）后退一步，再开始交谈。其他的社交模式包括在交谈前简单地打招呼，交谈结束时说再见，早上见面说早上好等等；通常情况下，男性不会穿上裙子（苏格兰除外，旧金山有可能除外）；来访者需要向治疗师支付费用，对治疗师倾诉烦恼，但这两种关系都不能反过来；在谈话过程中，一个说完了另一个再说；倾听者通常不时地点头作为回应；说话者做出与谈话内容相关的一些评论；说话者通常使用合适的语法形式来表达等。这几个例子都表明，有大量的模式可以潜在作为混乱技术的应用基础。

　　除了一般的社交模式外，催眠师还能在特定个体身上识别出一些特殊模式。这些可能是某些习惯性的动作，如在大街上向后捋头发、沮丧时垂着头、兴奋时

表7.1 混乱技术的应用步骤:

1. 识别表达模式

2. 将模式（和人）组合起来

3. 通过中断或超载模式的方式引入混乱

4. 增强混乱

5. 利用混乱

动来动去、困惑时东张西望等。或者它们可能是反应的相关类型，比如情绪不太稳定时的争执或赞同、困惑的时候改变交谈话题、感觉受到威胁时的责备、安抚或表现出超理性等。它们也可能是基于社会同一性的原则，如男士不能向女士大喊大叫；个体应该保持礼貌，从不大声说话，人们不应该对他人的"负性"体验品头评足。再一次重申，还有很多其他的可能性。

一旦识别出某种模式，治疗师便开始跟随，以便建立适宜应用混乱技术的情境。在最一般的水平上，这涉及创立和谐关系，使得来访者意识到治疗师的目的是为了提供支持。换句话说，治疗师以下面这种假设为起点，即，使用混乱的主要目的是使得来访者脱离于意识过程的僵化依恋，从而唤起来访者更为亲密的、更具自我价值感的存在方式。这样一来，个体不仅仅被视为行为模式而得到尊重，并且混乱被当做能对这一更深本质进行欣赏的方法而引入进来。在尊重的氛围里的操作，对于成功应用混乱技术进行治疗至关重要，因为如果个体感觉自己被粗鲁的对待或被利用，将对混乱技术的应用效果产生不利影响。各种社会环境中的自然试验（如餐馆、机场、随意的交谈）都将快速地揭示出：尽管暂时使一个人感到混乱很容易，但要以任何有意义的方式来利用这种混乱却相当困难。缺乏安全感和缺乏保护感的个体会从混乱中脱离出来，重新建立一些平衡感觉。然而，感觉到被支持的个体将愿意并能够进入混乱状态，还能看到从中展现出来的体验性状态（如催眠状态）。因此，催眠师在呈现混乱之前、之中和之后的态度和非言语交流，对于混乱技术的反应起着重要的作用。

除了对关系的一般跟随外，治疗师还要跟随混乱技术所专注的特定模式。这可能仅仅涉及以正常的方式去激活这些模式（如，伸出手去握别人的手作为启动握手模式的方式，或称赞和鼓励一些来访者的独特模式）。

在适当的跟随之后，治疗师发起引入混乱的第三步：中断或超载这些模式。本章大部分篇幅将会探讨为了实现这一步的具体技术。简单来说，中断技术是通常在任何正式诱导进入之前所使用的简短、快捷的模式中断。通常催眠治疗师至少要使用几种中断技术才能使来访者达到充分混乱的程度。而另一方面，超载技术则是较长的交流，通常在正式诱导过程中得到最佳的利用。

人们对传达良好的混乱技术的直接反应通常表现为困惑和不确定。这种自然反应我们很多人都会有，就好比当一个朋友忽然对我们说些完全出乎意料、无法理解的事情时，我们所做出的反应一样。在这种情况下，我们立刻想要了解到底发生了什么，通常会看着说话者，希望得到解释。由于此时说话者一般会道歉或解释，或表现出比较内疚和困惑，倾听者的混乱过程就会被减轻。然而，使用混乱的艾瑞克森学派实践者此时继续以一种完全一致和意味深长的方式采取行动，从而达到增强混乱的效果。这第四步极其重要，因为当自发交流产生了意料之外的混乱时，此处的混乱技术就截然不同于用在一般场合的混乱技术了。

第五步也是最后一步，即当混乱被放大到极点时，充分利用混乱。未被利用的混乱最终将会对催眠师产生相反后果，因为有时不确定的个体会要求一些确定性或封闭状态，否则他们将会离开情境。意识到这一点非常重要。如上所述，此时人们将愿意接受较简单的事情，来减少混乱——例如，进入催眠的简单温和的暗示。

在实施五个步骤的过程中，尤其是在第一次实施时，一定要注意实际情况不可能总与计划相一致。有时，技术需要修正，甚至彻底摒弃，这都取决于来访者在催眠过程中的反应。无论如何，所有的反应都是可以利用的。对催眠中变得愤怒或怨恨的人，催眠师需要根据交流的目的和意图向其做出真诚的解释、道歉。催眠师还有可能向部分混乱的个体提供更多的混乱，尤其是各种不同种类的混乱。催眠师可能会称赞那些哈哈大笑的人具有保持幽默感的良好能力；并鼓励他们把自己的这种能力作为让无意识反应发展地更多的一种方式来加以利用。简言之，艾瑞克森学派治疗师应密切监控并顺应来访者的反应。当你在接下来两节中读到有关中断和超载的很多混乱技术时，也要牢记这一点。

中断技术

如上所述，中断技术是指中断个体对信息的接收、存取、表征或交流方式的一种自然的交流。主要的几种认知形式都可达到此目的，如听觉、视觉或运动知觉。本节将详细阐述对于中断这些认知形态非常有效的各种中断技术，包括（1）有意义的非推论（nonsequitur）；（2）句法违背；（3）运动表达抑制（来访者或催眠师）；（4）中断解读线索；（5）握手诱导；（6）极限游戏。

有意义的非推论

人们在沟通交流时总是依据所处的环境来理解其含义。比方说，倾听者通常是根据言语表达和之前的内容以及与之相伴的一些非言语沟通的关系来加以理解。所谓非推论就是指与已建立的环境完全不相关的陈述。倾听者常常被非推论惊吓，接着通过努力理解说话者的意思来对语言模式的自动中断做出反应。在典型情况下，说话者将会通过澄清或道歉来承认自己的"过失"，因此大大减弱了非推论引起的不确定性。不过，如果非推论以一种暗示它非常有判断力，而事实上并不重要的陈述的方式进行意味深长的传递，倾听者通常就会继续找寻（但也是徒劳地）说话者所说内容的"真正"含义。当倾听者尊重说话者，并且认为他/她的表达明确而真诚时，情况尤其是这样。就像医患关系中患者对医生说的话虽然不明白，但仍然会听从一样。一个人越是试图抓住一些非推论中的感觉，他/她就会变得越不确定。催眠师常常会在3～5秒后温和却加强语气地暗示来访者进入催眠状态，以此利用上述已经确立的反应潜力。

这种自然而然的技术是如何起作用的呢？这个问题在艾瑞克森（1964a）曾经的一段描述就是一个很好的例证，这也是他首次关于被意味深长传递的非推论效果的发现之一：

> ……1923年的一天，刮着风，我去（美国）威斯康星大学参加第一届正式的催眠研讨会，由克拉克·赫尔（Clark L. Hull）主持。我曾在威斯康星大学做过关于自己实验成果的报告，还和心理学研究生讨论过我的论文发现。途中，当我正面对着风向站着的时候，一个男子匆忙地从大楼的转角处跑出来，狠狠地撞上了我。在他还未回过神来跟我讲话，我仔细地瞧了一眼手表，好像他问了我时间一样，有礼貌地答道："差十分钟到两点"，事实上当时已差不多下午四点了，说完我就走开了。大约走了半个街区之后，我转过身去看到他还愣站在那儿看着我，毫无疑问，他对我说的话还是迷惑不解。

> 我继续前行去实验室，一路上思索着整个情形。我想起这种情况以前也多次发生在我的同学、实验室同事、朋友和熟人的身上，还有所导致的混乱、困惑，以及他们希望弄明白的心理渴望。让我记忆犹新的一次事件是一个物理实验室的同事告诉他朋友说，他想完成下一次实验的第二部分（第二部分比较有趣），还说第一部分让我完成（比较繁琐的那部分）。后来我得知了此事。正当我们都在收集整理实验材料和设备，并准备将其划分为两组

的时候，我在这个关键时刻平静却又非常强有力地对我同事说，"麻雀忽而朝右飞，忽而朝左，忽而又向上，我根本不知道怎么回事。"他茫然地看着我，我立刻拿起第二部分实验所需的设备。他仍然还在迷惑中，仅仅是照着我的样子开始准备实验的第一部分设备。直到实验快结束的时候，他才恍然明白过来，打破一直保持的沉默，并辨别出我们两人的工作状况。他问道，"怎么是我在做第一部分呢？我想做的是第二部分。"我简单地回答道，"顺其自然而已。"（In Rossi, 1980a, p. 259）。

当我在大约50年后见到艾瑞克森时，他将这种自然发现的技术运用于催眠和治疗目的的能力已经达到炉火纯青的水平。我最难忘、最受益匪浅的体验之一发生在我接受艾瑞克森先生训练的初期。我决意要学习、领会并掌握艾瑞克森先生所做的一切，还幼稚地以为达到这种境界的唯一途径就是理性地揣摩分析所有发生的事情。最终，我还做出了错误的假设并自鸣得意：既然艾瑞克森先生是位"隐喻大师"，他所讲的每个故事中的每个人，都是在座倾听者的一些现行行为的"真实"描写。因此，我建构了一个心理"隐喻翻译"机，只要听到他讲一个故事，我就会立即"找出"在座的哪一位是"真正的"原型。

我的这些相当有限的"全神贯注"并没有逃过艾瑞克森的眼睛。有一天，他又开始讲一系列"显而易见"的隐喻故事，因此开动了我的"隐喻翻译"机。突然间，他停下来，专注地盯着我的右手，并指着我的右手，然后极度吃惊、怀疑地问道"你的左手还没有举起来吗？……还没有？……现在举起来！！？？"对于该体验的回忆，至今仍然非常模糊。我记得第一次把艾瑞克森的话语注入到"隐喻翻译机"，以试图弄明白他到底在说谁的手。如此失败几次后，我越来越迷惑了。当我的右手不知不觉地举起来时我体验到整个房间开始"旋转"起来。我发现自己正直视着艾瑞克森的眼睛，此时他说道"很好，闭上你的眼睛，现在进入催眠吧！！！"为了掩饰我的反应，我立即照做了。然后他补充道，"……让你的无意识学习一会儿。"我也照做了。这次强烈地、不由自主地进入催眠的体验，不仅是我关于非推论中断技术的"首次"体验，同时也让我最终认识到，学习艾瑞克森的催眠理论仅靠有意识地揣摩是远远不够的。

注意这一简单却非常复杂的混乱技术的运用有如下步骤：识别模式（翻译故事）、跟随模式（把我吸引到故事当中）、中断模式（呈现非推论）、增强混乱

（持续注视5秒钟），然后是利用混乱（仅仅是暗示我闭上眼睛，并进入催眠）。同样需要注意，非推论作为一种混乱技术的效果还需要其他因素的辅助：（1）作为主导的催眠抑制意识模式的非推论目标，（2）为了增强混乱的明显不一致的附加使用（如指着右手却说左手）。另外，艾瑞克森在陈述时的言行举止既十分严肃又意味深长。在应用类似的中断技术时，催眠师也应牢记这一点。

我运用这种技术进行了广泛的实验，发现此技术对大部分来访者都相当奏效。当然，根据具体环境和来访者反应的不同，技术也需要进行修正。比如，当你注意到你所指的相对有反应的来访者并没有举手的时候，你可以轻轻地抬一下他的手——有可能是你所指的那只手，或者是你所谈论的那只手，从而大幅度地增加混乱（举起来的手通常是僵硬的而不是轻松的，随后就对其加以利用了）。对于那些处于半迷惑状态的个体，你可以引入额外的非推论或其他混乱技术，来增强混乱。而对于那些似乎一点都不混乱的个体而言，你可以——同时保持自信和意味深长——继续说一些类似这些的话语，比如"但是，当然，我们为什么应该预期它……天哪，我想我真的已经尽力了，以前有过那种感觉吗？……"等等，然后转换话题。再一次，让这种技术的特殊动力作用展示在根据互动反应所做出的回应中。

同样，你不应该预期只凭非推论技术就能让来访者彻底进入催眠。通常，非推论技术的目的很简单，但却非常有价值，即让来访者放松一点，从而增强进一步更加精细的诱导技术的效果。在这些情况下，治疗师会给出非推论的评论，然后迅速重新回到谈话主题或转移到新的话题。与此相关的是，非推论也会弱化来访者正在陷入的思维运转，因此就可以引入一些新想法。比如，最近我在打断一位来访者的自怜性谈论时，开始用聆听和不时的点头表示赞同，然后极其严肃认真的说道，"约翰，你知道加州的天鹅是不会向南飞的。应该确实是个完全不同的州。"约翰顿时困惑地愣住了，他把眼睛睁得老大，然后让我解释我的话是什么意思。我温和而不失神秘地建议他最好自己去理解，鼓励他思考一会儿，然后转换话题。正如大部分人在遇到这种情况时所表现的那样，这些话语可能会把来访者从常规思维中弹出来，从而能够以更具治疗本质的交互方式继续进行下去。

非推论也能够被用于在诱导过程中弱化意识推理。例如，催眠师可能在谈话式诱导过程中插入一些隐讳的评论，如下面摘录所示：

你在催眠过程中能够体验到很多事情……忧郁的马克斯（Blue Max）！！！……拥有忧郁的马克斯意味着什么？？……还有些其他的东西……你能够让你的无意识为你做这些，因为你的手放在大腿上，鞋带也系好了……所以为什么不进入深深的催眠状态呢。

重申一下，此处的非推论技术要达到最佳催眠效果，需要（1）意味深长地传递非推论，（2）通过说话者假定并预期要以理性地、相关的方式去说话，（3）处于倾听者信任说话者的统整性的背景中。为了评估这些要点的准确性，可以在采用不同的传递风格时自然地在各种情境下使用非推论进行实验。比如，你在接电话的时候问道："请问比尔在吗？"，等几秒钟之后轻轻地说道："好的……你可以在电话一挂断的时候闭上双眼，并放松下来"，然后挂断电话。又比如，某次在餐厅，服务员拿着菜单请你点菜，你就郑重其事地说道，"三个备胎，再稳住千斤顶"，3～5秒之后（为了建立混乱）举起他的手。在这些自然的环境中使用混乱技术，个体通常会变得静止不动，同时眼睛睁得老大，一眨不眨地注视着，大概持续5～10秒。接下来他/她通常会恢复意识，并震惊地看着你。这个时候，如果你能对他/她笑一笑，表示你是在和他/她一起做某件事情，而不是对他/她做了什么——也就是说，你的意图是支持，而非奚落嘲讽——他/她通常会表达出觉得整个过程十分有趣（如果你没有表达出你这种支持的意图，不管是言语的还是非言语的，他/她可能会生气，而且生气也是正当的）。在这种情境下的感受性，通常不能发展到催眠的程度。这些约束恰恰证明了，来访者对于意图和情境背景的知觉是如何深远地影响着他们对意味深长传递的非推论的反应。

句法违背

除了支配谈话的实用规则之外（如口齿清楚、内容具有相关性、轮流发言），还有很多句法规则。正如乔姆斯基（Chomsky, 1957, 1965）如此优美地争论过的那样，自然语言的使用者，在有关话语的语法表达形式上，享有一系列直觉。因此，当我们遇到表达不畅的句子时——比如有人说"It is then store for because feel I"——在我们怀疑说话者是否吸毒、玩一些游戏、完全发疯了、不会说英语等等之前，通常都有片刻的中断、混乱的感觉。其实找出正确答案并不困难。然而，试想一下，这些都无益于解释句法违背的原因——也就是说，说话者表明了（如，通过非言语的意味深长和一致性，以及之前和之后的话语都不存在语法问题）他/她表达连贯、精神正常、不吸毒、会说英语、有责任心并且出于好意。在这种情况下，倾听者通常会越来越不确定，越来越感到混乱，并看着说话者以求更多能够降低不确定性的交流。正如在任何混乱技术中，此时催眠师都会通过提供催眠暗示语，来利用来访者的反应潜能。

有很多种方式使得句法违背可以在催眠环境中被有效利用。其中一种特别有效的技术就是在句子中使用关键词，将一些完全不相关的陈述交迭在一起。例如：

1. ……要下雨了，忽然间感觉自己要进入催眠了。

2. ……当我去德国的时候，总喜欢带个翻译（translator，将translator分解成trance later），约翰，立即进入催眠（trance now），约翰，现在完全进入催眠……

3. ……有人说你能够像眨眼一样那么快，这是什么意思啊？……很好……再眨一次……再眨一次……现在完全进入催眠……

4. "没看仔细吗？慢慢地张开眼睛，再慢慢闭上，这样很容易就进入催眠了……

因此，从下面几个方面可以生成催眠性的、可利用的句法违背：

（1）使用多义词，至少有一种意思是跟催眠相关的（如drop、translator、blink、watch）；

（2）建构一个催眠陈述，其关键词要以与催眠无关的意思在陈述的最后呈现出来；

（3）建构另一个催眠陈述，其关键词要在开头以与催眠相关的意思呈现出来；

（4）使用用过一次的关键词把这两种陈述连接起来，交迭在一起。

传递这些多少有些怪异的陈述的效果主要取决于先前陈述、非言语表达，以及催眠师的后续利用。在这点上，有一种相当有用的训练技术可以用来识别和练习你的行为中的那些非言语表达和动作，这些非言语表达和动作能够引出专注、惊讶、"意味深长"，以及其他与中断技术相关的心理反应。

然而，需要重申的是，即使良好传递的中断技术也并非总能诱导出持续时间较长的催眠状态。但是，保持信心和一致性的催眠师利用来访者的反应通常没有什么问题。根据现有的技术，一般都可以做到以有利于进一步催眠交流的方式吸引来访者的注意力。这种交流方式可能涉及直接跟随和引导（如眨眼）。为了达到隧道视觉效果，催眠可能师会继续使用暗示语。比如：

> 好的……你可以看着我……看着我的同时，你可以欣赏和享受你的无意识能力，以发展出在这里继续看着我的过程中的安全专注，同时享受形成的知觉模糊，在这里周围甚至还有一些欢愉……

运动表达抑制

在人类互动过程中，一种常见却不引人注意的模式是微肌肉运动调节（如姿势转变、轻拍、点头）。在交谈中，人们会频繁地表现出类似的动作。这种动作的主要作用是维持外部导向的意识加工。通过很简单的自然观察就可以发现此作用——比如你会注意到当一个人专注于自己内心思想的时候，此类动作就会减少——或通过实验方法也可以发现。又比如说，如果你和另一个人在超过一分钟的时间内保持完全静止不动，那会出现何种情况（通常的结果是内心专注进一步增强，同时减弱或扭曲了对外部刺激的知觉）？

有关于此的催眠相关性是显而易见的——也就是说，一种很有趣的诱导技术是中断肌肉运动。实现这种效果的方法是多种多样的，其中之一就是限制来访者的运动（如前所述，自然产生的运动抑制，就是催眠前兆的重要证据）。事实上，艾瑞克森常常在诱导开始的时候暗示来访者：

你无需移动……也无需讲话……

此类简单的不动暗示可以由注意力固定（因此也限制了运动）技术所支持。比如，艾瑞克森经常对视觉固定和隧道视觉持续做出暗示：

> ……我身后有什么并不重要……我左边有什么也不重要……右边有什么也不重要……重要的是你的内心体验……

如果是以一种强迫的、吸引人方式进行传递，此类交流就有可能抑制行动，从而中断了意识过程所自动维持的主要方式。这也就大大地提高了后续诱导技术成功的可能性。

对于沉浸在意识思考中，很难进入催眠的患者来说，这种简单的方法特别有效。例如，有位患者进入我的诊室，就开始抱怨他能想到的任何事情。在几次试图礼貌地打断他都未能成功之后，我开始对他的抱怨表现出极大的兴趣，对他表示赞同，之后还鼓励他进一步加强抱怨。一旦等到抓住他的注意力，赢得其信任，我便热情地对他说：

> 好的，比尔，看起来你被一次糟糕的抽签决定弄得心烦意乱。你的妻子不理解你，你的上司不理解你，你的孩子也不理解你……总之，这真够你受的，但你不知道该做些什么。你来到这里，也是因为你想知道该如何处理这些情况，怎样才能让这些人支持、理解你。是这样吗？

由于这些话语本质上压住了他连珠式的抱怨，他被迫同意。我还告诉他，我在认真地听他讲话，我也想说一些非常重要的话来回应他，既然他愿意尝试一些新奇的事情，我希望他坐在椅子上，只用非言语的形式回应。我把最后一句话重复了几遍，同时强调他可能希望用言语回应，他也可能感到被迫说些什么，但是我希望他只用非言语方式回应。他的绝望和我的严肃低沉以及坚持的语调，确保他会参与进来。当我开始讲话的时候，他努力地克制自己不要插话。我通过告诉他应该牢牢地抓住椅子，挺胸端坐，以遵守他庄严的承诺来对此加以利用。这快速导致刻板而僵硬的坐姿，通过隐喻故事和催眠指令，使得来访者迅速进入催眠。简而言之，运动限制方法同时中断了来访者言语和非言语模式，因而产生了治疗性的效果。

与本章中大部分混乱技术一样，这种方法我也是向艾瑞克森学习的。艾瑞克森强调，有些个体有不停说话又希望别人理解的强迫感，此技术对于这些个体非常有效。哈里（Haley, 1973）引述了艾瑞克森的一个案例，充分地证明了这一点。有一对超理性的教授夫妇对三年来他们一直经受着的"多子女渴望的挫败"寻求心理治疗援助，因为他们无法怀上孩子。在建立了恰当的反应潜能，并征得他们的同意参加涉及"心理冲击"的"实验治疗"之后，艾瑞克森让他们静静地坐着，并紧紧抓住椅子扶手，以支撑他们抵挡"冲击"。艾瑞克森还要求他们在冲击治疗结束之后回家时都不要讲话，尽管他们很可能被各种想法和感觉所淹没。在夸张地建立起更进一步的反应潜能，并用学术语言将他们讲的话重复一遍之后，艾瑞克森忽然说道："那为什么你们不能享受性的快乐？为什么不向恶魔祈祷让她至少有三个月没有怀孕。现在请回吧。"（in Haley, 1973, p. 166）。后来接到电话得知，当他们驱车四十英里回到家中甚至都等不到进入卧室，直接在起居室的地板上就"做了"。正如艾瑞克森解释的那样，这些结合了对他们言语、非言语沟通模式的限制的有冲击性的话语指示，释放了他们大量被压抑的性爱想法，从而建立起更和谐的性爱关系。

中断解读线索

还有一种有时能对中断技术有帮助的肌肉运动，就是第4章提到的解读线索。如前所述，这些线索一般用于发起有意识的认知策略。因为这些策略抑制了治疗性催眠探索的自发性，所以这些策略的中断将促进催眠的发展。例如，难以体验催眠的来访者就会不断地转移视线，我发现这个解读线索和想要分析治疗师的每条暗示的强烈倾向关系很密切。由于这种言语的分析阻止了催眠体验原本不费气力的过程，我只是让来访者在诱导过程中专注地看着我的眼睛，通过这种方式实现中断解读线索的目的。每次当他用一贯的方式开始思考的时候，我就把他的注意力拉回来。通过这种方式，就有可能使来访者进入催眠。

也有很多种其他方式可以中断接近提示。碰触一个人（如手臂或膝盖）通常非常奏效。轻轻地挥一挥手（就好像向后梳理头发一样）也能达到同样的目的。一些突然的动作或声音，如拍手或清嗓咙，也能起到作用。此外，这些行为是用来中断那些启动催眠干扰的意识过程的解读线索的。它们通常会产生轻微的不确定状态，治疗师可以立即利用此状态来开展催眠。

除了限制个体的运动表现外，催眠治疗师也可通过限制自身的动作来中断来访者的意识模式。比如，治疗师可能一动不动地坐着、意味深长而又一眨不眨地凝视着来访者的眼睛、舒适地呼吸等等。正如第3章中所提到的，这种外部定向状态同时促进了治疗师和来访者的催眠状态。如果治疗师在此之前表现出非言语镜映，通常都会引出来访者类似的反应；至少可以中断努力的模式。这种方式对那些"唠叨不休"的个体特别有用。每个人都有和这种人打交道的体验，并知道有时候这种人很难被打断。与此同时，大部分人通过点头、表现出烦躁不安、试着用言语进行回应等方式来强化这一持续不断的谈话；也就是说，他们以在交谈中，有关倾听者可预测的模式进行回应。简单的实验将会证明，如果得到这些细微线索的强化，很少有人可以持续不断地讲话，尤其是那些长时间说个不停的人，他们"抓住"一个对象对其进行唠叨，往往是从痛苦的情感过程中转移出来的方式。因此，催眠师自身的运动抑制常常能有效地使一个人安静下来，同时还可以接近治疗上可利用的体验。

例如，最近有位来访者来到我的诊室，刚坐下就开始不停地推测她自己相当不开心的原因。我一直试图中断她长篇大论的独白，但直到第三次会谈，我发现我的努力完全不起作用，因此简单地转向以运动抑制为特征的外部取向催眠。当我持续意味深长，而又安静地看着她时，她开始相当紧张，呼吸节律混乱（这是表明她越来越紧张的标志）。当她好几次问我在想什么或干什么时，我都简单而含糊地回答她，"我在等待……你已经忍受了这么多年了……再多几分钟也无妨。"她似乎越来越难以进行下去了；她的自我意识似乎在迅速增强；情感开始混乱（表现为瞳孔放大、呼吸急促不均匀、脸色涨红、眼眶湿润等等）。在她几乎要被混乱淹没的时候，尽管她还是极力想维持自己的言语表达，我轻轻地对她说，"玛莉，你不用再忍受了。闭上眼睛慢慢放松。我在这里，我会一直在这里陪你，所以你不用害怕。放松，闭上眼睛，现在让你自己体验长久以来你所忍受的！！"她闭上眼，开始哭泣，而我掌控着局面并帮助她处理曾经有过的深刻的情感体验。

另有一位大概进行了6次会谈的女性来访者。当她走进来坐在诊室里时，我始终默不作声。而她习惯性地希望在会谈开始时由我来指导话题的谈论，所以，她开始变得紧张、坐立不安、东张西望、呼吸急促等。最初几次她都问我准备做什么，而我并不做答，只是继续以意味深长而又温和的眼神看着她；后来几次我就含含糊糊地说，"到时间了吗？"，然后轻轻地点点头。大约15分钟后，患者开始轻声哭泣了起来，而我则轻轻地扶着她的手臂，引导她进入催眠整合过程。

我在很多其他情况下都用过此类技术，发现它通常可以有效地消除意识的"抵抗"，并接近相关的治疗性体验。当然，在来访者同意涉及其个人情感经历之前，首先要与患者建立信任关系。在上述案例中，先前的几次谈话都是为了建立信任。而且，对来访者的非言语表达不仅是要有意义的、充满期望的和适合他的，而且还应是对来访者温和的、人道的支持。通过使用艾瑞克森先生所提及的"外柔内刚"方法，这些方法都取得了显著的治疗效果。

我对运动抑制技术的治疗动力学的理解是，来访者通常为了确保他们自己和其他人（如治疗师）不会注意到某些关键体验[①]，都自有一套方法。当治疗师转向外部导向的催眠时，来访者通常感觉到那他们发展良好的分心技术完全不管用，而且觉得治疗师能够通过"分裂的面纱"（veil of dissociation）"发现"其内在的体验。这增加了来访者对揭示关键体验的恐惧；而这一想法进一步激活了关键体验，因此促使来访者进行新的分心尝试。但只要治疗师能维持友好的关系，并保持投入，来访者就不会转移至其他过程中。这导致来访者感觉到越来越多的不确定性。而治疗师建立了信任和关怀的背景，由此稍微提供些催眠指令，治疗师就可以对其加以治疗性的利用。

总之，抑制来访者和/或治疗师的运动表现的方法，无论是从催眠诱导方面，还是从催眠治疗方面而言，都能作为一种中断技术而加以有效地利用。为确保成功，治疗师需要能够以支持却又坚定的态度和个体进行交流，一般来说，在进一步利用之前都还需要建立信任。若与其他技术结合使用，通常能够更加有效。

握手诱导

握手是日常体验中最普通的社交模式之一。因为这种运动模式有着非常充分的实际运用，而因此自动化了。在结束握手前中断握手模式，就会制造出对催眠诱导相当有利的暂时混乱。因此，艾瑞克森把握手当做他最有创新和最有效的诱导方法之一的基础也就不足为奇了。艾瑞克森在南美给医学界演讲和展示催眠，

---

① 当然，不去想某事的强烈想法通常增强了这件事情的支配性。例如，尽力不去想"蓝色"。这里的假设是在类似无意识这样的初级系统中，不可能去"否认"某件事情，因此，"非蓝色"就等同于"蓝色"。当然，在当前情境下来自于此的一个简单方式就是思考别的事情——如，白色。这指向了试图否认和拒绝某个想法的关键区别。前者是不可能的，而后者是可能的。个体对不可接受的体验的固着使得不可能去拒绝，试图否认只会让其越来越凸现出来。——作者注

就是有关该技术的一次有趣的应用，尽管他的西班牙语并不流利。为了规避语言局限性，他对选定的来访者示范了各种"手势"诱导。艾瑞克森（1964c）描述了他如何对一位来访者实施握手诱导技术：

> 她从侧门被带到我的面前。我们彼此静静地对望，然后，如同曾多次在美国对待神学院学生一样——在开始研讨会之前，在我为他们所认识之前，挑出我认为在临床上"回应良好"的个体——我轻快地走向她，面带微笑地伸出右手，她也伸出她的手。我慢慢地握了握她的手，目不转睛地盯着她，此时她也这样看着我，然后我慢慢地收起微笑。我以一种无规律的方式松开她的手：慢慢地收手，用拇指稍微用劲，然后用小指，接着用中指，总是以不确定的、无规则地、迟疑地方式进行，最后轻轻地收回手，她还未回过神来，不确定我何时放开的手或我最后碰触到的是她的手的哪部分。与此同时，我缓慢地通过转换眼睛的会聚来改变自己视线的焦点，因此只需给来访者一点点可察觉的线索，那就是我似乎不是在看着她的眼睛，而是穿过她的眼睛，看向远方。渐渐地，她的瞳孔放大，此时我轻轻地彻底松开她的手，让它以一个僵硬的姿势停留在半空中。其手掌根部向上的压力略微有所增强。然后，她的另一只手臂也呈现出僵硬状态，但她仍目不转睛地盯着我……我慢慢闭上眼睛，她也闭上了眼睛（in Rossi, 1980a, pp. 331-332）。

注意这一描述是如何与前文引用的混乱技术的五个基本步骤相对应的。当识别出交互过程中支配的模式——握手之后，艾瑞克森通过有规律地伸出手以及和这名女性握手的方式对其进行跟随（同样注意他是如何镜映来访者的非言语行为的，尤其是她的面部表情）。然后，他改变了自己的面部表情（从友好的、社交的眼神，到深邃的、意味深长的眼神）、松手模式和眼睛聚焦，以此通过中断典型握手模式来引入混乱。再后来，他通过给予来访者手部交互的、难以捉摸的压力，使混乱得以增强。最后，艾瑞克森对混乱加以利用，发展出僵硬状态（手部僵硬后就悬在半空中），并非言语性地引导来访者进入催眠（散焦，然后闭上眼睛）。

握手中断技术也可以用来发展出以其他方式进入催眠。例如，艾瑞克森（1964a/1980a, p. 287）描述了他的另一次讲座，这一次是针对一个美国内科医师团体，其中一位医生对催眠非常感兴趣，但同时也表现出充满敌意和攻击性的行为。在开始讲座前的社交时间里，这位个头比艾瑞克森大几倍，也强壮得多的医生把艾瑞克森的手握得嘎吱作响，还声称他愿意 "看看任何试图催眠我的傻子"。当后来艾瑞克森需要一位志愿者来演示催眠的时候，这位医生就大步走上讲台，并高声宣称相信自己永远不会被催眠。艾瑞克森优雅地伸出手，而当那个好战者准备和艾瑞克森握手时，艾瑞克森却突然弯下腰去系鞋带。这名医生惊讶地愣在那里，他的手僵硬地悬在半空中。艾瑞克森立即温和地、意味深长地让他坐在椅子上"深呼吸，坐在椅子上，闭上眼睛，然后深深地进入催眠。"在暂时地被催眠之后，这位医生震惊地叫道，"哎，我真该死！这是怎么做到的？你再做一遍让我看看，我就知道是怎么回事了。"艾瑞克森继续对他实施了多种诱导技术。当这名医生对手浮技术做出催眠性的回应时，他的催眠状态被用来向他以及其他成员演示各种催眠现象。

此案例说明了有关混乱技术的一个重点，即僵化地陷入特定模式的来访者——敌意、过度自怜、超理性、安抚等——能够对混乱技术迅速做出回应。换句话说，当一个人越认同于某种存在方式时，当存在方式被中断时，他/她就越会混乱和不确定。艾瑞克森平静地接受了那位医生对自己的敌视，他弱化了这种敌视并将其作为催眠诱导的基础。更重要的是要注意到这位内科医师没有立即进入长时催眠；然而，他的"抵抗"被驱散了，使得他对更进一步的诱导技术有所回应。重申一下，中断技术常常只是破坏催眠抑制模式，而不能发展出深入催眠；在这些情况下治疗师的任务就是迅速敏捷地利用一些对催眠发展有利的接纳状态。

握手诱导方式也有很多其他的版本。它可以应用于在演讲/演示或一对一的临床环境中；参与者站着坐着都可以；可以"仅仅"是握手，或者是角色扮演；也可以在互动的开始、结尾或中间过程引入进来。无论哪种情形，应用此技术都能让来访者更信任催眠师及所处的环境。在演讲过程中，这种信任是来源于演讲者的威望、他/她在实施催眠前的言行举止、催眠中的非言语行为以及可觉察的社会环境的安全感。这种被感知的安全感，在来访者和催眠师独处时不会立刻表现出来，所以在会谈次数较少的情况下，这种技术不应该应用于一对一的诊室治疗环境。同样，这里的重点是中断技术能够影响"冻僵"的类催眠状态几秒钟，而来访者对于情境的解释将会影响到他之后的回应（如让他自己进入深度催眠或唤醒）。

握手诱导技术可以按照表7.1中所列的5个步骤进行应用。这与艾瑞克森描述的略有不同（1964a; Erickson, Rossi, & Rossi, 1976; Erickson & Rossi, 1981）。

在步骤1中——建立关系和期望——催眠师要在调整适当姿势的同时充分吸引来访者的注意力。我通常喜欢站着，与来访者（也站着）面对面做到这一点。这可能发生在交谈刚开始或结束的时候，或者有可能是我在会谈过程中间，通过表现出给来访者展现某事的兴趣而引起他们的关注——比如，来访者的行为模式是怎样的，或他们会如何用各种方式进行自我介绍。此处重点在于让来访者感到他被催眠师全神贯注的关注，而且没有意识到即将来临的握手中断；催眠师要放轻松，这样来访者才能有同样的轻松感（如果根据来访者以往的体验或报告，来访者预期了握手中断，那么催眠师可以引出握手的开始部分——比如，来访者已经举起了手——然后通过被其他事情"分心"而将注意力转移。这种模式中断的多次重复运用，通常会建立反应潜能，所以来访者会越来越觉得被迫握手，以完成令人沮丧的模式）。一旦来访者坐定并专注起来，催眠师可以讲一些无关却有趣的话题，同时定期地盯着来访者的手，然后看着来访者，轻轻地点头。这些非言语行为的意图在于要把无意识的注意力放在手上；这可以通过非常微妙的手部姿势来得以强化，以准备伸出手去。

在步骤2中——启动模式——催眠师伸出手，走向来访者，表示出想握手的愿望。自然实验表明，这样总能使对方自动地伸出手回应。在这几秒钟之内，催眠师一直要深深地看着来访者的眼睛，还要继续交谈，以维持注意力的集中。

步骤3——中断模式——发生于催眠师位于距离来访者大约4英尺远的时候。此时，催眠师——还是一直伸着右手向前走——突然又优雅地迅速向来访者伸出左手。催眠师继续保持此优雅的动作，然后用拇指和食指把来访者的手抬至肩膀高度（我发现提得越高，就会导致需要努力保持的肌肉紧张感，因此需要意识的参与）。抬手时应该使用最小的力度、温和的态度，来访者才不会感觉被侵犯或被控制。催眠师仅仅是引导来访者已经抬起来的手；动作要迅速，这样才会让他感到惊讶。

此时，催眠师的右手（继续举起，但动作要比左手稍微慢一些）朝着来访者的面部，抬到大概来访者的视线高度（良好的分心和中断技术）；然后迅速地，带动整个身体，回转至来访者现已抬起的右手。催眠师要始终看着来访者，表现出惊讶、紧张、专注的神情，然后转为怀疑地盯着来访者抬起的右手。这样可以让来访者迷失，使其感到惊讶，达到快速分离——来访者表现出右手灵活，但动作和表情僵硬，瞳孔放大、呼吸急促等。

此时，催眠师继续应用第4步骤——增强混乱。催眠师轻声却又意味深长地指导来访者"密切注意你（抬起的）手上几根手指的血色变化"。这句话听起来非常符合逻辑，但其实可以说是相当不寻常，通常来访者将注意力集中在手上的时候，会让他/她进一步迷失（如果来访者的注意力没有立即吸引到手上来，催眠师要更加专注地望着他的眼睛，形成凝视固着，然后将来访者视线转移到手上来。有关于此的例外是有可能来访者根本没有感到惊讶，而实际上感到愤怒，此时就要使用另外的方法，这在后面章节中会进行描述）。因为迷失状态不仅增强了使来访者遵循简单指令的意愿，还会有助于其发展知觉的转换能力，所以来访者基本上能敏感地注意到血色的变化。通过很轻地触摸举起的那只手的指尖，就能够促进催眠的发展——当触碰到手指的时候，应该会产生刺痛感——同时说出被触碰的手指。例如，催眠师这样说道：

> 好的……继续密切专注血色的变化……不论是在食指（轻触食指）、中指（轻触中指）、拇指（轻触拇指），还是无名指（轻触无名指），或小指上（轻触小指），或是拇指（轻触拇指）、小指（轻触拇指）……

约一分钟后，轻触某个手指却说出另一个手指的名字，要逐渐加快更替速度，这样混乱就增强了。通过加入催眠暗示，就进入混乱技术的第5步"利用混乱"。例如：

> ……小指（轻触中指）、食指（轻触拇指）、拇指（轻触中指）、食指（轻触食指），又是拇指（轻触食指），或拇指（轻触小指）、小指（轻触食指）、中指（轻触无名指），从拇指到小指轮替的时候，来访者开始进入催眠，感觉到舒适，中指、小指、无名指地交替着（并开始迅速更替地轻触手指），现在进入深度催眠……好的……眨眼，进入，催眠发展……（等等）

在整个过程中（从第3步开始），催眠师的左手都要保持在来访者右手下方的位置。如果来访者的手臂动作轻巧但完全僵硬，这种情况很常见，催眠师可以停止支持来访者的手，让其自由下垂大约6英寸（来访者的手一直下垂可能会分散注意力或惊醒他/她的视觉固定）如果来访者的手看起来轻巧但仍须有些支撑，就用一两根手指头，轻微用点力，有节奏地举起放下，这样将最终让他的手达到彻底僵硬，再缓缓地放开支撑。举放动作节奏一定要轻要缓，使得来访者几乎觉察不出催眠师的轻触动作何时开始、何时停止（如果来访者感觉手部相当沉重，催眠师需要使用其他技术，下文将作详细介绍）。

当然，具体的言语和非言语交流都应该根据来访者的反应有所修正。如果做到这一点，就能使催眠达到深度的木僵状态。此时催眠师能够进一步利用其他任何不同的可能性。比如，催眠现象或催眠治疗过程都可以引入其中，尤其是分离作用，如催眠的梦。这样来访者就可能会放松地坐着，或一直站着，以进行这种探索。

为了唤醒来访者，一个有趣的可能性是由艾瑞克森提出的及时再定位技术（reorientation in time technique）：当来访者睁开眼，从催眠中脱离出来时，催眠师完成了中断的握手模式，然后他表现得好像什么也没发生过一样。由于来访者在从催眠到清醒状态转换过程中，通常反应性非常高，这样快速的转换常常会引起催眠失忆症（如第2章所述，失忆症有助于保护体验式学习不被紧接着产生的意识所分割，失忆症也是艾瑞克森学派治疗师们在很多案例中所应用的基本策略。关于自然的失忆症技术的详细探讨，参见Zeig, 1985c）。

综上所述，握手技术涉及到：吸引来访者注意力；启动握手模式；催眠师迅速用左手举起来访者伸出的右手，将其注意力吸引到被支持的右手上来，然后暗示右手的知觉扭曲；通过触碰来访者的手指和指认他的手指而引起来访者的刺痛感，然后通过错误指认他的手指来放大混乱；利用混乱来发展催眠，再利用催眠进行催眠治疗探索；唤醒来访者，可以用及时再定位的失忆技术。如果整个过程是相互信任、平稳且意味深长的，将会是惊人有效的混乱技术。

当然，即使是最优美的利用过程也不可能总是引起来访者的催眠反应。有时候，比如来访者毫无惊讶之感，就产生不了身体木僵反应。在这种情况下，可利用来访者手部的沉重感来快速诱导催眠。例如，催眠师会将来访者手部的沉重感作为身体放松的良好征兆而加以赏识，因此还会赞赏来访者有很好的放松能力，可以准备进入催眠状态了。这暗示着来访者"只要他的手上下前后晃动后再回到休息姿势时，就彻底地放松了，也就开始了美妙的催眠……你的无意识处于掌控之中。"催眠师接着可以以配合催眠发展的速度，缓缓地放低来访者的手。

这种情况下，另一种可运用的方式就是分心技术。例如，催眠师可能突然将视线转向来访者的左手（未抬高的），以神秘而惊奇的方式进行观察"你的左手现在还没有抬起来！"[①] 如同在前面章节里所描述的那样，催眠师可以同时抬高来访者的左手和右手，造成一种惊讶－诱导的不一致性。来访者的注意力很快就从一只手转移到另一手上来。这种额外的混乱常常会弱化先前未受催眠影响的来访者的意识过程。

因此，利用原则不仅适用于此技术，也同样适用于其他技术。当然，有些来访者对各种技术都不会表现出催眠反应，这通常是由于没有建立和谐关系（因为个体对催眠的反应必须建立在安全的基础上）；或是催眠师的操作无法吸引来访者的注意力；或是催眠师自身缺乏信心和有效的沟通。无论情况如何，如果技术明显不起作用时，催眠师都应该毫无顾忌地放弃。如果催眠师有信心，而又优美地做到这一点，就不会出现真正的问题。如前所述，催眠师可以很快使来访者分心、开个有关明显"心不在焉"的玩笑、认真而真诚地讲话等等，这些都依赖于与来访者重新建立的和谐关系的恰当程度。

极限游戏

极限游戏是一种技术策略，即此时催眠师假设来访者表现出"阻抗"或催眠抑制，并且催眠师使用这种的技术策略的催眠效果更好于个体。如果运用恰当而又戏剧性，将有助于把来访者从角色定势中拉出来，从而展示出来访者更深刻的体验活动。例如艾瑞克森（1964a）描述了一位妇女犹豫地走进他的诊室，表示有兴趣尝试一下催眠治疗。她声称先前拜访过三位医生，好几次尝试催眠都失败了，于是有人建议她找艾瑞克森，说只有艾瑞克森才能够解决她的"阻抗"问

---

① 这一技术的变式是在描述某一只手时，有意地指向另一只手。例如，你可以注视并指着右手，同时喊道"左手还没有抬起来"，或一边非言语地关注左手，一边喊道"你的右手现在还没有抬起来！！！"——作者注

题。根据这些情况，艾瑞克森得出结论认为，虽然这位女性对催眠治疗非常感兴趣，但她的很多情感矛盾可能使得催眠最后成为一种"两败"结局。因为在此情境下，传统的诱导也许发挥不了作用，所以艾瑞克森决定用以下的方法：

……我很直率地告诉她，"好，现在让我们把情况弄清楚，三个和我一样高明的医生，尽了全力，但是催眠并不成功。他们发现你的阻抗很强，我可能也会发现这一点，所以让我们现在理解这一点。"带着明显不一样的转调和语速，接下来我说了一个这样的两部分句子，"我无法将你催眠，只是你的手臂。"

她疑惑地说，"无法催眠我，只是我的手臂——我不明白你的意思。"

我又放慢语速、郑重地重复了一遍，"那就是我的意思，我无法将你催眠"，然后放轻声，快速地说了一句，就好像是一个词一样，"只是你的手臂，看。"

"当我说单词'看'时"，一边轻轻地向上"抬了抬"她的左手臂，手指的接触只是引导她向上抬，并不是真的用力抬她的手臂。我轻轻地收回自己的手，把她的手僵直地留在半空中。当她发现自己的手臂悬在半空中的时候，我轻叹着说道，"闭上眼睛，深呼吸，沉沉地睡去吧。你的左手会慢慢地落到大腿上并继续停在那儿，舒服地睡吧，我会叫醒你的。"

从她进入诊室后的5分钟之内，她就进入了深深的、正如事实所证明的那样，梦游式催眠。发生了什么事呢？这位女士一直努力地寻求治疗，但长期以来，得到的都是相同的答案；所以她对任何传统的、惯例的、表面的东西，还有那些她能看到、听到、能理解的技术，都持有对立态度。对于我说的话，即"我无法将你催眠"，她听得很清楚明白，并对此相信和同意。而她仍然处于相信和接受思维定势的时候，莫名其妙的几个字"只是你的手臂"，这句话被柔软地、快速地、温和地说了出来（In Rossi, 1980a, p. 289）。

在这个案例中，极限游戏就是指利用来访者"我不能被催眠"的信念，并戏剧性地、强烈地对此进行反馈。本质上，艾瑞克森"接管"了来访者的那一部分，使得她处于不确定和接受的状态，而这个状态又被艾瑞克森迅速利用促使其进入催眠。

极限游戏技术也可运用于多种方式。比如，我有一位来访者总认为自己很无能，并为此饱受痛苦。毫无疑问，他持续的"诱导"使得自己更加封闭，甚至不能面对直接的诱导和治疗技术。为了使他从这种错误观念中解脱出来，我立即声称他在误导我，以此吸引住他的注意力。这样做的效果非常好，稍稍暂停后，我又告诉他，他太低估自己的无能了。我还声称他什么事也做不好，大约10分钟我都一直在拿他的缺点来嘲笑。我还尽可能的夸大事实，说明他确实很无能。不出我所料，他终于开始反驳我这种以偏概全的批判，意图证明他还是能够很好地做一些事情的。在让他说出自己具有一些能力之后，我假装不相信，由此激怒他继续辩解。我利用这点问他能不能"一动不动地坐在椅子上，这简单得连小孩子都能做到"。当他开始这样做的时候，我还是故意不相信，并对他的能力进行进一步的挑战，例如让他"注意听我说话，倾听我不得不说的话语""深呼吸，放轻松"，还有"自然地放松下来，而不需要我告诉你该怎么做"等。通过以这种方式挑战他的极限，我让他在20分钟内进入了催眠。催眠就是用来让患者发展出舒服和安全的状态，这是成功地进行催眠治疗的立足点。

在另一位来访者身上我使用了另一种有些不同的极限游戏方法。这名来访者是被许多烦恼和焦虑困扰的中年女性。在我接受了她要做催眠的请求后，她立即开始一个问题接一个地询问有关催眠过程中的各种可能的催眠体验以及在每个情形下她应该做什么的问题。过了一会儿我明白了，她的这些询问是用来脱离所要求的催眠体验。为了利用此模式，我因此宣称我将要使用一种"特别的"技术：让她来当治疗师，我来做来访者。我全然不顾她的反对和心烦意乱，快速而温文尔雅地和她交换了座位。她坐在催眠师的座椅上烦恼而疑惑地看着我。我开始以更为夸张的方式问了她许多类似于她刚才问过我的问题。比如，我问她一会儿之后能不能保证我的催眠体验非常奇妙，她能否精确地预测我将会体验到什么，能否保证催眠将解决我的所有问题等等。当她对这些问题都给出否定回答的时候，我就故意装出震惊又失望的样子。我逐渐夸大这种惊讶，直到变得荒谬，甚至有点滑稽可笑。我们都大笑起来，在交换角色之前我又继续以这种方式进行了一会，同时讨论怎样才能让个体自我在催眠过程中体验到许多可能的催眠现实，并了解到可以通过安全稳定的方式做到这一点。我的极限游戏中断且弱化了她的整个催眠阻抗，她也认可了这一暗示，从而发展出一个愉快的、有教育意义的催眠。

概括而言，极限游戏涉及到夸张而一致地扮演一个来访者的支配行为模式，由此才能中断个体继续以这种行为行事的能力。当行为目标是由来访者表达出来的催眠抑制模式时，这种技术特别有效。这里的假设是寻求催眠，却又对催眠表现出阻抗的来访者同时具有"合作"的补充结构。大多数催眠师和治疗师全神贯注于扮演那些希望能体验催眠或获得治疗转变的来访者的补充结构，由此把来访者带入对立的状态。玩耍"阻抗"部分好过来访者中断"阻抗"能力，从而创造了来访者的不确定性和对暗示的后续感受性；这也以能够使催眠师引入引导策略的方式来跟随来访者的阻抗部分。在催眠背景中，这就意味着有效的极限游戏就成为了有效的中断技术，也为有意义的催眠探索铺平了道路。

超载技术

概述

除中断模式外，混乱技术还包括超载模式。此方法是按照表7.1中的5个步骤来进行的：（1）识别行为模式，尤其是催眠抑制模式；（2）适当跟随来访者；（3）强化和超载关于支配模式的卷入部分，从而使得个体难以以正常的速度继续加工信息；（4）放大相继发生的混乱，以使来访者产生更多的不确定性和后续的反应潜能；（5）利用混乱对来访者发出简单的指令，来访者为了降低不确定性而能够对该指令做出回应。根据利用原则，并作为中断技术的一种补充，超载技术鼓励来访者将他当下的行为继续下去，而且甚至要做得更多（直到信息超载）。

超载技术的有效使用需要用富有意义的非言语的传递方式。艾瑞克森（1964a）写道：

> 运用混乱技术的首要要求是治疗师要一致保持随意的，但却是绝对感兴趣的态度，并且以非常严肃认真的方式说话，表达出关于他们对所说所做的理解的确定的、绝对能完成的预期……同样非常重要的是语言的流畅性，对于思维活跃的人可以讲快些，对那些反应较慢的人要讲慢一点，但是始终要给来访者留一点反应时间，但又不要太多。因此，来访者被引导至几乎是刚开始了一个反应，但接着又被呈现下一个想法，因此遭受挫败。整个过程就这样重复，并持续发展来访者的抑制状态，由此导致混乱，以及不断增长的

接受清晰的、能够充分理解的交流的需要，因为他可以对这样的交流做出准备充分的完全反应（In Rossi, 1980a, p. 259）。

超载技术被评价为是一种切实可行的治疗技术，因为它在日常生活中相当普遍地存在着。例如，我们都有这样让人感觉相当混乱的体验，当我们试图同时听几个人讲话时；同时执行好几件复杂又不相关的工作时；或理解一个你知之甚少、讲得又快的讲座时。在这些情况下，我们的觉醒常常会随着心理上的不确定性而增强，直到最后我们感觉到需要做点什么。这通常很容易实现：离开这个情境，或仅仅是不再关注它们，或者以另外的方式将自己从这种情境中分离出去。但有时从混乱的来源中脱离出来并不可能做到。例如，我们可能被自己内在所产生的一系列过程所烦恼，诸如不停的自我内部对话，怀疑和试图分析一切；也有可能被外部产生的刺激所烦扰，如持续的吵闹噪音等。在这种情境下，我们减弱这些超载刺激的动机，会随着由超载信息所带来的混乱和不确定性而逐渐增强。

当然，为了摆脱心理的束缚，有时我们也会故意寻求信息的超载：如听听喧闹的音乐、跟着唱唱歌、跑跑马拉松等。这时，我们会沉浸其中，并对所体验到的刺激强度听之任之，由此而出现一种轻松的、更单一的意识状态。

因此，超载技术的价值极大地依赖于参与者的兴趣和所处的环境。因此治疗师应该致力于创建一个适当的情境，此时混乱可以被治疗性地加以利用。在治疗师和来访者之间，首先要建立起信任关系，即来访者信任治疗师并且相信他或她是个有智慧的人，治疗师的交流会以某种方式建立起关联。在这种关系里，治疗师使用的非言语交流向来访者表明所说的内容是重要的并且是应该被理解的。来访者因此而感到自己被迫参与到所发生的事情中来，并设法理解它，此时治疗师可引入混乱技术（如加快语速、插入不合理推论、插入非推论、快速转换话题或方向）来削弱其心理定势，随之就可以温和地、直接地传递简单的暗示（如进入催眠）。

值得注意的是，需要重申使用超载技术的意图是为了让愿意催眠而又无法进入的来访者从固有的意识过程中脱离出来，因为这些固有的意识过程严重地限制了催眠的发展和整个心理机能。换句话说，艾瑞克森学派催眠师假设个体远远超过了用来识别或混乱他们的意识过程，并使用超载技术使得体验式再生性进行更深的连接。自始至终，治疗师都要尊重来访者的统整性，否则不仅不符合伦理，而且也会使所有催眠高度无效。

大多数人认为，超载技术的效用主要是由于来访者不能一直维持恒定的意识过程，因此，来访者所做的事情总是可以被用来诱导催眠。治疗师就好比印度寓言里的捕猴人，他们把罐子装满谷子，放在开阔的地方，等猴子来吃。只要猴子把一只爪子伸进罐子去抓谷子，他们就大叫着冲过去。猴子想逃跑，却无法将抓满谷子的手从狭小的罐口抽出来。很明显，猴子绝不会松手放掉谷子，因为以前的经验强化了猴子们，即一旦食物到手，你绝不应该放掉。同样的道理，上面所说的"愿意但又无法进入催眠"的来访者很少意识到他们只需要从超载信息中退出来，放弃努力的意识过程，就会被这样的超载技术带入全神贯注状态，并最终进入催眠。治疗师利用后续出现的催眠状态来帮助来访者摆脱僵化的框架的约束，这样来访者就可以利用它们达到改变，而不被这些僵化的框架所制约。

如中断技术一样，超载技术可以在任何体验形态上来实现。本节概括了6种有代表性的技术：（1）时间定向迷失：艾瑞克森混乱技术；（2）空间定向迷失：内部参照物的转换；（3）空间定向迷失：莫比乌斯屋；（4）空间定向迷失：外部参照物的转换；（5）概念定向迷失；（6）双重诱导。

时间定向迷失：艾瑞克森混乱技术

最初由艾瑞克森创建的年龄退行法，算得上是他所有混乱技术中最著名的一种。该方法主要是通过跟来访者谈论一些无伤害的平常的活动来吸引来访者的注意力（如吃饭），然后逐渐引入各种混乱策略（如迅速的时间参照物转换、非推论、加速说话方式）来刺激定向知觉丧失。继发的不确定状态被用来对不同的时间/空间坐标——即过去的或想象的未来——进行再定位。下面是一个带有注解的简要案例，改编自艾瑞克森（1964a），从中可以看到年龄退行（楷体字部分表示需要用到特殊的音调）。

步骤#1：吸引注意力

举例	注解
"……了解到当你坐在那儿时，你能够意识到你有很多愉快的体验，也有很多各种场合下的不同体验是多么美好啊……"	开始的时候，来访者通常都必须是专心致志的。有很多技术（如第6章中提到的技术）可以用来建立这种状态。如果要引入言语表达，可以使用对当前情况的无害跟随。

步骤#2：用现在时态提到平常的事件

举例	注解
"例如，今天你可能已经吃过午餐或早餐了……很多人也都吃过了，尽管有时他们也会有一顿不吃……"	催眠师当前提到一个来访者最可能做的平常活动（如吃饭、睡觉、说话），并用无伤大雅的方式，采用现在时态。一点点非推论（"尽管有时他们也会有一顿不吃"）被用来引起来访者轻微的不确定。所有的信息都要表达得意味深长并果断随意，这样才能迫使来访者继续听下去，并设法理解这些话的意义。

步骤#3：利用日常事件将现在与过去、将来联结起来

举例	注解
"……也许你今天吃的东西以前也吃过，有可能是上周的某一天吃过，或者上上周也可能吃过……可能下周还要吃这些同样的东西，还有下下周也有可能……也许在上周的那天，如果有你今天所吃的这些东西的话，上周	在谈论一周的天数时，催眠师现在的说话速度逐渐加快，这些天数依次用不同的时态来叙述。这些谈论可以根据来访者的反应作适当修整（延长或缩短），其主要意图在于造成超载——以此使来访者出现时间定向迷失。

的那天就是今天的那个时候，正如这个今天就是现在一样……

……换句话来说，那时的就好比现在的……可能像今天一样也是星期一，也可能是星期二，这我不太清楚……也许将来的某个星期一或星期二，你还会吃这些东西，但也不排除是星期三的可能，尽管星期三是一周的中点。一周的中点到底意味着什么呢？我真的不知道，但我的确知道在一周的开端，星期天在星期一之前到来，星期一在星期二之前，而星期二在星期天之后，除非它从五天前来算……"

需要注意的是，叙述的内容必须是不可否认的正确，否则任何错误都有可能被极度理性的来访者抓住机会，不再专注地听下去了。这时，来访者通常要么会努力地跟随催眠师的思维，要么就会"放弃"，任由自己陷入到这个过程中。来访者的任何反应，都会被催眠师的更快、更无规则的表达所利用，从而放大所有的混乱（当然，如果偶尔有来访者开始争论，或者越来越与催眠师发生争辩，就可能要放弃这种方法或者需要做出调整。这样的反应通常表明前期准备不充分）。

步骤#4：不断地平衡过去、现在和将来

举例	注解
"……这周是这样，上周也是这样，下周还是这样……但究竟是这周还是上周或是下周真的不重要……因为星期一是一周的同一天，这周和上周及下周都一样……星期天也是如此，没有提到星期二……那么，一周的这些天和一个月的那些周，它们之间的间隔都是相同的……	催眠师专注地、意味深长地说话，他不断地加快语速，通过谈论过去、现在和未来的相似来转换时间参照物。此外，如果来访者需要加强超载，可以把谈话时间再延长些，注意还要继续结合使用非推论技术。

步骤#5：转换到一年中的月份

举例	注解
"……一年中的月份遵循着相似的模式……九月在十月的前面而在八月的后面，八月在九月的前面……今年如此，明年如此，去年亦如此……"	参照物从日期到月份的转换，增加了变化，并从变化中概括出了不变的关系。也就是说单位的内容变了，而参照物的变化特点却不变（有意识地弄清这些看似矛盾关系的困难证明了超载技术的可行性，缓慢而谨慎的思考会发现它完全是有意义的）。

步骤#6：逐渐转向过去

举例	注解
"……今年的劳动节你当时在哪儿……其实劳动节并不是劳动的节日，不是吗……所以你根本不需要去劳动……你可以用你的无意识来照顾很多事，并深深地进入催眠……现在你又身处何处呢？……不需要说出来，只是想象一下，那时的情景，那么现在呢？……1981年（或者今年）的夏天已经过去了，所发生的事，大多数都已经忘记了，你还还能记起吗？而我正在继续的五月，任何一个笨蛋都会指出它是开始于四月而不是给我们留下一个疑惑的整个三月：谁记得2月19号？一月底了，新的一年就已经来了……那么，元旦节，还有元旦节晚上以前的所有活动……1980年	时间参照是现在，却都拉到了过去，因此鼓励来访者的记忆也回到过去那些时间中。对特殊时刻（圣诞节、2月19号等）的回忆被用来提高记忆恢复过程。当来访者回访过去记忆并在无意识里将其放置于当前的现实记忆中时，催眠师突然转换惯用语时态（如那时是挺好，现在不是吗？），可以搅乱来访者的意识思维。

的那些节日（或者上一年），以及所
做的一切……元旦在感恩节之后，是
吧？它不是在现在吧？今年不也是这
样吗？……那时和现在都是真实的，
去年也这样……前年是这样，大前
年……

步骤#6：访问特殊的时间点

举例	注解
"……时间继续倒回，倒回，再倒回……一切都回到去年的现在，那个现在变成了你不可否认的当前的现在的一部分……那个曾经是从前的记忆成了现在……你可以享受你的无意识能如此轻松地唤回长久遗忘的体验的记忆的乐趣，一段你已经遗忘很久的美好记忆……因为你能一路漂移回去，一路回到从前的童年时光，从前你的确有一个愉悦的舒适的体验的地方……好的……让时间留在这里……让一切过去的记忆都苏醒过来……你的右手食指会慢慢地翘起来，这是你的无意识发出的信号……"	来访者会逐渐想到过去某个特定的事件。让来访者翘起手指，标志着回想到某些特定的记忆。

这个技术大部分的效果取决于催眠师的表达方式。要重申的是，来访者时常
会对他们最初的混乱作出应答，这混乱是因为对催眠师的统整性、智力水平、当
前状态、意图等等的怀疑。因此，重要的是催眠师一开始就要营造一个氛围，让
来访者感知到自己是一个聪明、好心的且善于沟通的人，那么，就要求催眠师在
运用这个技术时，说话要得体、自信以及有节奏（抑扬顿挫）。只要能达到这些

要求，大部分来访者要么就会努力地去理解催眠师的话语——这个几乎不可能的任务最终导致使来访者出现了深深的定向迷失——要么他就简单地放弃了想要弄明白问题的念头；这两种反应对发展催眠都是很理想的状况。然而，不管用什么方法，催眠师必须始终根据来访者的反应进行协调反应，以使交流能保持相应的准确恰当。例如，当来访者变得轻微的混乱时，就要加快节奏；当时间标记（过去、现在和将来）被快速转换时，就要加大节奏的不同步程度；当使用简单指令来利用混乱时，就要放慢节奏、减低强度。为了熟练精巧地调准这些参数，需要催眠师多多实践——不仅仅是独自工作（如用录音机录下来再重听；对着镜子看自己在说引导语时的面部表情；或者是将整个催眠引导过程写下来再来评判它），而且要与来访者现场交流。这些实践将会得到回报，因为催眠治疗师将会发现，那些先前断定无法催眠或有催眠阻抗的来访者也能进入催眠了。

空间定向迷失：内在参照物的转换

此技术类似于艾瑞克森混乱技术，但该定向迷失是通过空间参照物的快速转换实现的——这/那/这儿/那儿、右/左/上/下/对角/中间第三个、东/西/南/北一直往南等。最有效的方法就是编一个引人入胜的故事，在故事中运用一些空间参照的转换。我曾听过一个很普通的故事，但很有用。因为读这个故事的动机很明显，所以我将其称为自动催眠指导的技巧。这个故事最好在对来访者进行诱导式谈话10~15分钟后，来访者进入了轻度催眠状态后使用，或至少当来访者进入到感受状态后（楷体字部分是嵌入暗示，加粗字体部分需要特别强调）。

故事如下：

……当你允许你的无意识为你工作时，你有很多方向可以跟随……正如你可以有许多进行物理跟随的不同方向一样……我举个例子……几年前的夏天，我一个人在高速公路上驾车旅行，就在我密切关注着汽车引擎发出的声音时，我慢慢地但肯定地发现自己正在朝着另一个州行驶着。我要去的是个特别的目的地，我想去那里见一个特别的人，期待着这将是一次特别的体验。然而，虽然我知道目的地的大致路线，但我却无论如何都想不起来在交叉路口该怎么拐弯。但是我确实知道从出发地开始，我告诉自己说："我现在不想在这里，我现在想去那里，我所能记起的就是现在要去那里，至少知道马上从这里出发，我要右拐三次，左拐三次……只是我完全记不清楚右拐和左拐的正确顺序了……但我真的很想去那里，而现在却在这里。"然后我说道："好的，密切注意，这回我必须要走正确了（right），否则要落下（left）一大段路了。"……接着我说道："好的，出发了……这儿先右拐……我觉得是对的；最好是右拐，不然就走错路了……然后左拐，现在我还要左拐两次、右拐两次……好的，我再左拐一次，这意味着我现在还剩下一次左拐、一次右拐和再一次右拐……现在如果我右拐，我就还剩下一次右拐和一次左拐，再一直往上开，然后一直往下，自始至终这样（轻声专注地说出来）……但如果我左转，我就还剩一次右拐然后再右拐一次……但我觉得不对，所以我现在向右拐，然后再左拐……那我现在还剩了一次右拐……哎……竟然是死路！走错路了……只好回到起始的地方，再走一遍，免得旅程完全被落下……我一直沿来路倒回去，只是现在一切都要反过来：之前左拐的路口现在要右拐，之前右拐的地方现在左拐……斜向路口方向也要反过来……因此对每个右转弯来说，现在是在右边，要左拐……而对每个左转弯来说，现在要右拐才对，回到起始点，准备再走一遍……现在我开始了……

这个故事可以详细讲述，也可以反复重复讲，每次转弯顺序不同就可以了。如果来访者看起来完全混乱了，可以适当给些利用暗示。比如，接着上述内容继续往下讲：

> ……如此折腾了一会儿，我感觉如此疲倦和混乱，我不知道该做什么了，也不关心下一个弯拐到那里了……我根本分不清左右了……我完全不知道左拐是对的还是右拐是对的（right）……只好把车泊在路边，关掉引擎，闭上眼睛对自己说，"该死的，我怎么也想不出来。停下所有的行动，放松进入催眠！！"（这句话要以一个更加缓慢、更加柔和，但又更加强烈而肯定的方式表达出来）……而且，我刚才确实……（催眠师现在转换到一个更放松，几乎解脱的语调）而且我能够完全进入催眠……在这种情形下，什么都不用关心，除非是关注自己的内在需要……了解到你可以让你的无意识为你工作，这真是太好了……

研究将会表明，所有的陈述都有效且前后一致。而且故事的效用程度大部分依赖于催眠师的讲述方式。应用艾瑞克森的技术，尤其是涉及混乱的技术，都需要催眠师能够吸引和维持来访者的注意力，因此说话必须是意味深长的、令人难忘的和恰当的。因为应用该技术的意图就在于创造并利用信息的超载，催眠师通常开始时就以相对较快的语速进行，在来访者开始变得混乱的时候语速便得更快、更有力，然后在利用的时候（如，混淆达到顶点）戏剧性地减弱为缓慢而轻柔的声音。在语调模式方面，如上所述用楷体字标注出来是极其有效的方法，它们包括（1）方向的词和模棱两可的词（如，右/左），（2）关于集中注意力和进入催眠的嵌入式暗示。如果所有非言语表达运用恰当的话，故事通常会起到混淆技术一样的效果，对减弱意识干扰的作用相当显著。

值得注意的是，并不是只有你一个人在最初运用的时候对使用这个技术没有足够的信心。在我的培训工作坊里的很多治疗师，他们都着迷于我对这个技术的演示并且惊奇于它的神奇效果，但他们最初自己去应用它的时候都感到笨拙和困惑。克服这种不足的一个有用的策略就是：讲故事的时候，催眠师自己不要仔细地去听这个故事。只是掌握一个能将故事继续讲下去和转换时态的良好节奏就可以了。要使叙述准确且前后一致，可以使用自己左、右手的手指分别记录左拐、右拐的次数。比如，前面的故事涉及到三次左拐、三次右拐，你可以每只手伸出三个手指（不要让来访者看到）。那么，每次你描述一次拐弯时，不要简单地去计算次数，你就将相同方向的手指收回来（即右拐弯收右指，左拐弯收左指）。这样就能准确地记录在故事中描述的左拐、右拐的次数及剩下的次数。

当然，单独使用这种策略并不能保证有一个顺畅有效的交流方式。像这部分所介绍的大多数超载技术一样，你需要投入进行大量时间去练习和精练你的交流方式。

空间定向迷失：莫比乌斯屋

要实现经由空间定向迷失的超载，就需要吸引来访者到超现实的、自我反射意象中来。这种意象的不同寻常的自然状态常常会减弱理性的意识加工过程，从而实现催眠和催眠治疗。当然，来访者必须是愿意且能够被吸引到这种暗示意象中来。因此，这种意象通常被视为最有效的深化技术，即在轻度催眠已经使来访者放松后使用此技术进行诱导（可将其催眠状态再深化一点）。

对意象的描述多种多样；达利（Dali）和埃希尔（Escher）就是专门研究意象

方面的课题的。其中一种我觉得特别有效的技术就是涉及处在"虚无"的"莫比乌斯屋"，里面的一切——方向、维度、色彩等等都被体验为指向其相反（互补）的方向。因此，当你走向莫比乌斯屋的时候，实际上是越走越远；你一旦进去，就会发现自己站在房间的天花板上；看到的白色实际上是黑色，而黑色却是白色，如此种种。下面举例说明在轻度催眠后，沟通是如何继续的。

……好的……继续让你自己探索你的无意识……了解到你可以完全地独处，非常的安全，和你的无意识在一起的只有一个声音……那是我的声音……你能听见我的声音，并和我的声音一起待在这里，但这无论如何都不会干扰到你，因为更重要的只是让你自己关注去注意那些展现出来的、内在的、催眠状态下现实的需要……你独自漂浮在虚无之中……你的无意识确实知道虚无在哪里……你可以独自一人，很安全，漂浮着，流动着，不附着于任何特定的事物……仅仅就是能够发现漂浮在虚无中的安全感，不附着于特定时间、特定空间，只是非常安全地让舒适、轻松和安全的虚无之地方围绕着你伸展开去……（如果有必要，就描述得更详细些）。

……在虚无中你能体验到许多不同的事情……不附着于时间和空间，意识到时空都在变化之中，你可以让你的无意识去创造和生成适合于你自己的体验……了解到你可以在虚无中找到莫比乌斯屋，这是多么美好啊！大多数人都知道莫比乌斯带是二维空间带，其内侧就是外侧，外侧就是内侧……而莫比乌斯屋是三维结构，在里面上就是下，下就是上，右就是左，反之亦然……西就是东，北就是南……甚至斜角方向也是相反的……所以当你朝着莫比乌斯屋走去的时候，你会发现离它越来越远……你可能有意识地放弃并遗忘尝试，我不知道，但这样做的话你就会发现自己正好置身于莫比乌斯屋中了……进去之后，你站在天花板上，仰头看见的是地板，你开始注意到各种不同的事情……比如，朝西看，旭日冉冉升起……往东看，夕阳正在落下……你走到外边却发现自己竟然是在厨房里，还是在房间的中间，站在正中央，你开始意识到每样东西都在它的对立面，而且……所以你开始思考右才是左，所以你走左边就是到右边，但事实上发现那又不是右，那是错的……你又试图往右走到右边（right），但你发现你在左边，又在往左走，那是不对的（that's not right）……都是以这些方式翻转地建立起来的，你开始意识到这不是物理维度上的转换，而是心理态度上的转换……莫比乌斯屋位于虚无中……其反转方式跟心理预期有关，而不是不可辩驳的现实……换句话说，即：你可以让栅栏的两个面在同一个地面上整合在一起……因此认为右是左，使得右变成了左；认为北是南，使得南变成了南，北变成了北……但认为右就是左使得左变成了左，对此的思考却实际上把左变成了右……（如果来访者需要更多超载信息的话，可以继续进行下去）。

……那么为什么不放弃思考，就这样完全地欣赏自己呢，让那环绕着你的现实伸展开来，让自己永远沉浸在虚无中，沉浸在发现知觉可变性的乐趣中、发现心理灵活性的乐趣中、发现体验多样性的乐趣中，以及发现对整个自我价值形成心理理解的乐趣中……（等等）。

这些交流可以以各种各样的方式持续进行。比如说让来访者寻找莫比乌斯屋中的藏书室。藏书室中有一本记载着过去、现在和将来事件的"时间之书"（封面上印着来访者的名字）。时间之书可用来指引来访者回到过去（或者来向未来），以接触到那些能为治疗所利用的关键体验。

再比如另外一种方式是想象莫比乌斯屋中有一间房间，其对面墙上镶着镜子。其中一面墙上的图像反映的是个体自我珍视（"正面的"）的表征，而对面墙上的镜子里显示的图像反映的则是个体自我贬低（"负面的"）的方面。来访者在两个对立的自我图像中穿梭往返，循环的速度越来越快，直到最后将两种图像整合在自我珍视的框架中。善于想象的催眠治疗师很快就会发现，处在虚无中的莫比乌斯屋的整个框架，具有很多其他可能性被用来推动治疗探索。

空间定向迷失：外部参照物的转换

这种普遍的方法，由艾瑞克森于20世纪30年代创立发展，基本上涉及在各种各样的外部刺激越来越快地引向来访者的注意之前，先吸引住来访者的注意力。如同其他混淆技术一样，这种方法可以通过各种方式加以运用。艾瑞克森（1964a）曾记录了关于这个技术的一个有趣的案例，其中记载了他与一位印度精神病学家同事的互动交流，这位同事有兴趣进一步了解精神分裂症的发展过程。在一次旨在体验性地演示知觉定向迷失的实验中，艾瑞克森将两把椅子分别放在12平方英尺空间的两个角落里，然后自己和精神病学家分别坐在这个空间剩余的另外两个角落。两把椅子分别贴上标签A、B，而他自己和精神病学家分别标为C、D。然后艾瑞克森请了一位志愿参与这个实验的梦游症患者。艾瑞克森将该志愿者导入深度催眠后，还引导她与自己和精神病学家（G博士）保持和谐关系，然后让她坐在（离艾瑞克森最近的）椅子A上，面对着（G博士旁边的）椅子B。然后艾瑞克森以一个精心策划的又有些神秘的方式说，他的意图是要教G博士一些地理学知识，整个过程中来访者要一直坐在自己的位置上不动。G博士的注意力因此集中于志愿者的身上，艾瑞克森就开始了使人迷失的喋喋不休。摘录如下：

> （对志愿者说）我希望你知道对你来说（指着志愿者），你坐的那把椅子（指向椅子A）在这里，而那把椅子（指向椅子B）在那里，但当我们走来走去的时候……在这个方形里，我在这里，你在那里，但你知道你在这里，而且你知道我在那里，我们都知道椅子（B）和G博士都在那里，但他知道他在这里、你在那里以及椅子（B）在那里，我也在那儿。他和我都知道你和椅子（A）在那里，而在这里的我，实际上是在那里，如果椅子（B）能够思考的话，它也会知道你在那里，G博士和我都认为我们在这里，我们也都知道你在那里，尽管你认为你在这里，所以我们三者都知道你在那里，当你认为你在这里的时候，我却在这里，而你在那里……

艾瑞克森一直这样讲着，始终慢慢地、令人难忘地且有节奏地讲着。过了一会儿，G博士看起来相当迷惑了，他困惑地在自己和艾瑞克森脚下的地面之间转换视线。这时候，艾瑞克森对已被深深催眠的志愿者发出指令，去"接管"他的角色快速地"解释""这里"和"那里"的不同方位。简而言之，G博士在意识上发生了完全的改变，这一发展被利用来进行各种催眠探索和后续的讨论。

艾瑞克森（1964a）描述了修正后的这个技术如何成功地运用于其他对催眠探索感兴趣的个体。在我自己的工作中，我也发现空间定向迷失方法相当有效，尤其当期望出现各种分离时——比如，一个迫切期望摆脱严重生理疼痛（如在外科手术或慢性疼痛的情况下）的个体，或那些觉得需要有意识地跟随催眠师正在说和做的每一件事情的个体。后者这种情况尤其运用于心理健康职业人士，他们对自己和患者进行催眠询问更感兴趣。他们常常（错误地）认为要成为一名称职的催眠师的最好方法就是，对所有示范技术保持意识上的高度警惕，而这种想法阻止了他们尝试去体验深度催眠。我觉得空间定向迷失技术是一种极好的方法，它可以激起双重意识作用（"意识观察者"[observer]和"深度催眠的参与者"[participator]），满足"既是其中一部分，却又分离于其中"的需要。其基本技术是一把椅子代表着"意识心理"，另一把椅子则代表着"无意识心理"。对坐在"意识心理"椅子上的来访者要优先进行诱导，当催眠进行到适当的程度时，再移到"无意识心理"的位置上来。简短的诱导过程（5～15分钟）常常用来引起来访者的注意，并建立起反应潜能。"这里/那里"转换的改良版本用来定位"意识心理"——需要观察、分析、识别，以及其他动作的部分——在其指定的椅子上，而"无意识心理"可以在另一把椅子体验深度催眠。换言之，来访者被引导想象自己坐在某把椅子上，却观察到自己在另一把椅子上进入了深度催眠。

例如，一位参加高级催眠治疗培训课程的学员抱怨，尽管他能轻松地诱导其他人进入催眠，但多次尝试着亲自体验催眠时都惨遭失败。经过观察并和他讨论他所做的无效努力之后，似乎其症结是一个连续不断的内部对话，即他总是从催眠师的理性角度来分析催眠中呈现给他的所有催眠交流。为了说明这一点，我接受了他作为示范来访者的请求，并要他离开座位，坐到我旁边"被催眠来访者的椅子"上。在开始了大约15分钟的催眠诱导谈话（最多只会激发出轻度催眠状态[眼睛闭着的]）之后，我开始运用上述的分离方法了。来访者在听到参照物的转换时，他微微一笑表明他识别出我的意图。我很和蔼地承认他如此专注的能力，然后我突然转变为极其严肃的态度，惊讶地、大声地、缓慢地故意问他是否真正明白我到底在讲什么。被我这意义含糊地一问，他的平衡被打破了，我催促他说"即使你并非完全都明白，也要全神贯注！！"接下来，我的语速变得越来越快且没有节奏，并且讨论空间定向和分离的意义。每次讲到他的意识过程，我都把声音转向他先前"在那边"的位置；而讲到无意识和催眠的时候，我就把声音转回他现在"这边"的（座位）位置。摘录如下：

……凯文，我很高兴你今天自愿来当来访者。你参与进来，了解到你离开了那里的座位，来到这里听我在这里的讲话，这是一件多好的事啊。此时此刻，当你坐在那里，你确实能够以批判、智慧和享受的方式去聆听过去的几天以来在这里的这间屋子里所进行的学术活动。而且现在我也并不认为你就该停止有意识的聆听；毕竟，当有人曾带领你走过一段长长的路时，你不会就此轻易忘记。一定要记住，当你坐在那里时，你可以以那里的方式继续下去。但你也可以有其他的兴趣，你可以参与其中，坐在这里去发展那些兴趣，始终继续参与那里的有意识的兴趣。因为了解到你的无意识能够独立于你的意识心理而独立地运作是一件很好的事情。你无意识地调整呼吸，无意识地睡着了，你还能够在没有意识干扰的情况下做很多事情。你在夜间无意识地做梦；但深沉而酣畅的梦对你其实又意味着什么呢？我真的不知道，但我确实知道你的无意识能够独立地、聪明地、有意义地运作。而且你不用完全摒弃你的意识心理；它可以继续留在那里，并且现在可以再次坐在那里的椅子上，而你的无意识就在这里听我在这里讲话……而在那里的意识心理也可以仔细地倾听和观看……你的意识在那里，而无意识在这里……你的担心和理性的谋略都集中在那里，你进入催眠的能力现在在这里，而且大大地发展了，好的，甚至当你的意识能开始认识到它时……成为其中的一部分却又脱离于其中……在那里有非常充分的评论，而这里有新奇的现象出现……你可以在那里听，在那里看，如果不好的话，你也可以在这里听……既能成为那些在那里的正常运转的一部分，又能够从中脱离出来，这多么好啊……那里的你正对着我，而这里的你就在我旁边……我在你的左耳朵边讲话，因为你脸朝外面时我在你的左边……如果你转过去面朝那个方向的话，就是刚才一直位于我们后面的那个方向—但它现在有不同吗，并且会继续保持这样的不同吗？你能感觉到它，凯文……感觉它正在发生着……刚才在那里的，现在还是在那里，同时你现在在这里深深地进入了催眠，现在当你听到现在你有两只手，而我想知道哪一只会先抬起来？自始至终……从那里观察……在这里感觉……从那里看过来……在这里感觉……（等等）

这些交流方式可以继续再延长10分钟左右，在整个表达过程中都要保持热情的、快速、引人注意的方式。来访者表现出越来越多的木僵、深度的催眠和各种分离现象——手悬浮在半空、自言自语、"分离的双手"——都成功地表现出来了。在催眠结束之前，我引导他"那里的意识心理""随着你的身体部分转回到这里"。接着我通过详细阐述他的分离体验如何成为以各种有价值的方式去"享受自主性"的综合能力的证据，然后对某些学习进行了巩固。

接下来将来访者从催眠中唤醒，并询问其感受。他说，最初他认为他所理解的定向迷失技术不会有太多帮助，结果在他试图理解我除了定向迷失技术外还在做什么（在诱导过程中，我给了他很多隐讳的暗示）时变得越来越混乱。他还说，他的混乱导致了完全的知觉改变（如，感觉整个屋子都在旋转，自己的身体似乎扭曲了），这令他很吃惊，但他实际上又非常高兴，因为这些都是催眠过程在推进的标志。当他意识到自己的意识活动仍"在继续"时，他表现出短暂的失望，直到突然发生了让他吃惊的催眠体验：他意识到他的"意识心理"正坐在前排的位置看着自己一步一步地进入深度催眠阶段。这太令人兴奋了，当他处于这种兴奋中时，他看见了"自己"在台上演示着把手抬起来。然后，在我的暗示之下，他体验到自我正逐渐回到坐在椅子上的自己的身体中来，并从催眠中清醒过来。总而言之，他吃惊地谈到这是他有生以来最深刻的体验。最终不仅仅成功地进入了深度催眠，他还获得了对催眠背景下的分离过程的深入了解。

此技术的有效性主要在于能够很好地跟随来访者。凯文有一部分想亲身体验催眠，另一部分又想观察并全面地评论催眠。此时，问题在于，"如何在催眠诱导过程中利用好这两部分呢？"空间定向迷失就是一种很理想的解决方法，它使得两部分都以相互没有妨碍又互为补充的方式参与进来。

无论如何，一定要记住，准确的使用技术也不能保证一定能成功。尽管已经反复说过，我还是要再次强调，催眠师需要：（1）用非言语方式迫使来访者以一种体验的方式参与并做出反应，（2）对来访者在这当中出现的反应不断地监控，并调整与来访者的沟通。比如，当意识过程占主导时，可以增加更多的混乱的交流（模式中断和信息超载）。在催眠诱导中，对来访者当时的行为只需要予以间接地或一般性地跟随；对于处于混乱顶点时的行为，要使用更多的直接而温和的催眠暗示语来交流。观察这些指导方针将会大大增强各种技术的应用效果，尤其是那些混乱技术的效果。

在空间定向迷失试验中，谨记该技术可以根据环境变化作出很多的修改，这是非常重要的。例如，治疗师让来访者的身体从一个椅子移到另一个椅子；而对排斥催眠或其他治疗方式的来访者，格式塔疗法显然相当有效。因此，可以告诉来访者在他们想要体验催眠的每个时刻，他们都应该坐上"催眠"椅；但是在有拒绝或犹豫的时刻，他们则应该坐到"拒绝"的椅子上（若存在多种拒绝表现，则相应地要多安排几把椅子）。在使用这种方法之前必须预先告知来访者，如果他们转换了角色就要转换椅子，因为心理转换是自动而无意识的。

根据来访者反应的不同，可以有各种各样的方式来运用技术进行催眠。而空间定向迷失技术通常最初被用于将来访者分割成冲突的不同角色。治疗师可以让所有的角色参与到严肃的讨论中来，以找出能满足所有角色需要的方式来进行催眠。另一种可能性——也是我发现常常更为快速有效的方式，就是逐渐加快来访者转换椅子的频率。只要治疗师保持敏感和支持，大部分来访者都会感觉到很放松，并使他们的冲突变得戏剧化和极端的荒谬；笑声将他们从对任何一个角色的刻板僵化的认同中分离开来，从而为催眠铺平了道路。如果来访者还是固着在意识加工过程中（比如不断地对所有催眠交流作理性分析），催眠师可以增加前面所描述的一些关于空间定向迷失技术的交流。当有意义地传送出了这些信息时，甚至那些最难以被催眠而又渴望体验催眠的来访者也能被成功地催眠。

概念定向迷失

除了时间定向迷失、空间定向迷失外，治疗师还可以运用概念定向迷失作为一种超载技术来诱导催眠。就本质而言，概念定向迷失技术采用的是一种强制的、意味深长的、快速的非言语交流的方式来表达一连串关系松散的、自由联想的言论。其目的首先是吸引来访者注意并设法去理解催眠师所说的话，然后迅速地转移话题，使意识心理超载并使意识作用弱化，随之就可以运用嵌入式暗示和其他技术来促进催眠。

具体的话语可以是多种多样的，常以一种自由流动的方式产生。为了能有这一连串的言论，催眠师要转入外部导向的催眠（第3章），才能与来访者的反应过程相配合，从而保证其后续行为能激发这种联系。催眠师和来访者之间的交流往往是意味深长且是有目的的，让他们感知到现在所说的是与催眠密切相关。在制造出这种情境之后，催眠师就可以选择任何话题或任何观测到的结果作为（催眠的）开始。例如，如果我坐在电脑前对某人进行催眠诱导的话，我可能会这样说：

> ……现在我就坐在这里，你在那里，我正在用我的手指给你打（type）一封信……我以前打过很多次了，所以我对做这样的事感觉到很轻松……打字（type）有很多种方法……你可以在打字机（typewriter）上打字（type），你可以在办公桌上打字（type），你可以扮演（typecast）某个特别的人，你是否在一个戏剧里或者不在……我通常想知道对坐在那里的人用什么样（type）的催眠方法……会是哪种（type）催眠方法呢？……有一种方法（type），你可以参与或退出……也有一种方法（type），你要一直走下去……一直走下去是什么意思呢？……有些人知道什么是get down，什么是be down，什么是feel down，但进入催眠是什么意思呢？……你可以到一个杂货店或商店转转，而不买任何东西，在催眠时，你也可以做同样的事情。

你可以到很多不同的地方去……是不是公务假期并不重要……因为你可以以任何方式、在任何地点、任何时间放松自己，甚至就是现在！！……你可以工作并感到舒服，你可以待在家并感受家的随意，你也可以出去并感觉到内心的安全……在冬季或夏季里，内心感到舒畅和安全多么好啊，而不是在任何其他时候（times）……而时代（times）确实在变化……《纽约时报（Times）》已经旧貌换新颜了……《洛杉矶时报（Times）》变得越来越保守……太多想不到的事物最终都会发生变化（change）……有零钱（change）很好，有钞票（bills）更好，有如果是面值1美元、5美元、10美元、20美元、100美元……催眠会带给你丰富的不同寻常的体验，并以独一无二且适当的方式丰富你的能力，照顾你的需要……时尚每年都在改变，但有一样是不会改变的：你能够进入到催眠状态，与你的无意识为伍……你不必像卢克·天行者（《星球大战》中的角色）一样需要同盟和感受暴力……现在，你就在这里，你知道，无论何时、无论怎样、也无论发生什么事，你的无意识都会跟随着帮助你……（等等）。

意识流不需要刻意地去编辑加工，话语表达也不需要多么有才气，而仅仅只需要你从先前的话语开始，顺势联想，然后用一种蕴意丰富的、有节奏的方式表达出来就行了。当使用任何超载技术时，已经表现出适当专注的来访者将会典型地出现逐步增强的定向迷失，然后以下面两种反应方式中的某一种表现出来：第一种，试图用理性来解释每件事的人发现自己要么是变得困惑迷乱，要么是拼命设法去理解催眠师正在说的；第二种，要么索性不再去理解这些话，就简单地去享受这一联想"旅程"。针对第一种反应，当加快讲话和交叉联想的速度时，催眠师要保持绝对的严肃；对于第二种反应，催眠师要表达得更轻柔、更有趣些，因为来访者通常相当愿意彻底地放松，并且也确实会被放松。这两种反应都可以通过使用一些催眠暗示语，尤其是通过一些委婉隐讳的问题或一些嵌入式暗示语（第6章），而被利用。当然，每个来访者的反应不尽相同，这就需要催眠师仔细地观察，再根据来访者当下的反应来进行调整。

在技术运用过程中催眠师常常发现，要想熟练掌握和恰当运用技术，更多的是需要"忘掉"（unlearning），而非"学习"（learning）。说得更精确些，我们天生都会有自由联想的能力，却学会了部分地压抑它们；我们可以通过如"紧扣主题""说到点子上""集中"等的一些"催眠"格言，来训练自己去抑制联想以使得我们（的思维）附着在一个特定的参照框架上。尽管理性思维颇具价值也很必要，但如果它们刻板地粘附于这样的约束中，就会抑制各种各样的创造性加工过程，包括当前的技术。因此，一天之中，花10分钟独处，或与一位朋友在一起，都是很有用（也相当愉悦）的训练练习。随意选一个刺激物作为起点，让自己进行疯狂的自由联想，一旦你觉得这是轻而易举的事情，你就可以开始编造一些与催眠相关的交流内容（如参照某个人当下的行为、他们的兴趣）。

练习这个技术时，你可能会发现有很多方法做交叉联想。下面介绍其中几种：

1. **不同的意思**。一种方式是将一个固定的词或概念转换为另一种不同的意思。比如，上面案例中的"打字（type）"到"扮演（typecast）"到"催眠类型（types of trance）"；"其他时代（other times）"到"时代变迁（changing times）"到"时代（Times）"报纸；以及"零钱（change）"到""钞票（bills）"到"丰富的体验（wealth of experience）"。

2. **编造主题**。一个相关的更精细的策略就是以各种方式讲述并最后绕回到主题上来。下面是一个简单的编造暗示语的案例，其主题或中心意思是围绕时间和身体各部分进行。

（看看手表）……了解到时间就掌控在你的手上，你可以有这么多不同的方法利用它是多么美好啊……你仔细看看手表，约翰，看看时间到了没有……拥有这个世界上的一切时间，将意味着什么……时间就此停住了，时间欢快地滴答作响，时间掌控在你手上，这些都意味着什么……而且，约翰，你可以轻易地知道你不必让一只手臂一条腿放松来进入催眠。因为你的无意识了解你的整个身体，要用两只脚站立，（两只脚）伸出来。感到很舒服……

3. **尾词接龙**。第三种策略就是把每一句话的最后一个词用到下一句话的开头。但是，重复的词要放到一个不同的语义情境中（即在两句话中要表达不同的含义），才能达到转换概念结构的目的。例如：

……你真的能催眠中感到快乐……催眠到底意味着什么呢？人人都知道，催眠意味着转移（transfer，同时也可作为trance for），转化（translate，同时也可作为trance late），有一个翻译者（translator，同时也可作为trance later），转换（transformation，同时也可作为trance formation），超越（transcendental），现在就催眠吧，深度催眠，进入非常深的催眠，就现在……你现在或稍后一会儿（later）就会进入催眠状态的，因为迟早（sooner or later）我们都会了解这点的……我们了解很多不同（different）的事，也有过各种不同（different）的体验……不同的人有不同的体验，这再正常（natural）不过的了，这是无可否认的……你也不需要否认自己某些事，一切顺其自然（natural）……树木是属于大自然的，Sierra俱乐部了解这点，甚至詹姆士·瓦特（前任内阁大臣）也知道……瓦特（Watt）知道有足够多的能源制造一个发光的灯泡（用足够多的能源制造出发光的灯泡意味着什么[what]）……忽然浮出（emergence）一个创新的念头……而创造力会以很多方式表现（emerges）出来……

4. 交叉情境（cross-contextualizing）的常规谓语。第四种策略就是将常规的谓语转换到不同的背景中去，这样就可以使得当情境发生变化时，体验性的过程仍然是恒定的。例如：

　　……在催眠中，你能够发展出体验式的舒适……发展出体验式的舒适意味着什么呢？小孩子也知道怎样使自己发展出体验式的舒适……每个孩子都曾有过午后躺着美美睡一觉，而且确实觉得非常舒服的体验……经商的人都知道，经过一天辛苦的工作，回到家，放松下来，然后进入体验式的舒适状态……运动员在比赛前后也都需要发展出体验式的舒适……学生也是一样……所以，不论是待在家里、躺在床上，还是在一个阳光明媚的午后的公园里，你在哪儿都能够通过各种不同的方式让自己发展出体验式的舒适。

5. 过渡（bridging）。第6章介绍的"特殊——一般—特殊"过渡技术，即催眠师将当前话题概括化并转换到其他话题上去（与其他话题联系起来），然后把重点放在这个与先前话题不相关的新主题的某个方面上[①]。例如：

---

① 通常被广泛接受的过渡方法就是要强调新主题中某些与旧主题分享（相关）的内容。例如，如果我说，你的催眠反应促使我想起另外一个来访者比尔，然后开始谈论比尔，我所谈的关于比尔的事一般都要适合与你的催眠反应。如果根本没有类似之处——比如我谈到比尔和他妻子离婚的事，跟你完全无关，尤其是与你当前的体验无关——你通常会变得有点不确定，还会表现出适合于该情境的一些反应（诸如，愤怒、厌烦、困惑等）。在催眠环境中，艾瑞克森学派催眠师需要保证适当的反应是进一步可利用进入催眠的不确定性。——作者注

……催眠是一种学习体验……之前你也有过很多不同的学习体验……比如年少时坐在教室里的硬板凳上学习的你学到了很多东西……坐硬板凳不太舒服……也有很多人非常喜欢棒球比赛，对他们来说坐坐硬板凳就没什么关系……你可能会以各种方式来忘掉不适感……比如，晚上睡觉的时候，你会发现很难把意识集中到任何事上……而且晚上还会沉沉地做梦……

6. 联想的交叉（associational crossover）。最后一种策略就是通过对某个特殊的事件、概念、人物等之间的联想找出交叉连接点。比如：

……催眠状态就是一个探索许多不同事情的机会……了解到无论你身处美利坚合众国的哪一个州，你都能感到可以自由地做许多事，这多好啊……每个人都有投票选择的权利……无论你投票给谁（在1976年），福特（于1974～1976年任美国第38任总统）还是卡特尔，你都觉得很舒服……虽然福特车和雪佛兰仍然是我们国家（指美国）的主流车，我还是喜欢精细的德国车……整个欧洲都不知道里根为什么（1980和1984两届连任）赢得如此容易……无论你对西部牛仔的老电影感不感兴趣，你都应该知道印第安人也有权利红脸和愤怒……那么这些老电影里的著名影星，他们是如何具有代表性的呢？……你喜欢的那些偶像真的能代表历史吗？……你的意识心理又是如何对无意识的需要、愿望和渴望具有代表性的呢？……何不利用此机会弄个明白：催眠是唯一民主的方式……

总之，应该提到的是，虽然这里的联想策略是作为概念定向迷失的基础而呈现出来，它们也可以通过其他不那么混乱的方式进行运用。正如前面章节所讨论的那样，联想策略在概括主题、优雅地转移主题、联结观点、隐喻表达、连续流利地表达、创造性思考等方面都非常有价值。因为这些效果大多都依赖于伴随的非言语交流，催眠师需要随机应变，才能引出来访者各种不同的普遍反应。

双重诱导

双重诱导是指两个催眠师同时对一个来访者实施催眠诱导[1]。这是迄今为止

---

[1] 很多人都用过这种技术，基于我们与班德勒和葛林德（Bandler & Grinder, 1975）的研究成果及凯斯特纳达（Castenada, 1972）的著作，保罗·卡特（Paul Carter）和我发展出我们自己的运用版本。大约8年后，我们又发现凯·汤普森（Kay Thompson）和罗伯特·皮尔森（Robert Pearson）多年前就已经发展出了他们的版本。——作者注

我觉得最有效的、最可行的混乱技术之一：它不仅打断了一个时刻只有一个人说话的根深蒂固的社交规则，而且事实上，一个人根本不可能对同时和他说话的两个人的话语进行有意识的理解。有些来访者，尤其是那些沉浸在内部对话中的来访者，会拼命努力地跟上催眠师所说的内容；也有一些来访者乐于"放弃"理解催眠师的需求，而让他们自己"随波逐流"；大部分来访者最后都能够被双重诱导技术所催眠。基于这样或那样的原因（比如两个催眠师会同时讲到来访者身体的不同部分），这是一种非常优秀的催眠和治疗方法。

基本过程如下所示：两位催眠师与来访者面对面就座（我觉得最好是坐在来访者的两边，这样他/她一次就只能集中于一位催眠师，因此另一位催眠师才能更多地利用来访者的无意识过程进行工作）。为了建立恰当的催眠气氛，首先需要建立和谐与信任的关系。而且，最好是直接告知来访者，为了达到催眠目的，将会通过两位催眠师运用双重诱导技术。特别抵抗的来访者是个例外，为了使他有更多的惊讶，可以事先不告诉他；但是，仍需要在先前的交流中建立起信任的关系，即要让来访者了解到催眠师是值得信赖的、善意的。

对于那些习惯于理性分析事物的来访者，催眠师要告诉他即使他也许不能完全理解，仍要尽量跟随（仔细听，仔细想）；而对于那些更能忽略意识过程的来访者，则要给予他更多的自由，他可以听两位催眠师讲话，也可只听一位，或者干脆什么也不听，来访者可以在这三种情况中自由地交替转换。为了逐渐引导其进入双重诱导，两位催眠师可以相继说话，相互补充，从而使来访者的注意力来来回回地转移。数分钟后，两位催眠师开始同时说话，他们对来访者当下的反应过程同时实施诱导。

催眠师作用的一个很重要的方面就是非言语的表达沟通，这尤其体现在彼此的关系中。通常，两位催眠师的表达应该相互补充，相辅相成。实际运用方法多种多样，最简单的方式就是直接同步（synchronization）——也就是说，两位催眠师采用相同的节律、语速、反应模式、停顿等。这是很容易实现的，只要随着来访者当下的反应而调整催眠师的反应就行了，这也是一个良好的开端。两位催眠师使用不同的言语表达，其效果就好比两个吉他弹奏者，弹着同样的曲调，却唱着不同的歌词。非言语表达方式的匹配倾向于吸引无意识的关注，而言语表达的不同则导致意识心理超载。

另一种非言语表达补充方式，就是切分节奏（syncopated rhythm），即两位催眠师运用同样的节奏，但其中一个要比另一个慢半拍。好比两台录音机一起播放同一首乐曲，但其中一台比另一台慢半秒。为了与来访者的反应保持这种先后关系，就要求其中一位催眠师计算好时间将语调下降来配合来访者的呼气，而另一位催眠师则要调整语调来配合来访者的吸气。切分模式会使一切仍在进行的分析过程都土崩瓦解。

催眠师可以将非言语过程与言语过程联合运用，描述来访者的不同部分而达到催眠目的。例如，一位催眠师可能把他的注意力集中在如何弱化来访者的意识心理（如使用快速的、无节奏的非言语表达的混乱技术），另一位催眠师则可能考虑如何接近无意识加工过程（如使用温柔安抚的声音进行直接的暗示，如"让自己放松吧……不必要去聆听什么……进入催眠吧……"），或者一位催眠师可以讲些听起来有关系而实际上不相关的故事，以此干扰来访者的意识过程，而另一位催眠师在来访者的另一侧低声说一些催眠暗示语。或者是一位催眠师说些似乎能维持来访者暂时不进入催眠的话，而另一位催眠师就诱导其进入深度的催眠状态。在以上所有这些情况下，最有趣的就是两位催眠师在中间不停地转换自己角色的功能；比如，使用混乱技术的催眠师忽然转为支持，而另一位则又采用起了混乱技术。当来访者轻松地有意识跟随着催眠师时，使用这种方法特别容易让人迷惑，而且对促进催眠特别有用。

这种同时处理不同心理过程的一般性策略有很多好处。个体的某两方面，或某几方面可以同时被跟随和利用；尤其是在确保来访者（也包括催眠师）不会只注意一个方面而忽略另一方面时特别有用。这也能促使个体心理的各方面的分解和脱离，其中某些部分还能够以各种方式进行治疗性的扩展（如格式塔疗法中的"座椅分类"[chair sorting]技术）。例如，两位催眠师可能会在来访者面前表现出分歧，每个治疗师都对来访者的一个不同部分进行工作——如：一个说"让我们进入催眠吧"，另一个则说"保持住，保持下去"。这一状况将被戏剧性地扩大至来访者全神贯注于催眠师之间的分歧，因而将冲突投射到另一个结构中（符号心理疗法[symbolic psychotherapy]的本质也就在于此）。在某个时候，治疗师可以首先将两种立场合二为一，或者，如果更好一点的话，可以询问来访者如何解决。无论来访者是否找到轻松有效的解决方法，这个戏剧性的过程都能使其进行体验性的专注，因而创建了来访者对催眠的感受性。

在双重诱导过程中，要注意几个其他普遍要点。首先要关注的是双重诱导过程中适度超载的量。不管使用哪种混乱技术，当来访者活跃的意识过程妨碍了催眠状态的发展时，用定向迷失技术进行交流谈话就是非常有价值的了。第4章中讨论的一些细微的线索提示——皱眉、来回移动、舔嘴唇、讲话等都是意识加工活跃的证据。此类意识参与可以通过更多地加重意识过程的负担从而加以利用：如采用更快的语速、为来访者布置任务、询问含有隐喻的问题、使催眠师之间节律更加不同步、使用其他混乱技术等等。这时，一位或两位催眠师使用简单的暗示语就可以放大和利用这种因增加的超载信息所产生的混乱，由此促进来访者进入催眠状态。

一旦进入了催眠之后，再增加混乱就只能起到反作用了，因为此时使意识过程产生混乱的目的已经被弱化了，而已经显现出来的无意识体验过程需要的是支持和引导，而不是混乱了。当在催眠治疗过程中（如催眠梦境）给予详细指令时，特别不宜再引入超载，因为此时失去了判断力的来访者是没有能力去理解这些信息的。同样的，对于那些已经进入催眠状态中的来访者，当他们正在探索一些被暗示的催眠体验时，一般也不宜使用超载技术。如果来访者变得愤怒或情绪上烦躁不安，也应该减少超载。在这些情况下，催眠师通过放慢速度、（两个催眠师）相继地说话、温和而又清楚、利用治疗中已接近的体验，就能将超载减到最小。当然，如有必要，也可以再次使用更强烈的超载方法。

其次，在没有两位催眠师的情况下也可以实现双重诱导。当我在做催眠诱导时，如果来访者陷入了内部对话中，我有时会打开录音机，播放一些已录好的诱导录音，在我做诱导的时候，让来访者专注于录音机中的诱导（通常和我的诱导相"冲突"）。这样既能分散他们的意识过程，又能让他们的意识过程超载。如果是自我催眠，可以改变一下，要么让来访者听双重诱导过程的录音带，要么用两台录音机同时实施不同的诱导。我发现听双重诱导录音带对大部分来访者来说，是非常有效的自我催眠方法。

另一种可能性，由艾瑞克森曾精巧地做过示范，那就是一位催眠师根据双重诱导的原则和过程来也可实施双重诱导。例如，我观察到艾瑞克森朝右微斜着对来访者的意识心理讲话（如"也许你还不想进入催眠……你的意识心理会觉得很好奇"），然后转到左边对无意识说话（如"你的无意识可能会希望进入催眠，并开始漫步到催眠的世界中来"）。他来来回回地交替变化，用稍微有些不同的声音与意识和无意识两部分进行交流，最后停留在来访者的左斜方（"无意识"处）工作。我发现这种跟随和引导技术在我自己的工作中相当有效，它是空间听觉定位（艾瑞克森，1973）如何作用于人的不同部分的经典案例。

当然，在应用双重诱导技术方面，还有很多其他方式可以采用。在诱导过程中，催眠师可以让来访者听些音乐；或是当来访者对催眠或治疗的问题转变到不同的态度上时，就让他们交换座位；又或是大声评论催眠师所说的催眠暗示语其效果不明显的原因（最后这种大声说话方式，尤其适用于那些总试图去理解、紧跟技术的顽固的、爱诡辩的来访者，它不仅能够对来访者的催眠阻抗做出解释，而且还能对为什么一个特别的方法不一定适合来访者的问题提供有价值的信息，由此发展出更多适当的方法）。基于这一点，双重诱导中一个最有价值的部分就是它对于一些重要的催眠沟通过程的强调突出——例如，对个体所有有关部分的承认、分离和利用；使意识加工过程超载；同步和异步交流节律的不同效果；对注意力分散的评估；以及在诱导中加入意识加工，特别是拒绝。只有精通双重诱导技术，治疗师才能更有效地利用任何催眠环境中的这些过程。

临床讨论

很多治疗师对混乱技术很着迷，但却发现自己不愿意或不能自如地运用它们。其中部分原因可能是，他们在接触、尝试一些看上去非正统的技术时，会有些犹豫，这是正常的，也是可以理解的，可以通过自己或与同事一起多练习进行提高，或是通过大量实践，将各种混乱技术进行整合，慢慢融入到治疗师自己的体系中。部分原因也可能是因为在复杂棘手的互动治疗过程中，对于什么时候、怎么样恰当运用混乱技术的问题缺乏准确的理解，而且在运用一些复杂技术时缺乏自信（如害怕此技术不能按计划工作）；下面的内容就是关于这些问题的。但是，对有效使用混乱技术的最可怕的障碍是对技术本来意图的误解——比如，认为其结果会对来访者造成羞辱，让来访者觉得自己很愚蠢。如果我们对这种不确定状态给予的是负性评价，那么这些想法也是可以理解的，但却都是不正确的。再次重申，艾瑞克森学派催眠师使用混乱技术来支持来访者，为来访者创造机会使他们从被常规模式僵化的限制中脱离出来，并且也让来访者以另外的、更有利的方式去体验自我；混乱也能使人从错误的、有限的认同中解放出来。由此看来，这就如同一个愉快的玩笑、马克思兄弟的电影（真正的混乱技术大师）、令人发笑的拼写、与一位好朋友逗笑、慢跑、性等等；这些都是能成为削弱常规框架的约束、引导新的生存方式的有效方法。

诱导混乱技术也不是总能发挥如此显著的支持作用。再次强调，基于不同患者体验的技术效果取决于催眠师的统整性和意图。因此，艾瑞克森学派的治疗师们一定发展、保持并向来访者传达出这样一种信念：来访者很聪明、很有能力，而且是值得得到极大尊重的独一无二的个体，催眠交流的意图（无论看起来多么怪异）也都是支持来访者的。如果不这样做，不仅是不道德的，也是不切实际的，后果是：最好的情况就是来访者可能生气或者不信任治疗师；最糟的情况就是来访者将会被诱入歧途或遭洗脑。在任何情况下，每个人来自统整性的满意程度是不可能一样的，尤其是对于治疗师而言。

催眠师的统整性（integrity）是必要的，但它对混乱技术的有效实施来说还远远不够。本章剩下的篇幅将讨论一些临床应用的实践问题。

1. 引入混乱技术通常应该循序渐进。或多或少因为文献中对混乱技术表达的方法的原因，很多人想当然地认为混乱技术是将来访者突然带入混乱之中，而之前没有任何铺垫。但至少来说，这个看法使那些对混乱技术感兴趣的治疗师们有些紧张。因此，值得强调的是，混乱技术的引入最好是在（来访者）对它有了一定的了解的基础上进行。在与来访者进行至少一两次谈话以建立安全、和谐的关系之前，我很少使用复杂的混乱技术（如时间定向迷失、握手诱导）。我首先与来访者进行会谈有两层意图，（1）表达对来访者的充分尊重和保护来访者的需要和价值标准，（2）激励他/她显示出想要变化的能力和愿望。在建立信任之后，我会通过讨论和举例说明来澄清要实现这些意图需要运用多种交流方法（不一定要按特定的顺序），混乱技术就是其中之一。开始的时候我会穿插一些轻微的混乱交流：一些有意的非推论、运动抑制、含义模糊的评论或是吃惊地盯着他们的手等。这些常以轻松幽默的方式完成，比如讨论一些与解决问题完全无关的话题，完全没有要催眠的意思，也不会扩大无威胁和温和的不确定状态。来访者通常还乐意接受这些不引人注目的混乱技术，因此，在我和来访者谈到不确定状态的潜在作用时，尤其是讲到不确定状态如何创造出对自己内在资源的适应和接纳时，他们很快地接纳了这些观点。就在我和来访者讨论这些问题期间，我同时关注到他们身上可能有的任何反应，这就为更详细生动地成功运用混乱技术奠定了基础。

我在我的大部分来访者中运用过混乱技术（当然程度不一样），大部分都能接受这个技术。事实上，大部分患者也发现混乱技术是对他们最有效的方法；他们学得很快，不仅是因为它表面上带给人的愉快和幽默，更是因为它通常会导致来访者积极体验的发展（治疗性催眠体验）。他们在跟随催眠师提供的混乱利用的暗示时会感觉到安全。

当然，也有些来访者对混乱技术的反应不那么积极。其原因有多种多样：如他们可能不信任催眠师；混乱中可能会触及他们童年时一些不愉快的体验；催眠师可能不能充分地吸引来访者的注意力或进行了太多的强迫交流；还有可能是混乱程度还不够充分；催眠师太急于求成（来访者还未完全进入混乱的时候）；或者催眠师混乱技术用得太晚（如，来访者从混乱中感到焦虑烦乱而不再听催眠师说话了）。通过从进一步的混乱中停下来以及直接与来访者交谈，催眠师通常能够找出来访者反应不积极的原因，或按照混乱的5个步骤（表7.1）回顾应用（也可能是误用）过程中的问题。最后采用适当的措施来调整催眠环境。

2. **混乱技术有时候不适用**。前面也提及，在催眠师与来访者交互作用的某些特定阶段（如未建立起信任关系时，或来访者感觉到不安全或没有保护时，或来访者完全混乱时，以及催眠师给出指令时），尽量避免使用混乱技术。同样重要的是对有些来访者根本就不能使用混乱技术。特别是对那些已经深深地处于混乱中的人，诸如想自杀的人、悲伤欲绝的人、有创伤闪回的退役老兵，混乱技术并不合适。对于这些对象，不需要催眠师再人为引入混乱，它们已经存在了。催眠师只需加以利用即可。此时如果催眠师对来访者采用温和、直接、简单的跟随和引导就常常能满足所有的需要。例如曾有位有着自杀倾向的女性来到我的诊室。

她最近到过一位精神科大夫处就诊，大夫在与她交谈的前半个小时里，曾试图对她粗野地使用混乱技术，这时她已极度脆弱和混乱，她感觉自己受到了难以置信的侵犯。所以她恐慌地、歇斯底里地哭喊着冲出了诊室，表现出更强烈的自杀倾向。所幸的是，她的一位朋友——也是我的一位学生最终使她平静了下来。当她经朋友推荐到我的诊室就诊时，她明显表现出深深的不安，而且处于危机阶段。在与她进行了简短的谈话后建立了相互信任的良好的关系，我非常温和地让她了解她的感觉有多糟糕，她如何想自杀，她对我抱着多么大的希望，并告知她有权利继续活着，让她了解此处如何安全等等。她忽然大哭起来，我就握着她的手，并以这种姿势继续交谈。大约一小时后，她就稳定多了，也不那么想自杀了。接下来的几个月中，这种关系发展为治疗中的进一步改变。

处于这样的危机阶段中的人们最不需要的就是催眠师对来访者采用混乱技术。来访者迫切地希望减轻自己的不确定感，找回安全和自我欣赏的基础。在此情况下，催眠治疗师就应该跳过混乱技术的前四个步骤，立即进入到最后一步：直接利用混乱。根据这一点，在探索治疗问题的过程中，来访者通常所体验到的混乱可以类似地被加以利用。意识到这一点非常有用。治疗师处理这种不确定状态的主要方式是：将其标记为阻抗、要求来访者理性地行动、忽略或不再理睬不确定状态、设法使来访者高兴起来，还有分散其注意力。另外一种可能性——也是我发现更为有效的办法——就是把它作为自我诱导的混乱加以识别，并通过直接暗示对其加以利用。例如：治疗师可能会这样说：

> 好的，约翰……你不知道该做什么……不知道说什么……但你能看见我……就这样，闭上眼睛，到内心深处待一会……好的……深呼吸，注意现在发生的一切，你要知道我在这里陪着你，一直陪着你……现在呼吸，好，约翰，告诉我你开始意识到了什么……（等等）。

接下来，根据来访者的需要和治疗师偏好的方式来进行进一步指导。以这种方式利用自然产生的混乱，不仅有助于提高治疗效果，而且还能很好地洞察混乱如何自然地发挥作用，由此，催眠治疗师运用混乱方法的技术总体上也能得到提高。

对于那些混乱的来访者不宜使用混乱技术的情况也有例外，即对于僵化地陷入到自我混乱的来访者来说，比如精神病患者和慢性抑郁症患者，需要使用混乱技术。这些个体通常并不处于危机阶段，但大部分时间却极度不开心。相反，他们那悲惨和扭曲的观点通常以发展良好和系统化的方式保持着，从而使得无法对他们进行直接干预。在这种情况下，混乱技术就是很理想的治疗策略，因为它能够刺激来访者自我封闭的心理过程。尽管如此，混乱技术还是要慎用，因为来访者多数严重的慢性症状的深层原因是巨大的痛苦和孤独。因此，一旦混乱技术能将来访者从刻板僵化中拉出来，催眠治疗师就应该愿意并能够转而运用极度支持和温和的方式。而且，这些个体时常对很难关注他们内心过程之外的任何事物。催眠治疗师应该识别出这些心理过程的确切本质是什么，并设计一种专门适合于这一本质的混乱技术（下面涉及一些这方面的案例；关于精神病患者的特殊情况将在第8章进行说明）。

最后，混乱技术对于那些有很好的催眠愿望并能被催眠的人也不太适用。对于这些人而言，混乱技术是多余的，因为他们脱离意识过程并不困难，而混乱技术的实施是针对那些脱离意识过程困难的个体的。如果对他们使用混乱技术甚至反而会对他们产生阻碍，并因此引起他们的挫败感，激起他们对使用混乱技术的愤怒。为了避免这种可能性，最好的办法就是不使用混乱技术，一开始就试着诱导催眠，如果诱导催眠起作用，就尽量不使用混乱技术。但如果来访者不能通过直接诱导体验催眠，就要考虑混乱技术和其他的方法来削弱来访者的理性思维（如，沉闷、分散注意力、分离和隐喻等方法）。

3. 选择（发展）混乱技术的基础应该是来访者的加工过程。一般的利用原则是：来访者所有的一切行为都能够促进催眠发展，谨记这一点能帮助催眠师意识到哪种混乱技术可能有效果以及如何、何时使用。例如，注重社交习俗的来访者可能对握手诱导的感受性特别强；那些试图脱离其问题的来访者可能更容易被运动抑制技术强有力地影响着；那些担心自己智力水平的来访者倾向于接受意味深长的非推论；而那些拥有持续不断内部对话的来访者则会被双重诱导或概念定向迷失技术强有力地影响着。当然每个来访者都会有自己独特的反应；因此，催眠师也应该做到因人而异地采用各种技术。这就意味着在催眠进行中途可能要放弃一种混乱技术，增加和转变到使用其他混乱技术，也可能只需要对当前的混乱技术作简单调整等等。其要领在于：混乱只是一种自然的交流方式，只有当来访者感觉到被尊重、被人保护时它才具有催眠的效力。

不过还要记住，本章中所引用的混乱技术仅仅是一些可选策略。但它们对阐释使用混乱技术的原则、提供运用混乱技术促进治疗的参照结构是十分有价值的。下面的一些案例就能体现这重要的一点。

有一位大概50多岁的中年男性来访者，总是抱怨自己很抑郁。大体情况是，他觉得自己所承担的责任太多太重：已婚、有4个孩子、每天工作10小时（尽管经济较富裕）、领导家长—教师联谊会和两个公民团体、周末当志愿者等等。他艰难地承担这些责任义务，从来没有自己的时间，总是礼貌地声称他自己的需要并不重要。在和他随意的交谈之后我发现他强烈地把自己认同为一个诚实正直的人。因此通过几次会谈建立了良好的关系，并且让他对催眠有了一定的了解之后，我使用了一种相当简单但却非常奏效的混乱技术。在我完全吸引他的注意力之后，我以非常缓慢、意味深长的方式问他，是否曾有人说他是个说谎者。他回答说从来没有过，我有意地停顿了一下，然后故意有目的地说道："好吧，那我就是第一个哦！"我严肃且期待地看着他，他显得有点迷惑了，他微微张开嘴，想说些什么来回应我。几秒之后，他最终冒出几个字，"嗯，我不知道……我不知道我是否会这样。"我利用他那强烈的混乱回答道，"我也不知道你是否会那样……但你可以呼吸，佛瑞德，你可以看着我，一直看着我……你能够（做到）的，为什么不闭上双眼呢？现在！！……进入深深的催眠吧……好的……放下一切，就现在！！"他跟随着我的暗示一步步进入了美妙的催眠。我暗示首先他会体验一个完整的催眠梦境，我们的治疗目标是让他感觉不那么抑郁，然后我指导他用年龄退行的方法穿过以前的体验，从而达到治疗目标。

还有一位大约30岁左右的女性来访者，她非常想增强自己的自信心，甚至达到自负的程度。大约和她进行了次催眠治疗会谈之后，我暗示当她进入催眠的时候，她的无意识会开始为她创造一些机会来达到她的目标。几天后，她去加油站修车，在对方反复向她保证她能在那天下午晚些时候拿到车去参加一个极其重要的会议后，她才把她的车子送去做发动机检修，结果车还没有修好，她被迫错过这次重要的会议了，她像往常一样努力克制自己的愤怒。一个半小时后她温和地将车开走了，车子开了大约一英里就彻底抛锚了，引擎盖里发出奇怪的声响并冒出蒸汽。也许是引擎盖里冒出的蒸汽刺激了她，她狂怒地冲回加气站，狠狠地打了服务员一顿，严厉地指责他的傲慢自大，并质疑他的诚信。她的狂怒让这个服务员和其他的旁观者哑口无言、动弹不得，直到一个小时后她怒气冲冲地离开。在她回家的路上，她才意识到自己刚刚都干了什么（在脾气爆发的过程中她明显地进入了分离性催眠状态）。她被自己的所作所为吓了一大跳，觉得快要崩溃了，自己一直都是温顺谦恭平和的形象，怎么变成了这样？她越来越焦虑了。

当天晚上她就打电话给我，歇斯底里地喊叫着自己失控了。我用了几分钟了解了所发生的事情，在叫了一声她的名字、停顿了一下以吸引她的全部注意之后，我就简单地说了一句"祝贺你！"我可以听到并感觉到她完全被这句话震惊了。毕竟，在她失控时，这里还有一个她非常信赖的人祝贺她这样做！！我以相同的意味深长的方式又重复了对她的祝贺，我知道这会增强她的混乱，然后让她闭上眼睛，深呼吸放松，并进入催眠。在接近一些自我欣赏（在前次催眠治疗中所锚定的）来稳定她的状态之后，我让她在那天晚上到我这里来，利用这次危机事件做进一步的治疗。

上述两个案例中，对来访者心理认同的一个重要方面的中断是混乱技术的基础。对来访者呈现出来的（而非治疗师表现出来的）时机的利用通常既简短又有效，因为它无疑包含了自然的交流和蕴涵深意的体验。超载原则也可以采用相似的一些策略。例如有位女性来访者一直饱受心身痛苦的折磨，在引荐到我这里来之前，她已经看了好几位催眠治疗师。她要求催眠，并对催眠表现出明显的渴望，但是她抱怨传统的诱导技术使她浑身的疼痛越来越强烈。在评论到她显然是"在进入催眠时有明显的疼痛感"时，我的策略是首先祝贺她"拥有以多种独特的方式来表达无意识的能力"，我有效的称赞产生了她的不确定，这种不确定又被用来吸引她的注意力，然后我意味深长地说了下面的话：

> 好的，玛丽，疼痛真的没有白费（paying off，又可作pain off，即苦痛结束）……你想体验催眠，过去你也反复地尝试过，但都没有成功……所以显然需要一种不同的方法，一种更适合你的运作风格、你的发展速度、你的回应方式的方法……了解到无意识能够以如此多的不同方式进行回应，这多好啊……有些人的无意识会举起一个手指头……有些人会发展出视而不见、听而不闻或没有倾听却听见的能力……显然，你的无意识选择了用你的身体表达进入催眠时的疼痛感……那么就让你的无意识开始工作吧……我想知道，你可能也想知道，你身体的哪部分将会首先开始疼痛呢……会是手臂

吗？……右手还是左手？……会是脑袋吗？要是的话，它会疼吗？它现在并不是有规律地疼痛吧？或者可能是脑袋后部的疼痛……但不要忽略中间的三分之一处，玛丽……中间的三分之一处是两个脑半球连接的地方……但是疼痛在哪个部位呢，玛丽？（她说在她的脚上）……你的脚……就一只脚疼痛吗？……为什么不是两只脚都疼痛呢？……为什么在今天和这个年纪辨别出来呢……双倍发热的脚无疑是兴奋的体验……其他的感觉呢……你的耳朵……你的右耳……你的脖子……你的胸部……我不知道你还会有多少种其他不同类型的感觉……伴随着头部麻酥酥的感觉，还有胃痛吗？……我不知道，但是请告诉我你的无意识是多么美妙地把它自己表达出来……我很想知道那将会有怎样的催眠转换（催眠形式）……（等等）。

我又继续和她交流了大概20分钟，都是以引人注意和蕴涵深意的方式和她交流。每次玛丽告诉我她某处疼痛，我在称赞之后就要求她不能让疼痛扩散，还让她全身心投入进来。半个多小时后，她仍然完全专注于我的谈话之中，开始很吃惊，后来变得好奇、迷惑、明显的愉快、担忧和情绪冲动。我调整着自己的非言语表达以配合她的反应，跟随并夸张地鼓励她的反应，直到这些反应达到不能继续的地步。当她表现出催眠状态（如眼皮跳动、运动抑制、言语反应潜伏期）和越来越多的情绪卷入（如眼泪盈眶、不规则呼吸）时，我非常温和地让她闭上双眼，深呼吸，并让她开始意识到"进入催眠的时刻终于到了"。后续的催眠治疗过程很愉快，也很让人激发动机（这让她尝试了什么是可能的）。自那以后，她愿意，并且也能够在没有中断性疼痛的情况下顺利进入催眠。因此，这里使用的简单策略就是接纳阻抗并超载这种"阻抗"——明显用来避免潜在的个人不愉快体验的心身疼痛——这种方法既能促使来访者进入催眠，又能对她起到治疗作用。

这些同样的基本原则也曾应用到一位为了学习自我催眠来治疗失眠的实验心理学家身上。他先前关于催眠的体验，包括在一些催眠感受性测试中得了"0"分，以及某位催眠治疗师朋友对他所做的一些无效的催眠诱导。尽管如此，他希望改善睡眠的愿望，以及我们之间一位共同的朋友的强烈推荐还是促使他找我以寻求帮助。在评估情境的过程中，我清楚地看到他的人格特征（如掌控的需要、想知道万事万物"为什么"的强大逻辑心理、对细节的过度关注）使得传统的诱导方式对他不起作用。因此，我很自信地认为混乱技术效果将最理想，但我懊恼地发现我非常有效的技术（时间定向迷失和概念定向迷失）遭遇了相当棘手的反感和拒绝。我装作若无其事地认为他只需要一些混乱，结果换来的却是他更激烈的拒绝。最后我决定问问他到底发生了什么事，结果在他的思维过程中发现了好几个吸引人的模式。首先，他对那些他认为"毫无意义"的事情（比如呈现的混乱技术）会自动拒绝。其次，所有交流都会被他公式化地转变成他的体验性假设，然后以某种方式加以验证。例如，他听说判断是否进入催眠的一个行为标准是运动抑制，于是在诱导过程中他每隔一会儿就会自发地把头抬起来看他有没有被催眠，然后，他得出结论说他根本不能进入催眠。毋庸置疑，这些心理过程损害了自然催眠的发展。

在我考虑好如何有效地利用他这些心理过程后，第二周我见了他。一开始，我就谈了些心理学界最近的各种研究成果，特别提到了在实验领域中，关于现象确实会迅速发生改变的有趣"事实"。我预期到他会同意我的观点，在他同意之后，我提到在催眠领域尤其如此。我指出他的催眠知识基本上是10多年前的旧理论了，那时候的理论和方法都相当粗糙，现在的催眠观点已经发生了翻天覆地的变化了，更加深奥精细。当他似乎也接受这一说法时，我又继续强调催眠应该以"多因素的或然论"模型来检验，这一模型假设只能通过同时检验许多行为标准从而对催眠进行科学的测试。我列举了与催眠相关的六个方面：脚部的温度变化、呼吸变化（通常变慢，但偶尔会变快，要依赖于其他变量而定）、吞咽抑制、眨眼频率变化、手部沉重，以及头部变得轻盈灵活。我补充道，近期还有一项发现表明来访者在催眠过程中最好成为治疗师的"互动伙伴"。

有了这些基础工作，我让他舒舒服服地坐下，并建立了这些识别变量的"各自价值的基线清单"。我催促他持续、系统地监控催眠诱导中所有变量的"可能变化"，尤其注意变量间相互作用的效果。我的诱导过程主要由在这些变量间快速转换注意力，同时惊奇地大声询问这些变量是否发生了变化，如果它们有变化，是否发生了相互作用，是否有/能否有/是否将会有不可预见的事物发生（如，一个未知变量的活动），等等。我始终强烈地鼓励他继续其检查过程。在约有半小时稳定快速地说话之后，他开始显得有点混乱了，眼皮跳动着，眼睛睁得老大。我因此进一步加快速度，开始夹杂说一些嵌入式催眠暗示语"放松，放松"。如我所料，这样做增强了混乱，进一步的暗示使他闭上了双眼并进入了美妙的催眠。然后各种催眠现象出现了，我继续给予暗示使其催眠体验进一步深化。当他清醒过来之后，他对自己"第一手的"催眠体验感到兴奋和印象深刻。

接下来的治疗就容易得多了。通过录音带诱导对他自己进行超载的有效自我催眠方法，伴随着他自己的自我监控程序，被发展出来。虽然他报告说无法真正地"彻底放松"，但他却明显从失眠症中解脱出来。

重申一下，此处所讲的策略，看起来很复杂，实际上非常简单。关于如何接纳和利用来访者的催眠阻抗作用作为促进催眠的基础的问题，最简单的策略就是鼓励这样的催眠阻抗作用，并使它们达到不稳定的程度。最终的不确定和混乱就可以加以利用来发展催眠，这也为进一步的有效催眠提供了机会。

总而言之，混乱是弱化意识过程（意识作用会阻止直接的催眠治疗）的强有力的方法。本章案例中所描述的各种技术都是混乱技术的应用例证。本节案例也都强调了最有效的方法是根据来访者的特定模式和加工过程而量身定做的。但是还要记住，建立并维持恰当关系非常重要，此外，催眠治疗师将会发现几乎没有来访者不能从催眠交流中获得帮助。

小结

本章强调了作为艾瑞克森式交流一部分的混乱原则及混乱技术的重要性，尤其是在催眠诱导阶段。第一节描述了混乱技术应用的五个基本步骤：识别模式、跟随模式，中断或超载模式、增强混乱以及利用混乱来提供可选择的状态（如催眠）。由于来访者对混乱的反应会随着他所感知到的交流背景的变化而变化——比如，如果他们认为被利用了的话，会变得愤怒，他们如果觉得不安全和没有保护感就会感到恐惧；如果他们觉得安全和被承认，就会进入催眠——此时就要重视（1）在使用混乱技术前花些时间确保与来访者建立友善、信任的关系（他们会感觉安全一些），（2）在混乱过程中，催眠师的表达要意味深长（所以来访者会觉得不得不跟随着催眠师）。

第二节主要关注的是中断技术，这是一种简明扼要，并且常常令人惊讶的交流方式，旨在中断催眠抑制的心理或行为模式。具体的技术大概包括（1）意味深长的传递非推论；（2）句法违背；（3）运动表达抑制（来访者或催眠师）；

（4）握手诱导；（5）极限游戏。此外还指出单一的中断技术对于深度催眠是远远不够的，但它通常能创造出一个不确定状态，然后使用混乱技术（或其他催眠性交流）对其加以利用，以促进治疗性催眠的发展。

第三节讨论了通过超载心理或行为模式从而创造并利用混乱。超载的目的在于解除个体生存中的固有方式，由此使治疗顺利进行。方向定位迷失涉及到时间参照物转换（艾瑞克森混乱技术）；外部/内部空间参照物（如这里/那里，右/左，这/那）；超现实意象（如莫比乌斯屋）；概念定向迷失（如快速的话题转换）；言语超载（如双重诱导）。因为超载技术通常不可避免地要谈论基本观念（如时间、空间），所以尤其注意表达方式要足够有蕴涵以吸引和维持来访者的注意力。

最后一节讲的是混乱的临床应用。该部分详细讨论了如何循序渐进地引入混乱，什么时候可能不适宜使用混乱技术，以及如何以来访者的特殊模式为基础使用混乱技术。但在实际应用中，所有的交流都依赖于人与人之间的交流氛围。

平衡联想和分离策略：
催眠诱导中的实际问题

本书最后几章探讨了如何利用联想策略（接近体验式反应）和分离策略（弱化意识分析过程）完成催眠诱导。前者对主观愿意并能够被催眠的来访者最有效，后者则多用来处理催眠中来访者潜在的意识干扰。因为大部分适合被催眠的来访者相对愿意体验催眠，但是他们还是无法完全将其原有正常控制模式放置一边，所以大多数有效的诱导都将联想策略和分离策略结合起来使用。

本章对如何结合使用联想和分离策略的一些方法进行了阐述。

第一节提供了具有详细注释的诱导摘录。摘录阐述了如何将联想和分离技术混合使用，并强调了一些临床诱导的实践要点。第二节描述了艾瑞克森技术如何在特定情境下进行调整，比如那些涉及儿童、精神病患者、紧急事件及团体的情境。最后一节讨论了当多种诱导策略无效时，催眠治疗师将如何处理。

带注释的催眠诱导

如第5章中所述，自然诱导的第一步需要治疗师和来访者双方都做好充分的准备。在此期间，治疗师在强调催眠是安全和有益的同时，要确保来访者的信任和舒适。在此阶段中，治疗师也要顾及到自己的需要，比如在收集哪些信息可能会促进催眠，哪些信息可能会阻碍催眠（联想、过去的体验等）的时候，就开始发展出人际催眠状态。

在建立相互和谐关系和吸引来访者注意力的基础上，治疗师要逐渐巧妙地引入催眠交流，从而诱导来访者进入催眠状态。更重要的是，这还涉及到非言语过程的转变：说话更慢，伴随短暂的停顿以鼓励接近（催眠状态）（第6章）；跟随并引导交流的节奏，如调整音调使之与来访者的呼吸节律相协调；将所有注意力转向来访者。再加上言语的运用，就可以吸引来访者将注意力更多地转向内部体验。例如，问题变得更加个人化，也更加意味深长，更多与类催眠体验有关；此时，抽象的理论应让位于更加体验式的询问，关于催眠的评论也作为嵌入的暗示传递给来访者。当然，转换的速率完全依赖于来访者的反应；一般而言，催眠师只有在来访者开始显示出最低限度的催眠线索时，才引入其他的诱导技术（见表4.2）。该技术的一个有效顺序可能包括：（1）进一步接近类催眠反应的问题，（2）加深来访者对所接近体验的卷入程度的一般性陈述和故事，（3）弱化任何意识干扰的混乱技术，（4）利用催眠状态以获益的利用过程。

为了阐述这样的诱导是如何展开的，下面列出了一个示范诱导的部分摘录。在艾瑞克森催眠疗法的一个高级工作坊中，我做了一个示范。受试者是一位年轻男子，既是艾瑞克森的学生也是来访者，在艾瑞克森辞世之前，他与艾瑞克森有过短暂的私交。他说他非常想尝试一次深度催眠，但之前多次尝试都失败了。在我观察了他好几天，以及利用中间休息的时候和他交谈了大概20分钟之后，最后我答应了他成为一次示范来访者的请求。以下是部分诱导过程的摘录：

摘录	注释
（1）催眠师：比尔，今天你感觉怎么样？ 来访者：还不错。 催眠师：好的。我很高兴你今天自愿来当来访者……我要为此感谢你……因为我想每个人都能从个人的、直接的体验中学到东西。……我还要向你保证，比尔，我只会概括性地和你谈话，因为我真的没有权力在这种情形下探测你的具体事件……所以我不会要求你说或做任何事，除非你自己愿意投入或专注于你的体验……这样可以吗？ 来访者：可以。	（1）在转入外部取向状态之后，催眠师通过简单确认来访者的参与意愿开始进行跟随，然后通过预先假定来访者将有直接的和个人的体验，来引导来访者。然后催眠师跟随了来访者潜在的催眠抑制事实：来访者在很多人的注视之下，催眠师他也从未接触过。催眠师向他提供了完全尊重其统整性和隐私的保证。处理好这些问题是相当重要的，因为这关系到两种主要的催眠抑制恐惧：一种是害怕受控于催眠师，另一种是害怕自己会失去控制而做出丢脸的傻事来。一旦来访者一致地表达出他感觉很安全，就无需就此问题再次进行交流了。
（2）催眠师：<u>坐在这里感觉如何？</u> 来访者：有一点点紧张。 催眠师：有点紧张……那你认为紧张感会越来越多，还是会越来越少，直至消失？ 来访者：我不知道……我希望越来越少。 催眠师：你想知道吗？ 来访者：是的。 催眠师：那么好的……密切注意你将开始顺畅而深深地呼吸，同时看着我……很好……你开始注意到什么了吗？ 来访者：我觉得有点放松了。 催眠师：好的……当你继续坐在这里	（2）接下来尽量利用来访者当下的行为作为发展催眠的基础，催眠师要关注来访者当下的体验。催眠师对来访者的紧张报告所作出的回应，其实是预先假定这种紧张会消除，同时引入"改变可以以很多方式、出人意料地发生"的观念（如紧张可能在减弱之前增强）。这样一来，就会激发出来访者想探究不确定性的意愿，并用来发展体验性的（即非分析性的）、固定的注意力。与此同时，来访者集中和呼吸的任务通常将会减轻焦虑。然后，来访者自然愉悦地进入催眠体

的时候，你能够感觉到有点放松了……这并没有什么不合适，对吗？

来访者：是的。

催眠师：而且你也不需要努力地做些什么，是吗？

来访者：是的。

催眠师：换句话说，你仅仅是越来越意识到所发生的一切，就具备了达到舒适和其他事情的能力……催眠真的和这个很相似。

（3）……但是在你完全进入催眠状态之前，比尔，我希望你稍微等一等……不要太快……直到你完全准备好进入催眠状态才闭上眼睛……因为你真的应该等到自己充分准备好后才进入……当然，你可以继续将注意力集中在那些重要的东西上，以此来锻炼自己集中注意力的能力……你可以让自己的姿势非常舒服，在接下来的很长一段时间内都非常舒服。

验的能力得到了发展。换句话说，这种相互交换利用了来访者的反应，令其体验性地示范了自然的催眠能力。由于这是治疗中的第一次示范，所以故意做得不引人注意。这也使得来访者渐渐转入催眠状态，而且操作得很巧妙，因此来访者很难产生阻抗。

（3）来访者还在清醒状态下，就开始有意闭上眼睛，这表明他在有意识地让自己进入催眠状态。来访者在进入催眠状态之时闭上眼睛，使得催眠师更能吸引并保持来访者的注意力，同时也使在清醒状态下表现出催眠抑制倾向的来访者，能够在他闭着眼时进行内部对话。

催眠师鼓励来访者再"等等"，不要那么快进入催眠状态，是为了让来访者1）继续集中注意力，2）预示催眠状态将要出现，3）跟随来访者不愿意进入催眠的那一部分，以及4）建立来访者准备好并愿意进入催眠那部分的潜在反应。接下来鼓励来访者调整其姿势，直到舒服为止，因为在前面章节提到过，不舒服的姿势常会干扰催眠，使得处于催眠状态的来访者难以保持静止与内在取向的状态。

（4）……也许你曾听艾瑞克森讲过，一个好的催眠来访者需要把双脚平放在地板上……对对……双手放松，轻放于大腿上……也许你听到的确切话语不一定是这样，因为艾瑞克森对于催眠体验有很多不同的表达，对吗？

来访者：是的。

催眠师：对了，你第一次见到他时是什么感受？

来访者：很紧张，也很兴奋。

催眠师：紧张又兴奋。比刚才还要紧张，还要兴奋吗？

来访者：我想是的……我真的不知道跟他在一起会发生什么……

催眠师：那你现在知道在这儿会发生什么吗？

来访者：（笑）也不知道。

催眠师：（在询问了一些其他关于来访者与艾瑞克森在一起的体验后）顺带问一句，艾瑞克森在示范催眠诱导的时候，你感觉怎样？

来访者：很温暖、很舒适。

催眠师：你感觉到温暖和舒适……温暖而舒适的感觉很不错，不是吗？

来访者：（点头）

催眠师：好的，比尔……你能感觉到温暖而舒适，那就让这种感觉扩散到很多事情上吧……

（4）最初几句话在继续暗示合适的催眠姿势。它同时也在微妙地检查来访者的催眠准备程度：如果来访者把双脚平放在地板上，他将认为自己是个好的催眠来访者；而双腿或双臂交叉则表明他还没有准备好，还需要做些准备（直到双腿或手臂不再交叉）。这些话语里还涉及到艾瑞克森，是为了令来访者开始去接近与艾瑞克森联想有关的催眠反应。这些体验式联想通过这样有意义的问话就可以进一步深动地再现出来（第6章）。透过询问来访者的紧张和不确定的感受，这些体验就可以推广到当下的情境中。同样的策略也用来接近和概括化关于温暖而舒适的感觉体验。

（5）对于10分钟后进入深度催眠，你感觉如何？

来访者：我不知道我是否能……我有些担心.

催眠师：好的……有时候让这种担心持续一会儿也很重要……因为担心会让你慢下来，放轻松…… 5 分钟后进入浅度催眠，你感觉如何？

来访者：没问题。

催眠师：好的，比尔……你确实没必要太担心进入催眠状态……你会发现催眠状态是个很安全的所在，你将感到温暖和舒适，还会感到很酷。在这里你可以在一个更深的体验水平上去了解自己……催眠也是一个让无意识为你服务的机会……而且毫不费力……所以你根本不用做什么……不用动……不用讲话……只是让无意识为你服务就好了……

（5）来访者进入深度催眠的意愿通过一个简单的问题而获取得到。注意，催眠师表面上说10分钟内进入催眠，实际上是巧妙地暗示了在催眠感受性上可能存在着差别，如，有可能比10分钟短，也可能比10分钟长。来访者在言语和非言语行为上表现出来的担心，也能为催眠师用于提供浅度催眠过程中的较少压力可能性。这是在第7章中讲到的艾瑞克森一般模式的一个案例：通过快速引导，让来访者处于不确定的反应状态（如焦虑），然后通过提供对较少催眠指令进行反应的机会来加以利用。当来访者认可了较少的指令（"浅催眠状态"），催眠师就要利用他现在和之前说过的话语（"没问题"，"温暖而舒适"等等），引导其进入催眠。这就再次证明了艾瑞克森学派催眠师如何从最基本水平上有效地利用来访者的反应来进行交流。

在跟随之后，催眠师通过强调催眠过程中的顺其自然来继续引导来访者。整个诱导过程中，对想进入催眠状态的人而言，学习不要进行意识控制可能是最重要的……有时也是最困难的……需要反复向其强调这一点。

最后的话语暗示来访者保持不动（第7章中有涉及），这构成了发展催眠的有效中断技术。当来访者开始表现出催眠反应的时候，催眠师就要给出这些指令（如运动抑制、眼睛凝神），由此进行认可、定义，并形成催眠—诱导反应。

（6）很多人都想知道这些都是如何轻而易举地做到的呢？如何不费力地就做到了呢……在这一点上，必须承认：无意识确实能够独立地运作，它总是以各种方式明智地、自主地运作着……你可以坐在椅子上、坐在办公室里，听着这些故事并回想起所有这些联想，当然也包括之前的那些，可能也正在变成现在的联想，而且有所选择并恰到好处。在此过程中，一切都由无意识来完成，它已经做得很好了，还会做得很好的……

（6）来访者皱着眉头，表明他对于先前让他顺其自然的说法在意识层面产生了内在对话。这一可能性最初在一般水平上（"很多人"）进行跟随，然后通过强调反应中无意识自主性的自然本质来进行引导。与艾瑞克森的深层联想（"坐在办公室听故事"）继续了间接接近适当参考架构的过程。最后的几个字要讲得含糊不清，才能提高无意识活动出乎意料的程度。

（7）例如，你可以轻松舒服地呼吸，因为大部分时候是无意识在调节你的呼吸……吸气，呼气、吸气、呼气，不需尝试呼吸……不费气力、轻松地呼吸……对于你的心率，晚上入睡的能力、开怀大笑的能力、一段美妙的时光，还有所有其他的事情来说，同样都是不需费力就可以完成的……所以你的无意识是可以无需意识的调节而独立自主运作的……

（7）此时给出了先前概括性话语的具体例子。有关吸气、呼气的话语要分别对应于来访者的吸气、呼气。这些例子中讲到的都是一些不可否认的行为，而且不需理性思维的介入。讲完这些"无可辩驳的事实"之后，还要再次巩固来访者对这个概括性话语的接受性。

（8）你可以将那种感觉以多产的形式扩展到各种其他体验过程中……例

（8）顺其自然的概括化原则现在就运用到了具体的眨眼行为上。"眨眼诱如，眨眼……通常你并不会有意地去练习眨眼。你只是让它们自然地眨动，无需努力地去做……好的……我们确实知道我们能够轻松地、自如地眨眼……（停顿一下）好的……你让眼睛眨，眼睛就会眨动……但你是否知道你的眼睛也可以自发地眨动？当你试着不眨眼时，你就会发现这一点……你是否感觉到无意识地眨眼还是让眼睛一直睁着，这一点都不重要……因为只要你的无意识准备充分，无论是睁着眼睛还是闭着眼睛，你都可以进入催眠状态……但不论你睁着眼睛……还是让眼睛眨动……好的……然后再来一次……再眨一次眼……对对……然后转动眼球，上、下……上、下……你能感觉到……你的无意识确实能够独立运作……就这样前前后后、上上下下地转动眼球，然后闭上眼睛，放掉一切，进入催眠！！！

导"技术非常有效。首先，眨眼通常会迅速令来访者凝神注目并形成自我意识，通常导致全身或部分的身体僵硬反应。在这个案例中，催眠师利用来访者自发的眨眼向来访者显示无意识行为。这涉及到一开始通过简单说出眨眼是非常自然的事情来进行跟随，然后有意停顿一下，并等到来访者如期望地眨眼后，就确认该反应（"好的"）。

该技术总是有效的原因就在于来访者的所有反应都可以利用来促进催眠。如果来访者发展出意念运动眨眼，正如这个来访者一样，催眠师就可以通过以下方式进行引导：逐渐加快语速、提供隐含的眨眼命令、暗示来访者有意识地试着不眨眼（可以演示出不受意识控制的无意识反应）、继续更正眨眼反应的陈述（如"上下"跟随），以及以言语或非言语的方式确认并强化眨眼反应。催眠师加快语速，来访者通常就会出现眼皮颤动反应，这样既会增强颤动反应也能增加来访者的不确定性。在运用混乱技术的时候，催眠师就只需要简单地说一句"闭上双眼，放开一切进入催眠！！！"最后一个词语要用力地并富于表现力地说出来。

如果来访者根本没有眨眼，催眠师就

可将此理解为眼部僵硬反应，这种反应能够，通常也将自然而然地引起进一步的催眠诱导反应，诸如全身僵硬和隧道视觉。催眠师也因此把眼部僵硬当做合理的催眠反应。再一次，催眠师只需接受来访者的一切反应作为催眠诱导的基础。

（9）深深地、舒适地进入催眠……让自己真正开始体验那渐渐出现的美妙而安全的感觉……知道自己能独自置身于虚无之中，这多好啊，没有其他人，只有一个声音……我的声音……你能听到我的声音，以我的声音为伴，因为你的无意识能听到并以适当的方式产生回应……重要的是你正在形成的体验到自己进入到安全的催眠状态中的能力，独自一人在虚无之中……你的无意识知道虚无在哪里……让这种体验完全出现，这多好啊……

（9）在运用混乱技术的阶段中，眨眼技术的结果是让来访者闭上双眼，这也是让来访者对深度催眠指令开始高度反应的转折点。然后，催眠师立即转为一种更缓慢、更轻柔的声音，对来访者给出直接进入虚无的指令（第7章）。在进一步鼓励来访者顺其自然之后，催眠师提出来访者无需努力就能听见他的声音。这对让来访者彻底地专注于催眠很有帮助；类似的，看一部电影也不用一直听着，不用对一个外在评论员做出反应。大多数被催眠的来访者都只能在部分时间听到催眠师的声音，通常都是在轻度催眠状态下。

（10）此时给出进一步更深的暗示。注意主题转换是如何一步步得体地完成的：通过转向一种能够连接任何两个主题的概括性陈述。接下来，催眠的结构作为一个学习情境而被用来引导至在枯燥的课堂上做白日梦的儿时普遍体验。这一段要讲得缓慢、音调·

（10）在催眠中你能体验到很多的事情，这多么好啊……催眠是一段学习的体验……过去你有过许多不同的学习体验……比如，儿时坐在教室里听老师絮絮叨叨地讲课……听着老师讲课，板凳很硬，课程又很枯燥，天气又热，你就会想：什么时候下课啊？

没什么变化，这有几个目的。首先，是要引出沉闷感，这是一种很好的弱化技术。其次，作为一种间接退行技术，通过远离当前的时/空来加深催眠程度。第三，将对时间的缓慢感觉与沉闷感联系起来，就能接近与催眠状态相关的时间扭曲体验。第四，"秒针"和"钟盖"等反问句就是应用混乱技术来分散、弱化意识干扰的。最后，关于课堂上做白日梦的陈述间接暗示着转入更深的催眠白日梦状态。

（11）你真的能够全神贯注于那些活动，那些无意识感兴趣的活动……就让你的无意识根据自己内在的需要去发展出那些催眠的状态……并以适合于你的方式、速度、风格进行……而且你可以利用这个世界上所有的时间去让一起顺其自然……

（12）拥有这个世界上所有的时间真正意味着什么呢？你拥有时间又意味着什么呢？如果有人对你说"曾经有一次""这一次""将来有一次"，

什么时候下课啊？……一分钟就像过了一个小时……一个小时就像一天……你盯着时钟上的时针、分针、秒针……秒针代表什么呢？接下来又看着钟盖：为什么时钟会有个盖呢？看着钟盖，看着时间一点点缓慢地流逝……慢慢就漂进了另一个世界……就让自己渐渐融入到那种状态里面去吧。

（11）被获取的白日梦体验通过这些许可的开放式暗示就得以概化。鼓励来访者出入于各种催眠状态，不要把注意力长久地固定于某一处。鼓励用这种松散式联想的探索方式对于初学的来访者很有用，并且在催眠的初始阶段也很有用，因为1）这可以让来访者熟悉可能出现的各种催眠状态，2）催眠师能够观察到来访者的催眠模式并将其归类（比如，喜欢还是不喜欢）。而且，单个话题和探索的序列风格，常常与催眠抑制的理性思维模式联系紧密（如保持努力专注于某件事）。

（12）来访者开始表现出些微的催眠唤醒表现，如调整姿势、吞咽反应、呼吸变化。为了处理这些越来越多的意识活动，就要使用到时间定向迷失这些都意味着什么呢？你确实可以以各种方式进行时间定位……比如，当时间停在未来的时候，"曾经"就不是过去，而是现在……而且尽管现在是今天，到明天的时候明天就变成了今天，后天还可能变成昨天……然而对于任何参照点而言，星期六就是星期六……尽管星期五后面才是星期六，星期六过了是星期天；然而星期天很快就要到了，星期天是休息的日子，比尔，你可以在催眠中得到休息，就让无意识来做剩下的事情吧……

（13）因为人在清醒状态下，会有过去时、将来时、现在时，但在催眠状态中就根本不存在时态的概念……你可以完全地舒适地放松，知道自己能够适应各种状态，并且体验到它们会以适合于你并令你感觉舒适的方式呈现出来……

（14）通常你是以恒定的方式对时间和空间进行定位……例如，你说那里就是那里，这里就是这里，如果你在这里，你就不能在那里……但在催眠中，无意识真的能够作为正常约束的一部分，然而又脱离这些约束而运作……你在这里能听到我说话，而且即使我在那里，你照样能在这里听见……尽管对于先前参照物的相对位

混乱技术（第7章）。注意是如何利用反问句来占用并分散意识心理的。当引入时间参照变化时，催眠师的语速也要加快，节奏更加跳跃。当传递出在催眠中休息的潜入暗示时，催眠师的语速要夸张性地忽然变慢。我们再说一遍，使用定向迷失技巧的目的是为了将来访者从对时间、空间、概念等特定观念的僵化依赖中释放出来，从而让来访者自由探索一切催眠活动。

（13）对于时间定向迷失的阐述用于引导出潜在消除混乱的暗示——"没有时态"的文字游戏——表明紧张感和时间感的缺失通常和催眠状态有关。其他许可的开放式暗示提出一般性催眠取向的发展。

（14）来访者的非言语信息表明其意识心理仍处于活动状态。那就可以采用另外一种定向迷失技术——第7章中提到的视觉超载法。来访者的心理超载任务是通过多个通道完成的，包括1）空间定向的迅速变化，2）催眠师讲到"这里""那里"的时候迅速转移语音方位，3）迅速而跳跃的表达方式，4）含混使用"这里"和"倾

置会改变,我还是可以从这个有利位置到那里去……因为不管我走到哪里,我永远都在这里……你在这里和那里都能听到我讲话,通常,如果你要去那里,你需要费点力:利用肌肉活动和张力,但是在催眠状态中你根本不需要利用张力……你完全可以让无意识去做这一切……你能感觉到……能感觉到……能感觉到……意识疑虑地在那里,而无意识活动却在这里……意识心理的内在加工过程在那里,而轻松、舒适、出乎意料的、整合的无意识却在这里……努力在那里,催眠状态的持续发展在这里……疑惑在那里,流连在这里……你能感觉到……你能感觉到……你能感觉到……

(15)当你这样做的时候,让无意识自主运作……让那些体验发展起来……我不知道,你也不知道这一切到底是怎么发生的……也许你的无意识将开始再现一段长长的、被忘却的美好记忆,一段令人愉快舒适的记忆……也许很多忘却的记忆都能重现,一段接一段或是同时涌现出来……不论记忆是来自蹒跚学步的幼儿期,还是学习ABC的孩童期,还是正在成长的青春期,还是成年早期,这些都不重要……重要的是你的无意

听"(here/hear)。

当一些细微线索表明来访者正变得越来越混乱时,催眠师就要暗示意识("那里")和无意识("这里")在空间上的分离。从混乱策略转向分离策略时,迅速而跳跃的表达方式就要为更加剧烈而聚焦的方式所取代。这些技术看起来都很奏效:来访者面无表情或表情"僵住",这表明出现分离;在超载期间快速不规律的呼吸,这时渐渐地慢下来,规律起来;闭着的眼睑快速地闪动着,表明出现视觉化;脸颊变平,表明进入催眠状态。分离使得他与自己谨慎的理性部分相距10英尺,而剩下的自己却在彻底享受着美妙的深度催眠。

(15)现在来访者深深沉浸在催眠中,催眠师说话缓慢轻柔,并鼓励来访者让自己探索催眠。催眠师提及了关于愉快的年龄退行的不同可能性,同时提到一些由许可式暗示所预示的某些退行体验。这些暗示同样强调来访者的无意识才是动力之源,而不是来访者或催眠师的意识心理。这一主题在艾瑞克森式沟通中被反复强调,它既强调无意识的责任又强调无意识的能力和潜力。而且,催眠师的主要任务是引导和监督来访者发掘有价值

识能以安全的、有教育意义的方式探索到你的体验……

（16）也许在催眠过程中你会做梦，因为无意识在每天夜里都会做很多次梦，因此懂得如何利用梦来探索和整合有意义的体验……我不清楚你的无意识会选择何种方式来探索那些催眠体验……我所知道的就是你的无意识非常聪慧，那何不花掉时钟上的一小会儿时间，这世界上所有的时间都可供你的无意识去进行探索……让那些探索一一展现……时钟上的两分钟，世界上所有的时间，我的声音可以沉静下来，因为你能够以一种自然的方式让那些探索发展起来并对其进行整合……自始至终……现在就开始！！！

（17）（在钟表上的时间过去了两分钟之后）好的……让自己再回到虚无之中，你会觉得非常舒适又非常轻松……让自己随意漂流，充分地自我

的资源。只有在来访者的意识过程极大地影响到催眠，或当来访者因某些体验式创伤处于崩溃状态而需要帮助时，艾瑞克森学派催眠师才会给予直接断然的指令。一般而言，艾瑞克森学派催眠师都会克制自己，不把策略和解决方案强加给来访者。

（16）来访者仍处于分离性催眠状态中，并未表现出丝毫在接近儿时体验时通常显著的最小线索，比如面色加深、微妙的情绪表现、看起来更年轻等；因此，做梦被提及。多花些时间或运用其他接近技术也许就能产生年龄退行；但由于目的是为了让来访者有机会体验深度催眠，所以梦境的选择是既定的。对于任何催眠现象而言，梦都可以作为一种自然现象被引入，来访者对该现象已有很多很好的参考架构，因此发展起来很容易，能够被安全地体验和有效地使用。

接下来几分钟时间段被提及，还有关于时间扭曲的一般暗示。然后还提到的是，催眠师保持沉默，同时在这两分钟内仔细观察来访者，从而使得来访者完全沉浸于梦境中。

（17）梦境过后，来访者再次被引回虚无之中，并给予进行自我欣赏的机会。这里提到来访者有能力去体验那不同于具体行为或其他内容的深度自

欣赏……并不是因为你曾做过的事，也不是因为你将要做的事而自我欣赏，而是因为你就是你……那最令人难以置信的独特生命体就是你……让你体验到你现在这个样子真的很不错的生命本质……你有能力以各种方式支持自己、爱自己、照顾好自己……

（18）……你确实能够意识到无意识是你最好的朋友……它永远不会离你而去……如果你承认并欣赏它，愿意让它与你为伴，它就会一直地给予你支持……你还可以用很多不同的方式去利用你的无意识资源……例如，在梦境中你可以继续所有这些探索，让你的无意识开始彻底把这些知识和其他内容整合起来……我真的不太清楚这是否是第二次梦境，还是第四次、第三次梦境，或是其中一些梦境的组合，还是其他的一些组合……我所知道的是你的无意识能够将适当的观点、恰如其分的关注，还有那些在你生命中很重要的东西置入你的梦境中……在各种情况下，你都可以完全信任你的无意识……不管是在交流情境下、解决问题的过程中、晚上睡觉的时候、与朋友交谈的时候，还是在催眠中、熟睡中、清醒中，无意识都能为你提供资源，它可以为你提供大量的体验性的知识……因为无意识就是你的同盟，永远与你同在的同盟……

我，请注意分离是如何用于强调这种能力的。这样的自我欣赏体验状态具有促进个人成长过程的难以置信的潜力。

（18）此时提供了一系列更为概化的暗示。无意识被强调为一个强有力的同盟，这是我在每一个催眠诱导中都传达的一个观点。无意识生成有意义的体验的能力就以一种开放的方式得到概括化。接下来，有关在来访者夜梦中催眠探索和其他体验的不断整合的概括性催眠后的暗示被提及，同时提出一个问题：哪一个梦预示着至少将要出现一个。最后，无意识以多种方式支持自我的能力得到跨情境的概括化。

（19）花几分钟时间来欣赏自己，让自己知道你真的是一个有能力以正直、爱和诚实对自己和他人做出回应的人……并且了解自己能在未来任何时候回复到这个状态，当你愿意的时候……当你听到这个声音的时候……或当你独自一人并愿意体验催眠状态时，你能够记起这一体验，并通过这种方式让体验重现……

（20）你可以让这种幸福和自我欣赏的感觉继续扩展到你的其他方面……因此，一会儿我将从10倒数到1……当我数到1的时候，你就要从催眠中清醒过来，舒服而又放松地、精神振作地回到这间屋子里，只要带着此时适合你有意识知道的体验和记忆即可，将那些适合留在无意识的东西留在身后……

（21）现在我要开始数数了……10……9……8……7……6……7……8……9……10……11……12……13……14……15……16……17……18……19……20……好的，马上往回数下去！！！……让自己再漂一会儿，了解到你的无意识真的可以独立运作，不受常规的约束和控制……19……18……17……16……15……14……13……12……11……10……9……8……7……6……5……4……

（19）继续自我欣赏的暗示。同时，也将催眠状态与催眠师（"当你听到这个声音"）和来访者（"当你独自一人……"）连结起来。这样的连结通常不需要以明晰的言语来表达；例如，当我想要来访者进入催眠状态时，他们中大部分人都会对我独特的音调和表情有所反应。

（20）这时候，催眠师暗示现在所体验到的自我欣赏感，在其他环境下也能体验到。这就能够很好地协助来访者转回到清醒状态。在用数数的方式唤醒来访者之前，可以让来访者逐渐慢慢地恢复定向感，一些针对全部或部分遗忘的一般性许可暗示被提供出来。

（21）催眠师现在使用的是倒计数技术，就是计数过程中计数顺序突然颠倒。由于从大到小计数被定义为走出催眠状态，那么从小到大数就隐含地表明是要进入催眠。来访者会有些典型的反应：倒数的时候他开始逐渐唤醒，当计数突然颠倒的时候看起来有点吃惊，又有点迷惑，然后当催眠师的音调变得深沉，表现出类催眠的行为时，他进行了深呼吸，并表现出深度催眠反应。当数到20的时候，再加

3……2……1……（来访者睁开双眼）

上简短的言语，催眠状态就加深了，尤其是"马上"这个词！这个词在之前已作为两次深度催眠的转换语，是用来加深催眠状态的。而来访者的催眠反应被当做能够体验式地证明无意识的自主作用而被强调。然后再次将计数顺序颠倒过来，来访者就从催眠中清醒过来了。

倒数过程在本质上也是混乱技术的一种，在体验性地说服来访者相信他们是处于一种转换的状态，无意识确实能够不受人的意志或期待的控制而自主运作时特别有用。很多来访者，尤其是初学者，常常受困于对于催眠抑制的一些怀疑，他们总有一些问题诸如：我是不是"真正"处于催眠状态中？这种技术可以减轻来访者的疑虑，将焦点从 "我是在催眠状态中吗？"转到"我在催眠状态中到底会有什么样的体验？"。

（22）催眠师：你好！
来访者：你好。（改变了一下姿势，揉了揉眼睛）

（22）当来访者睁开眼睛的时候，催眠师的节奏迅速加快，且变得更为欢快。这种转变有助于将催眠师在催眠中使用的交流模式与来访者的催眠体验联系起来，从而使得后续的催眠诱导更容易开展。而且，"你好"一词本是开始做某事之前打个招呼（清醒状态），现在成为某事的结尾（催眠）。结合了说话者讲话方式的明显转变通常使得倾听者朝向说话者这一事实，这常常能将来访者迅速带出催眠状态，还能促进遗忘的发生。

目前这个来访者改变了一下他的坐姿，还对我打招呼有了回应，这就表明他已出了催眠并重新适应了。偶尔也有来访者不能立即从催眠中清醒过来，表现为运动不能和双眼紧闭。通常这就说明这个人还需要一些时间来进行整合或进一步的探索。在这种情况下，可以给予直接的指令，让来访者再花"几分钟时间，世界上所有的时间，来完成这些探索，了解到你会在恰当的时候，以恰当的方式清醒过来，并继续这个整合的过程。"

如果来访者表现出肌肉紧张或呼吸无规律，就需要更多的干预。在这种情况下，催眠师需要与来访者建立联系（如叫着来访者的名字、轻轻地握住他/她的手、给予呼吸指令，以及反复提及治疗师的在场）。并不是很多时候都需要进行这样的干预，但应该认识到在处理某些严重分离的来访者时是有这种可能性的。在这样的情况下，还需强调催眠要更简短，与治疗师要建立更强的人际联系。来访者对于自己的催眠体验表现得既吃惊又愉快。他的体验还要在接下来的一小时中作为小组讨论的主题。

上述引用的摘录阐述了如何推进艾瑞克森式催眠诱导。它着重强调了诱导过程中的要点，特别是下面所述内容：

1. 将来访者的活动（过去的体验、现在的反应）作为催眠诱导的基础；

2. 以提问方式来吸引和指引来访者的注意力；

3. 催眠师利用体验式示范来引入、发展来访者的关键想法；

4. 利用真实的感觉记忆来进入催眠；

5. 从具体示范或故事（提供一个体验式参考结构）到一般化（构架或概括化一种反应），然后再回到具体（再另外增加一些参考结构或引导一种新的反应）的节奏转变；

6. 从前面的反应渐渐发展出新的反应；

7. 利用连接词将每件事联结起来；

8. 将注意力聚焦于怎么去做，而不是是否去做；

9. 频繁地散布关于催眠是一个安全的学习情境的观点，在这个学习情境中无意识能够自动地、聪明地运作。

10. 将催眠现象作为一个自然的过程进行构架；

11. 偶尔的沉默会促使来访者自行探索；

12. 周期性的转换传达方式（如快速混乱、慢慢放松、加强并专注于分离）；

13. 使用混乱技术来弱化意识干预；

14. 催眠师采用一般性的、许可的指导风格。

当然，每种诱导技术都不相同。例如，对许多来访者而言，在上述的诱导中使用大量的混乱技术就没有必要，也是不恰当的，而对另一些来访者来说，则需要增强混乱才会产生效果。

非常有用的另一点是短暂的催眠。比如很多初次来访者，都不愿意或不能够坚持长时间的催眠。在训练这些人的时候，我通常会使用第5章中的曲折技术（refractionation technique），大概5～10分钟的催眠与讨论的循环转换，这样多次重复，催眠的深度就会一次次逐渐加强。

另一个与时间有关的问题就是催眠诱导过程到底应该持续多长。快速诱导对某些人有效，但其治疗作用却很有限。正如在第1章中所讨论的，很多来访者描述了发展于独裁的、标准化情境中的"简短诱导"，相比较发展于交谈式的艾瑞克森理论的催眠，则更具一维性，程度更轻，也很被动（如完全根据催眠师的指令）或受意识作用（如"试着设想一下"催眠师的暗示）的控制。对比起来，"艾瑞克森式"催眠常常强调催眠中被承认的感觉，以及安全地鼓励探索内在的自我，获得快乐的惊喜感觉（如回想起一段长久遗忘的儿时记忆），以及增强自尊感、胜任感和自我接纳。

简言之，直接的诱导所产生的现象学上的催眠体验是一种被他人（催眠师）所控制的有限的单一状态，而较长时间的交谈式的诱导所产生的催眠体验是一种全面的自我欣赏和转化的情境。

但这并不是说在艾瑞克森理论一定就不会使用简短诱导。如第5章所述，有时候在和来访者在进入具体治疗问题之前，我会对来访者进行六次或更多次疗程的催眠训练。这些训练使得来访者完全熟悉了各种催眠过程，也使得催眠师与他们建立起必要的和谐与特殊的稳定关系，这种关系对再次快速诱导进入充满潜能的催眠状态是必不可少的。在那之后，诱导过程就缩短了，因此，这就为充分利用催眠达到治疗效果提供了充足的时间。

临床实际应用问题中大多数的主题都包含了很多各种各样的要点。首先，记住时常会发生感觉时间变得滞后缓慢的情况，在暗示和反应之间，来访者会感觉到时间变慢了，这种感觉可以从一分钟到数次谈话时间的长度，尤其是复杂的反应，如分离或幻觉更要注意这种情况。因此最明智的方法就是提供开放式暗示（如"拥有全世界的时间，让发展更加充分"）、涵盖各种可能性（如"我不知道会是左手还是右手，也不知道会压低还是抬高"），也可能需要用各种方式将暗示重复几次，然后转换到另一个话题。这种转换将转移任何潜在的意识干扰作用，同时也就有了更多的时间来进行必要的催眠状态调整。这样一来，只有在催眠师停止直接谈论催眠之后，来访者出现反应也就不稀奇了。

第二，留心催眠波动过程中的漂浮现象（第2章），了解为什么催眠的深度会起伏变化。这也是为什么艾瑞克森学派治疗师极力避开各种形式的传统催眠诱导的咒语"深入、深入、深入"的主要原因。简要地说明一下，来访者……尤其是初学者……通常无法跟上这样连续推进的过程；他们可能是进入催眠一点点、出来、再进去一点点，如此往复。催眠师想要保持稳固的关系就必须要随着这种催眠深度的起伏变化而改变交流方式，因为在来访者处于浅催眠阶段就使用深度指令的话，会导致他们的不配合。因而，艾瑞克森学派治疗师要密切地观察，并根据来访者频繁表现出来的细微催眠线索而做出反应。当来访者的催眠状态看起来很浅时，催眠师只需要简单跟随（如"好的……如果能进入一小会儿，这相当重要，休息一下，在你再次进入催眠之前思考一下"）、混乱或任何其他能恰当处理来访者被增强的意识过程的技术。与此相关的，进入深度催眠中的来访者不需要用混乱技术或从催眠中唤醒的讲解。

最后的评论涉及到一个逐渐由外向内的取向转移，这在大多数诱导策略中都会对来访者产生效果。下面就是一个推进催眠深度的通常例子。在这种推进催眠深度的过程中，从外部与来访者的交流最初会形成有效的跟随，但当来访者达到内在的全神贯注时它就会产生阻碍作用了。例如，很多进入催眠的来访者将会体验到一些意外的触碰，来访者的内在体验会被这种不和谐的刺激所打断，同时被视为对暗示信任的严重侵害。所以，只有在催眠师告知来访者要做些什么之后，才能保守地使用身体接触（如在抬手技术中）。与此相关的，来访者的语言和动作都应该保持在最少限度，因为这些都会引起来访者的对外部的定向。

跟随和引导各种外部刺激

（不论来访者意识到什么）

↓

引导对外部刺激的固定

（如催眠师）

↓

加入对来访者知觉体验的评论

（如视觉改变、肌肉运动感觉，或连接内外部现实的特点）

↓

逐渐指向来访者的内部世界

（如意象、记忆）

当然，来访者可能在催眠中的某个时刻再次转向外部的关注，比如电话振铃后置引擎汽车的巨大噪音，或当来访者身体上感觉不太舒服，或在情绪上觉得不安全。可以采用多种多样的方法来利用它们，这取决于其再定位的程度。如果来访者表现出完全再定位的情况，可能甚至会睁开双眼，催眠师应该延迟与他进行进一步的催眠交流，而表现出从催眠中清醒过来是很正常的态度，然后再与来访者讨论，进而决定是否重新开始催眠。通常更常见的情况是局部或不明确的再定位，这种情况下最好是泛泛地、间接地跟随外部刺激。例如，来访者稍微调整了一下脑袋位置，催眠师可能会发出指令：

> ……在催眠中，就让无意识来做所有适合于你的催眠体验的调整吧……因为你将会进入另一种舒适与安全中……

同理，电话铃声也可以做如下处理：

> ……如果这意味着让无意识给心理传递一个重要信息呢？……如果这意味着接收到意料之外的讯息，用进一步的无意识专注来回应呢？……由于你的无意识能够参与进来，而且会让你变得更加投入在这些不断展开的催眠活动中……

跟随将潜在干扰合并至催眠体验中，合并的方式将不会转移沉浸在催眠中的来访者的注意力，因此来访者也不会注意到问题中的刺激因素。

具体情况应用

催眠诱导，包括艾瑞克森式诱导，都有其大体结构和大致内容。一般而言，催眠诱导主要是用来将处于理性状态个体带到催眠状态中。为了达到这个目的，就要把那些诸如"无意识""催眠""加深"等等的词语就插入到各种指令中去，让事态顺其自然地发生。但是，在某些情况下对某些人进行这些交流是不恰当的，也是无效的。有时是因为这个（些）人可能已经表现出类似于催眠的状态，因此对这些假定理性清醒状态的交流不会有反应。有时又是因为诱导的内容与情境不相匹配。无论如何，艾瑞克森的利用原则通过调整之后，还是能有效地加以应用。本节将简要地概述一些具体情况应用。

儿童

很多成年人的体验都受控于他的理性心理状态，而青少年却不受控制；实际上，大部分儿童都在幻想世界里漂进又漂出。同样地，在没有正式诱导的情况下，儿童通常能够很好地发展出催眠状态。相反，通过自然地吸引儿童的注意力，接着利用他们的活动，更容易让儿童进入催眠——例如，通过竞争性的挑战、幻想，或想象的角色等。艾瑞克森（1958）写道：

> 儿童有很强的学习和发现欲望……儿童的体验背景很有限，而他们渴望体验新事物，愿意学习新东西，使得儿童成为了很好的催眠来访者。只要表达形式能为之理解，他们愿意接受新的思想，喜欢做出回应……有必要知道的是……主要是和儿童一起工作，而不是对他们做些什么。成年人能够较好地理解被动参与的含义……儿童则不能用指令的方式，而是要按照儿童自己的学习方式来运用对他们有意义的语言、概念、思想和口头描述……儿童需要被尊重为有思想、会感觉的生物，他们也有能力阐明自己的思想观点和理解，也能够将这些观点和理解整合到他自己的整体体验理解中；但是他必须根据自己当前拥有的实际功能过程来做到这一点的。成人无法代替儿童去做这些事，任何应用于儿童的方法都应该注意到这一事实（Rossi, 1980d, pp. 174-176）。

下面三个不同年龄段的儿童案例揭示出对儿童催眠的各种可能性。第一个案例发生于我的合伙人保罗·卡特（Paul Carter）和我在中西部的一个工作坊期间。期间有一天晚上我们拜访了一位朋友。我们的这位朋友是一个自豪的父亲，因为他有一个两岁的宝贝女儿，叫做吉妮。小家伙每天凌晨乐此不疲地把她的爸爸妈妈弄醒，夫妻俩被弄得焦头烂额，只得抱怨不休。更不幸的是，这位父亲已经陷入这种眼袋越来越大、每天睡眠不足的状况，工作上毫无收获，而且不知道还要被折磨多久。

也不知能不能帮上点忙，保罗和我就在晚餐后与吉妮和她的父亲在儿童房里待了一会儿。当"爸爸"和我疲倦地窝在一个角落里时，保罗却一直向吉妮询问着那些玩偶，还把那些玩偶丢得满屋子都是，吉妮的注意力就集中到保罗身上去了。过了一会儿，小家伙就不感兴趣了，保罗看着她的眼睛，轻轻地拍她的背，把她的注意力又吸引了回来。同时，他又一边安慰一边解释道：

吉妮，自从我上次见过你之后你又长大了……你长大了好多……你已不再是个婴儿了，是吗？……你现在是个蹒跚学步的儿童了……你学会了很多新东西……你会走路了……会说话了……你的脚指头在生长……看看长这么大了……你的脚也在长……腿也在长，不是吗？……是的，它们都在生长，太棒了……你的手臂在生长……脑袋在长……腹部也在长……你的嘴巴也在长……你不再吃婴儿食品了，是吗？……当然不吃啦，你开始吃大人的食物了……那是因为你不再是个小婴孩了……你在长大、长高，不停地生长……你会继续长大的，吉妮……你会越长越高，像妈妈一样高……越来越像一个大人……像大人一样吃饭……像大人一样讲话……还会像大人一样睡觉，吉妮……晚上乖乖睡觉，你的小身体会一直长大一直长……你喜欢吃东西也喜欢睡觉，吉妮，睡吧，一直睡到明天早上爸爸妈妈叫你起床的时候……像大人一样睡觉……（又继续说了几分钟）

当保罗详细描述这一"长大"主题的时候，吉妮一直楞着全神贯注地听着，慢慢地"变得"越来越昏昏欲睡。当她闭上眼睛的时候，我们蹑手蹑脚地走出房间，让她继续"做梦"。

第二天早上吉妮八点才醒来，比平时晚了四个小时。几个月之后，这位精神饱满的父亲感激地告诉我们，小吉妮越来越晚醒了。

第二个案例引自艾瑞克森（1962）案例报告的摘录。这是一个名为乔的8岁男孩，逆反、多动，被他愤怒的妈妈拖进了艾瑞克森的诊室。乔目中无人地声称他可以"践踏"任何人，包括艾瑞克森在内，还在地板上狠狠地跺了一下脚以显示他的实力。艾瑞克森平静而又谦逊地表示赞同，毕竟这狠狠一跺脚对于一个8岁的孩子而言劲够大的了，但乔使这么大的劲，也许跺不了几下。这就激怒了小男孩，他叫道如果他愿意，可以连续跺一千次。艾瑞克森就直接表示怀疑了，"小家伙"能跺到五百下就不错了，这引起了乔的愤慨，他发誓要证明给艾瑞克森看。

艾瑞克森先示意妈妈回避，乔就狠狠地用左脚跺了一下地板。艾瑞克森在承认低估了乔的力量的时候假装出很惊奇的样子，接着又对乔跺脚持续的时间表示怀疑。可想而知，这又激发了乔一连串轻蔑的跺脚。大约跺了三十多下，乔感觉越来越疲乏，这时他才开始意识到过高地估计了自己的跺脚能力。此时艾瑞克森暗示他已经拍打了地板上千次，因为他站也站不稳，只想坐下休息。绝望的小男孩通过固执地表达出其笔直站立的意图而接受了这一间接的暗示。他那坚决的保持笔直站姿的假设迅速被艾瑞克森用来将其注意力集中在办公室桌上的时钟上，尤其是"尽管时钟的滴答声似乎很快，但分针在缓慢移动，时针甚至比分针更慢"（in Rossi, 1980b, p. 513）。在传递出这些催眠交流之后，艾瑞克森转回办公桌，继续忙着各种事务，但同时其注意力却仍然关注着乔。

乔发现保持他那僵硬的姿势真是越来越困难了。大约半小时过去了，他试图扶向旁边的椅子，但艾瑞克森似乎"有意地瞥"了一眼房间，他就迅速缩回去了。又过了一小时，在艾瑞克森想让乔休息休息，短暂离开房间好几次的时间里，乔被告知当母亲进来的时候要严格遵循艾瑞克森的指令。乔的母亲后来被叫了进来，她一脸奇怪地看着自己安静而站得笔直的儿子。艾瑞克森示意母亲不要出声，还命令乔演示他跺脚的力量。震惊的男孩想这样做，随之被指示展现出其僵硬、笔直、一动不动的能力。然后艾瑞克森告诉母亲和乔说，这次会谈是他和乔之间的秘密，只有他俩知道秘密是什么"就足够了"。而事实也确实如此。乔的多动行为渐渐地消失了。

该案例的描述虽然只涉及了这个男孩治疗过程中的一部分，却详细地演示了利用原则（utilization principles）怎样用于儿童的催眠。艾瑞克森将男孩的反抗行为理解为定义权力、力量和现实边界的儿童期需要的表达方式。因此他开始利用男孩的现实行为来产生能够形成"对安全现实的认同"的"现实对质"。艾瑞克森在此过程中采用了许多诱导原则和策略：

1. 通过完全接纳儿童的支配反应模式来吸引其注意
2. 通过挑战和"极限游戏"引导其行为（如通过强烈鼓吹其对立面，来引出来访者的反应）
3. 用超载技术弱化支配反应模式（反复跺脚）
4. 利用超载来固定注意并形成僵硬反应（站立和盯着桌上的时钟）
5. 通过抑制希望的反应（坐下休息），来构建反应潜能
6. 通过以能保全来访者面子（走出房间）来激活反应的方式，充分利用反应潜能

7. 治疗重构（通过要求控制的出现，以及接下来将其和发展出来的安静、僵直凝神的治疗反应联结起来，以获得治疗控制）

8. 在治疗上巩固变化（向男孩保证"就足够了"，以及尴尬的体验将被保守秘密）

这一系列操控以优美的、支持的方式产生了长久的改变。

第三个案例是一个毒品依赖的16岁男孩。他在其父母的威胁之下，勉强来到诊室找我咨询。与不同的是，他讨厌很多大部分十几岁美国青少年所共有的东西：（1）越来越复杂化，却相当灵活的头脑会使他成为极好的催眠来访者，（2）他对"权力机构"的反抗和怀疑又会使得他对权威人物的指令形成阻抗。为了利用前者而绕开后者，我用俚语将他喜爱的"毒品兴奋（drug highs）"和我在青少年时期关于改变的意识状态的体验进行比较。在这种可以相互分享的安全的和谐基础上，我随意地提及我发现了如何把这些"狂野的心灵旅行"用来生成所有的"毒品兴奋"，外加上一些"甚至更刺激的体验"。他明显表现出极大的兴趣，我又继续愉快地描述学习在如此美妙的时刻利用这些"心灵旅行"让我妈妈闭嘴，以及在我还没有"深深堕落"的地方，体验"幻觉的派生物"。

我随即咕哝道我如何教我的朋友们这样做，然后我又故意转移话题，不再停留于谈论心灵旅行的问题，这样他就会来问我他该如何学习这样做。果然不出所料，他让我教他，我在同意之前一直支支吾吾地犹豫着，认为他一天也练习不了几次。然后我开始演示自我催眠，他迅速地从催眠观察者转变为参与者，我则通过引入"致幻剂引起幻觉"的药物催眠现象，诸如知觉扭曲、时间扭曲以及分离等加以利用。在强调"后面还有更多"之后，我使得他重新定位，走出催眠。

接下来的几个月里，当我逐渐表达出这些催眠能力如何能够直接应用于特定的内部和人际挑战中时，我让他体验到了另一种"催眠兴奋"（hypnotic highs）。治疗一共持续了六个月，之后这男孩没再吸毒，无论在家还是学校里，他都积极地进行着令人满意的调整。

总而言之，这三个案例都证明了艾瑞克森的策略如何应用到青少年身上，而且一般都不需要正式的诱导。当然，还存在很多其他的可能性，比如把隐喻故事或神话故事、催眠梦境，以及类似的想象技术（如从一档电视节目开始产生幻觉）讲得栩栩如生，引人入胜。年轻人丰富的想象力也可以通过一些外部道具来加以利用，如同事戴博拉·罗斯（Deborah Ross）在治疗住院儿童时所采用的可爱的浣熊木偶"Rocky"。例如，我曾观察到罗斯通过让Rocky去"偷"一名绝食的抑郁儿童食盘里的食物，首次鼓舞了他的精神。这些技术的基本策略就是赏识认可、尊重以及利用儿童快速变化现实中的各个方面。愿意这样做的治疗师将会发现大多数青少年都渴望着通过治疗而发生改变。

精神病患者

精神病患者通常都深陷于自我贬低的恍惚状态中。对于大部分精神病患者而言，他们的体验受到经典的催眠现象所支配：幻觉、知觉扭曲、年龄退行、分离、时间扭曲等等。不幸的是，他们的体验远没有典型的催眠性恍惚状态的体验令人愉快。可以肯定的是，大多数确诊为精神病的个体都生活在一个歪曲的现实中，任由扭曲的无意识过程所摆布，他们拼命挣扎着想摆脱这种状态，但越挣扎越痛苦。这些人不愿意相信他人，不能集中注意力，对于传统的诱导方式反应相当迟钝，而传统的诱导方式这主要要求精神病患者从自己杂乱的恍惚状态中走出来，并进入到催眠师所暗示的催眠状态中去。由于这些或其他原因，对精神病患者使用催眠诱导通常都是不恰当的。

然而，艾瑞克森的催眠交流原则却是肯定可以进行治疗性的应用的。其基本策略可以是以下内容之一：（1）辨别出来访者处于分离催眠状态，（2）在收集关于催眠状态的一些独特信息的同时，建立良好和谐的关系，（3）完全接纳和跟随精神病患者的现实，然后（4）逐渐引导至其他存在的方式。换句话说，催眠治疗师告诉自己说："好吧，忘掉诱导——不需要用诱导了，因为他已经进入催眠了。是哪种催眠呢？对他而言是什么样的呢？我又该如何接纳并加以利用呢？"

该策略的一个经典案例是艾瑞克森（1965）对一名精神病院病人催眠过程的描述。这名病人不断地说出分裂性言语。他偶尔也能冒出一些能让人理解的话语，仅限于"早上好""晚上好"以及"我叫乔治"等基本语句。他也曾多次寻求各方医治，但都惨遭失败。在乔治的六年住院治疗期间，作为医院工作人员，艾瑞克森深入地研究了他的行为模式。艾瑞克森把他这些支离破碎的词语都摘录了下来，试图分析其中的特定含义，但却徒劳无获，之后艾瑞克森使得一种类似的，但却无法识别的说出分裂性言语的风格变得完美。在运用治疗策略上，当乔治坐在长凳上时，艾瑞克森最初只是走过去静静地坐在他身旁。在这种策略使用了几天以后，艾瑞克森站在远处看着乔治的时候，通过大声地叫他来进行引导。当接下来一天艾瑞克森重复这样做时，当他又远远地看着乔治大喊时，乔治就生气地说出分裂性言语。艾瑞克森很有礼貌地听他讲，一边还计算着他平均能说出多少分裂性言语。最后混乱的乔治终于安静下来，艾瑞克森就走开了。

这种交互模式持续了一段时间，最终演化成一次12小时的会谈，期间乔治讲了长达4小时的分裂性言语，艾瑞克森也以分裂性言语进行了回应，然后又过了2小时，疲倦而坚定的艾瑞克森开始返还分裂性言语。第二天，乔治打断了艾瑞克森的分裂性言语，并要求艾瑞克森作为精神病医师，应该"讲点能让理解的话"。艾瑞克森随即询问了乔治的姓氏，乔治马上就回答了他。艾瑞克森向乔治说声谢谢，然后和他说了些理性的话语，后面还跟着一点分裂性言语。乔治以相似的方式进行了回答。

大约过了一年，艾瑞克森利用这种交互方式得到了乔治的完整病历，并成功治疗了乔治。乔治的分裂性言语逐渐减少为偶尔莫名其妙的喃喃自语。乔治后来出院了，并找了一份工作，据艾瑞克森3年后所知，他仍然在做着这份工作，而且非常喜欢。

这个案例充分地说明了催眠利用原则是可以应用于精神病人的。病人与其他人群的分离必定会使催眠师放弃最初尝试的无效的正式诱导。因此，艾瑞克森采取了接纳、进入、再利用来访者已有的"分离恍惚"状态的方法。一定要注意到此过程是如何一步步进行的——小心的准备、延伸的跟随，细微地引导等等。要获得像乔治这种混乱分离的来访者长期的治疗转变，需要做大量详细全面的基础工作。其中包括花时间与来访者建立和谐关系、收集信息，此外还由于来访者所处的独特环境，还要花时间思考各种可能出现的情况。

但这并不是说治疗师一定总是以温和的方式开展治疗。有时候一些蛮横的行为也会产生有效的作用。例如，保罗·卡特和我一起治疗一位精神病来访者，他一直在病房里幻想着死掉的婴孩、幻想着自己的耳朵里冒出热狗、幻想着其他一些奇异的事情，还辱骂、恐吓医生。我们在远处仔细观察了他好一段时间，记下他的幻觉在什么时候以及如何产生。在访谈开始之后，他一直东张西望，还问我们是否也看到了他的幻觉。我们当然都实际地同意他的看法，然后疯子似的望着天空，问他是不是也看到了我们的幻觉。当然这一切都是精心安排好的。来访者被我们的回答弄蒙了；毕竟他应该是不正常的，而我们不是。他一直试图用他的幻觉来反驳，我们都接受了，还描述了很多我们的幻觉。

过了一会儿，我们不得不失望地承认，我们要求来见他是因为我们很有兴趣成为一个更优秀的幻想者，而我们被告知他就是幻想的专家。但是我们也指出其中一个明显的问题；因为我们讲了10个很美妙的幻境，而他却只有普普通通的3个。而且我们还告诉他，隔壁病房里有个家伙讲了6个更美妙的幻境。

毋庸置疑，这样造成了来访者的高度混乱，我们就顺势教他如何成为一个更厉害的幻想者。他也赞同我们的看法，在后来的几个月里我们向其展示了如何产生其他的幻觉、如何放松地看到幻觉、如何舒适地看到幻觉。我们逐渐从令人恐惧的、无法控制的幻觉过程引导至更为放松的、有价值的幻觉类型，然后再将所有幻觉联结在一起。一旦他获得有关其幻觉能力的选择，他就获益于和同病房里的精神病病友一起的额外治疗。

总之，精神病人通常都陷于一种不愉快的"催眠现实"中，这能使他们不受惯常的交流方式的伤害。有效的催眠治疗策略必须要适应并利用这些独特的现实。使用催眠诱导常常不恰当的，尤其是在刚开始的时候，但将非正统的催眠利用过程加以巧妙利用，就能激发出有意义的转变。然而，应该也要认识到这种转变最多只是暂时现象，除非能建立并维持一种更深刻的关系。因此，为了获得对此类个体的成功治疗，这些原则的应用需要付出更多的时间和精力。

突发事件情境

第7章中强调了突然发生的一些出乎意料的冲击事件将如何干扰意识加工，也将如何引起来访者对降低了后续状态的不确定性的暗示的强烈反应。尤其当来访者经受着巨大的身心痛苦时尤其如此，比如意外事故或心理创伤。由于正式诱导作用在此情形下已经有所涉及，所有催眠利用策略可以立即引入。

关于这一点的一个简单而有趣的例子是当我有一次去朋友家拜访时所发生的事情。当我跟着光着脚的女主人走进厨房时，她的脚趾头撞到了突出的橱柜。我立即确切地说出我预期过一会儿她将会做出的事情——疼得放声大哭。她被自己的尖叫声吓坏了，愣愣地看着我，我马上对她说道："没事，没事的……疼痛在这里……而你在那里……呼吸一下……深呼吸，现在舒服地坐在椅子上……卡罗尔，深呼吸，闭上眼睛，无意识会让你体验美妙与惊奇，你会觉得越来越舒服。"她坐在那里，闭着双眼，30秒后突然睁开眼大笑起来。她还斥责我不该这样"捉弄"她。

值得注意的是，此处用到的策略就是利用来访者身体损伤和心理反应之间感受性的时间差异来分离（投射）出对于我自己的预期哭叫声（暗示会疼痛）。后续的混乱通过将疼痛放在"这里"，她放在"那里"而被用来巩固分离，然后引导出关于坐下来进入舒适催眠状态的不确定性降低的反应。

在另外一些情形下，会使用更加直接的跟随和引导。例如，艾瑞克森（1958）描述了他的儿子罗伯特在3岁大的时候从后楼梯上摔下来的事情。小男孩四肢伸展躺在人行道上大哭起来，血从嘴里流出来，而艾瑞克森并没有立即跑过去移动他。艾瑞克森等到罗伯特深深吸了一口气大哭起来的时候才跑过去，并以简洁、同情的方式承认罗伯特正在体验的"可怕的""恐怖的"痛苦。他对罗伯特表示理解，因此建立起安全关系，也吸引了罗伯特的注意力，还告诉罗伯特要如何正确应对伤痛而对安全关系和注意力进行巩固。他大声地说出罗伯特想要减轻疼痛的愿望来进一步跟随，然后通过在几分钟内提高减轻疼痛的可能性（并不是确定性）来进行引导。接下来在宣称人行道上的血是"健康、鲜红、有力的血"，以及暗示这些血可以在浴室白色水槽的背景下进行更好的检查之前，艾瑞克森和妻子一起对其进行了详细检查，这就分散了罗伯特的注意力。此时，罗伯特正全神贯注、兴致勃勃地观察着其血液的质量，而渐渐地忘了尖叫和疼痛。艾瑞克森利用此反复向罗伯特证明他的血很浓、鲜红，喷到他脸上的水都被"映红"了。过了一会儿才提到他的嘴是否还在流血或是否肿起来，详细检查之后，得出了肯定的答案。

罗伯特在缝合伤口过程中表现出来的潜在负性反应被艾瑞克森进行了跟随，之后艾瑞克森还一脸"惋惜"地告诉他可能比他预计的少缝几针，针数比他的兄长数量还要少。缝合过程中罗伯特一直注意地数着针数，这也间接地减轻了他的疼痛。罗伯特的伤口缝了"仅"七针，对此他还有点失望。但当外科医生指出这次伤口缝合的状况比他的兄长们的状况要好很多，而且可能会留下一个W型的伤疤，就像他父亲学校名字的W一样时，罗伯特又有些高兴了。

这个案例足以证明在突发事件中也能运用催眠诱导。首先要以直接明了、富于同情的方式对受害者的疼痛和不幸进行跟随。在聚焦其注意力并建立了稳固的关系之后，治疗师可以逐渐提及疼痛感降低的可能性，但不能过分强调。然后将注意力再次引向情境的其他方面，因此能有效地减轻疼痛。继续因势利导地分散其注意力，同时重建正性环境。

这种诱导方法也要因实际情形和个人需要而异。例如，有一次我在自己的空手道俱乐部里当比赛裁判，我是黑带级别，双方对手分别是黑带和棕带级别。黑带选手狂暴的一击，正好打中猛扑过来的棕带选手，把他打瘫在地。我立即跑到被打倒的选手身边，这是位年轻的黑人，他的手臂骨折了，痛得在地上直打滚。我以一种同情而轻柔，又不失风趣的口气对他说了下面的话：

交谈	注释
（1）该死，雷，你真的被打爆了。我敢打赌该死的伤现在一定痛得厉害，真他妈的疼。雷，尽量深呼吸，深吸一口气，看着我，因为你必须用你的头脑来做些事情……你也必须继续呼吸，就像在伸展时的呼吸那样，继续呼吸，忘掉疼痛……因为你知道在伸展的时候疼痛会转化为热量……但是只要一小会儿……所以只是呼吸，让热量带着你前进……	（1）先要适当承认疼痛，才能建立融洽关系并吸引注意力。这被用来在降低任何交流的同时，引出深呼吸以使疼痛扩散转移。关于心理能力"做些事情"的简洁的一般性陈述，后面紧跟着话题的转移，在不经意之间就为无意识水平上的催眠作用打下了基础。接下来的交流中引入了伸展结构的参考，作为一名老练的习武高手，应该知道如何将伸展的最初疼痛转化（如重建）为一种愉快的（至少是可以忍耐的）体验，如"热量充斥全身"。

这不仅跟随了目前的疼痛感，也通过对疼痛控制的潜的暗示加以引导。

（2）……看着我，男子汉，看看我的带子……是黑带，是吧……我为此而自豪……而约翰（他的对手）也是黑带，所以你不必难过，也没什么好羞愧的，因为黑色就是你所崇敬的……但你不必放弃，雷，看着我的黑带，你不久也会达到的……因为你努力地训练，努力地工作，同时照顾到自己的身和心……你知道怎样思考，你也知道有时候心理更加重要……

（2）在给出催眠暗示后，最好立即分散其意识上的注意，才能让无意识自由反应。将雷的注意力转移到我的黑带上（黑带是他的主要目标），在接近以未来为取向的想象的同时，引出尊敬和注意力；这些反应都将使得他从疼痛反应中分心出来。提到对手也是黑带进一步分散了其注意力，同时弱化了在体验"被痛击"的困窘状态。雷对黑带的自豪和自负接下来被用来微妙地重叠于他连接个人同一性的自我支持能力。进一步恭维他在训练中的努力和他的心理能力，激发了更多的自豪感（因此使得疼痛减轻），同时也在暗暗地建构了一个获得黑带级别的积极背景。

（3）……可能还有点痛，何不闭上眼睛呢，雷。好的，轻松而舒适地闭上双眼，放开一切，让你的头脑开始去做它自己的事情……想一想获得黑带是什么样的情形……你感觉怎么样……你看起来是什么样子？……让你自己去想象……当你达到这个目标的时候，所有的汗水、疼痛、过去的付出都已经成为了过去。

（3）雷还时不时地表现出疼痛的表情，但他还是开始镇静下来，逐渐专注于我的话语中。我利用他的接纳状态，对他进行直接暗示，让他闭上双眼，随后给予一般的指令进行分离性（即有别于现在）的想象活动。再一次，疼痛就被放置于"努力训练达到黑带"的背景中，此时疼痛就较容易接受了，也较容易对付了。通常，发生紧急情况时，这种将来访者的整个状态转向对未来的想象中去的全部转

变，并不难在紧急情况下快速实现，
来访者通常都会被极大地推动进入分
离状态中去。

在雷被护送到医院进行治疗前的几分钟，我还向雷说出了类似话语，强调应该如何"以恰当的方式"维持类催眠状态。后来他报告说，作为应付疼痛方式的反复"进出于幻觉空间"的过程是多么的"激烈"。

在雷的案例中使用的基本策略与上述艾瑞克森用于其儿子的策略在结构上非常相似。催眠师首先通过直接跟随来访者的体验来获得他的注意力专注和接纳，然后利用来访者个人同一性的方面——在雷的案例中，就是他关于空手道的参考结构和动机——来分离疼痛，并最终对疼痛进行重构。引用的这两个案例中细节的区别（如具体的短语或暗示）证明了一般性策略——偶然也是正式诱导中的一般性策略——是如何根据特定来访者的特定情况而加以应用的。因此，催眠师并不确定地知道哪种方式才能最好地引导出期望的状态，所以要密切观察并利用来访者所表现出来的所有反应。

团体诱导

有时候有人会问我：艾瑞克森理论关于对每个个体的独特性进行灵活调整的强调，是否排除了这种方法在团体情境下的应用。答案当然是"否"。事实上，我也将团体催眠作为训练催眠治疗师过程中的主要工具，尤其是在高级工作坊中。团体催眠在团体治疗情境下同样也有很多价值。

团体诱导遵循着和个体诱导一样的原则，不过有所调整。通常我至少要用15分钟与来访者谈谈关于催眠的本质，并澄清来访者的误解，同时让来访者觉得催眠是自我的一个一般性的安全探索背景。我还强调在诱导过程中我只是概括性地谈谈，不会要求任何人说话、走动、探索痛苦的体验，或者做任何让人可能感到困窘的事情。我提出催眠发展（如漂浮现象）的速率和方式是各不相同的，并强调每个人都应该允许自己去发现自身的速率和方式，仅仅是体验在此过程中自然发生的一切，而无需努力地寻求戏剧化的体验出现。在某些情况下，尤其是如果团体有些保守，我会先做示范，或是通过自我催眠的方式，或是选一位自愿来访者配合完成。

我通常让初次团体诱导过程变得简短而又简单——例如，5分钟的放松和内在专注训练、5分钟的一般陈述和故事来激发内在探索过程、5分钟重现愉快记忆、最后5分钟的自我欣赏暗示。诱导之后的报告要求来访者重视潜在反应的多样性，并澄清各种存在的误解。只有适当的团体诱导速度才能促成更深更长的催眠状态的出现。这些诱导方法中的前2～6种都有可能在训练期间被使用，而在训练期间一般性的许可暗示被用来（1）引入主要的催眠现象（2）让来访者形成对自己的"自我欣赏"心锚，或形成对自己和治疗师的"安全感"心锚（第6章）。进一步的诱导接下来要聚焦于特定的变化过程。

团体诱导有一个明显的优势在于既节省时间也节省金钱。而且，团体成员所报告的很多不同体验，可以让人更好地认识到催眠是如何进行的以及如何被有效利用。更一般的来说，这些报告生动地说明了人们的想法和反应虽各不相同，但都是有效的。在我看来，关于这一点的体验性认识，对于治疗师培训者和来访者的过程都是至关重要的。

但团体诱导也有一个潜在的缺点，那就是对某些人而言，催眠的深度和质量都不及个体催眠。大部分原因在于团体诱导中只能照顾大多数，而以忽略某些个体的反应为代价。有一些方法可以稍微弥补这种不足。首先，催眠师应该比平常讲得更概括化一些，确保在预示催眠反应的同时尽量包括所有可能性。例如，年龄退行暗示法可能如下所示：

> 了解到你在童年时期拥有那么多不同的体验是多么美妙啊……从你还是一个婴孩，到成为小男孩/小姑娘，再一路长大成为青少年……催眠是非常安全的，你可以让无意识与你共享那些快乐的、久已忘却的记忆……所以我想知道，而你也会想知道，因为我们都不知道是哪些久已忘却的记忆会被唤醒。也许是一段在家的体验，也许是在操场上，也许是在学校里……我不知道，你也不知道，但你的无意识会为你带来惊喜……也许刚开始是一段体验，也许是两段体验，也可能一段也没有……也许你会先看到它，或感受到它，或听到它，或者甚至是先闻到它，在体验的所有其他方面都重现之前……你可以让无意识以适合你的节律和步调来一步步走下去。

其次，团体诱导催眠师能够扫描来访者的进程，并在对少数难以进入催眠状态的来访者进行关注之前，先对处于催眠状态中的来访者给出愉悦催眠体验的概括性暗示。嵌入式暗示、概括性、迅速分离技术，都会在团体诱导过程中传递出去，这些对于那些难以进入催眠状态的来访者来说非常有效。第三，安排一些对团体催眠诱导无反应的来访者进行个别治疗。对于那些需要特殊的保证和引导才能进入催眠的心理治疗的来访者而言，尤其需要加强特殊训练。

总之，应该注意到不同的团体会有不同的反应，正如不同的个体有不同的反应一样。每个团体都有自己的"人格"、自身的特别关注、特定的交流速率和交流方式。催眠师的主要任务也就在于对特定团体的进程保持敏锐并做出相应的回应。

小结

这一节概述了艾瑞克森诱导原则和诱导策略在一些特殊情境下的应用。其重点在于，诱导不是像念咒语般地反复强调"恍惚状态"、"再深点，再深点"、"放松"或者其他诸如此类的催眠体验的经典语句。这些咒语可能在大多数场合下对促进催眠都有些帮助，尤其是当催眠师和来访者对此都感觉很舒服时，但它们也会不适当地限制催眠治疗的灵活性和有效性。艾瑞克森法将催眠诱导看做是一种互动过程：吸引并引导来访者的注意力至治疗上可利用的意识转换状态。在这概括性的架构中，诱导催眠的关键因素并不在于来访者对催眠指令的反应，而是取决于催眠师接纳和利用来访者反应活动的意愿和能力。这就使得一些非正统的策略和交流方式成为必要方面；同时也要求了过程中的灵活性。

如果这一切听起来相当复杂——更不用说应用了——就应该强调：当个体意识到这些关于催眠的自然观点真的都是对概括性的治疗变化进行概念表达的方式时，事情就会变得非常容易。换言之，最有效的治疗涉及一些"诱导"，在这个过程中来访者从原来的僵化、有限的心理框架转向更开放、更愿意的状态（"恍惚状态"），此时才能形成体验改变。所以说催眠师是否有兴趣把艾瑞克森理论整合到他们所谓正规催眠实践中，这并不重要。对于治疗师来说，更为有益的是首先意识到他们是如何自然而然地诱导并利用来访者的催眠状态的。之后便可以评估对"催眠"这个词的自身舒适度和相应的反应。一些临床医师偏爱正式的催眠理论；而另一些则发现别的理论更适合自己。不论如何，意识到艾瑞克森理论如何与其他治疗法互为补充，才能非常有效地提高个体作为临床医师的能力。

诱导失败的处理

如果一系列诱导都接连失败，那治疗师该做什么呢？第1章中曾讲到大多数传统催眠师都将来访者贴上"无感受性"或"阻抗"的标签，而艾瑞克森学派实践者则认为是来访者的体验未得到充分利用。为了证明后一种观点，就要证明那些愿意接受催眠但受暗示性不强的来访者也能体验到催眠状态。为了做到这一点，催眠互动中催眠师和来访者双方的进程就要首先被清楚明了地进行评估。本节探讨的就是那些与此相关的重要问题。在这些问题中，有好些都是交叉重叠的，它们与前面讨论过的主题有关。它们可以通过整合对来访者直接或间接的提问、观察、直觉以及对先前互动的反映等等进行回答。

第一个问题提出了在来访者不曾识别的情况下催眠状态发生的可能性：

1. 来访者在不曾识别的情况下体验到催眠了吗？虽然来访者声称自己并未体验到催眠状态通常是正确的，但事实并非总是如此。例如有时候，来访者对催眠状态戏剧化的先入之见会阻碍他们对轻度催眠体验的识别。这些来访者通常都是对催眠拥有普遍的误解的初试者，他们经常将没有出现预期的一些体验（如"出神"[blacking out]、听不到催眠师在讲话、拥有疯狂的类宗教体验等）解释为没能进入催眠状态。催眠师可以尝试通过讨论来澄清这些误解，尤其是强调（1）催眠是一个连续的体验过程，而不是"全或无"的现象，（2）大多数催眠的初始状态都是轻度的，在某些方面类似于平常清醒的时候，但在其他方面又不相同（如越来越不费气力和增强的知觉，见第2章），（3）进入催眠最好的方式就是去除一切先入之见和预期，仅仅接纳所发生的一切。在这些讨论之后可以紧跟着一个包含"确信者技术"的诱导（如，隧道视觉、意念运动信号、分离、时间扭曲），向来访者体验性地演示他/她处于一个改变了的状态中。

除了由于误解，来访者可能难以识别轻度催眠之外，深度催眠也可能由于遗忘而没有识别出来。者通常为来访者造成不必要的焦虑。例如，一位催眠治疗训练者，自发地遗忘了一些深度催眠，变得对体验中长达数小时的"缺口"越来越焦虑。另有一位女性催眠治疗来访者，假设催眠遗忘是为了保护其无意识的改变过程不受意识的干扰，开始对治疗的进程提出了质疑。我让这两名来访者都保持静眼醒觉状态，此时我利用意念运动手指反应（参见Erickson & Rossi, 1981）来

（1）无论有意义的催眠体验是否发生都保持无意识交流，（2）引出主观强制催眠反应以便能够有意识地进行观察和记忆。这一简单过程减轻了担忧，因而允许催眠学习的恢复。

接下来的5个问题主要是关于来访者的催眠意愿：

2. 来访者对催眠的本质是否存在误解？ 即使是催眠师向来访者解释了催眠的本质，这种误解也可能发生。例如，来访者看到了两次催眠师表演的"催眠"，而事实上两个案例中的来访者被弄得看起来很傻，这极大地打击了来访者的参与积极性。相应的，来访者将我区分临床催眠和舞台表演的坦率直白的解释视为"哄骗"他的手段。对于这一类个体，最好暂时不做进一步的讨论，以利于通过自我催眠或好朋友约翰技术来进行体验式的演示。这些技术构成了间接诱导；它们同时还提供了参考架构来替代会引起催眠抑制的催眠误解。

3. 来访者是不是预期了一些不愉快的后果？ 有些来访者不会对催眠的潜在价值和他们自己的催眠能力提出质疑，但是会怀疑自己的心理稳定性。例如，一位心烦意乱的来访者甚至认为如果他稍微一放松，自己就会"崩溃"，并"坠入深渊"；还有部分来访者先前的催眠体历中充斥着可怕的创伤记忆。可以理解的是，这两种人对于进入催眠状态都会感到犹豫不决。为了转变这种不情愿的态度，治疗师通常需要缓慢而又敏感地进行下去。可能需要多次会谈才能建立和谐的关系。然后，应用各种技术来识别来访者需要哪些知识、保障和体验才能进入催眠。先发展和固定住已识别出的资源以备后用（第6章），之后治疗师将通过各种不同的方法给来访者提供机会让他/她认识到催眠是一个安全的情境，这些方法包括：曲折、催眠师保留信息、具有催眠唤醒的线索等等。

4. 来访者信任我吗？ 催眠，尤其是治疗性催眠，意味着开启了一种新的存在方式。这也难怪在对治疗师建立信任之前很多来访者不愿这么做。缺乏信任可能源于早先的医患互动非常少，这可以通过一小段时间的共处来弥补。缺乏信任也可能是源于先前有过被治疗师性诱惑的体验（比如我的一个来访者就有过这样的体验），或者可能因为曾有过悲惨的童年而学会了不信任任何人。对于这些个体，治疗师必须要先证明自己作为一个人和作为一个治疗师的统整性。在这样做的时候，治疗师应当去找出来访者真正的需要，以便在关系中体验信任，应当识别并跟随最有可能招致来访者不信任的那些行为模式。例如，催眠师（通过提问、观察、倾听来访者自发的报告等）判定出来访者会立即不信任洋溢着乐观主义的任何人。这一点可以通过尽量不要表现出这种乐观态度而得到尊重；或者直接评论说，因为来访者从前受过伤害，所以除非治疗师能以适合来访者的节奏和方式进行尝试，来访者是不该相信治疗师所说的任何话；或者通过定期地运用"极限游戏"（第7章），此时，治疗师表现得比来访者还要悲观些。这些策略的因势利导能将来访者的不情愿转化为配合。

不信任还可能是缘于催眠师的表达，后者可能不经意间冒犯到来访者的喜好、价值观和需要。有时，这来自治疗师对来访者的了解不够充分。有一次，我的一个来访者暂时对我产生了不信任，原来是因为我没有意识到来访者的童年很不快乐，却在那儿大谈有关"每个人"快乐童年体验的故事。其他情况下不信任来自于疏忽，例如催眠师强迫一个训练有素的来访者闭上双眼，而这位来访者先前已经明确表示希望睁着眼睛体验催眠。不信任造成的后果是来访者不愿进入催眠状态，这就使得催眠师需要：（1）花足够的时间来进行第5章所讲的催眠前的准备工作（如收集信息、建立关系），（2）密切观察非言语行为，以识别不信任的信息（如降低的和谐度），（3）定期直接或间接地讨论信任问题（如提问、讲故事，或坦诚的讨论），（4）当治疗师冒犯到来访者的价值观或喜好时，真诚直接地表达歉意。

5. 来访者是不是在催眠开始的时候有不愉快的体验？有时候来访者能进入催眠，然后忽然"跳出来"，不愿意再进行下去。这种情况多发生在进入催眠状态过快，使得来访者对突然发生的知觉或情绪的变化感到害怕。例如，我有一个来访者很容易进入凝神固定，但却遭到涉及隧道视觉和双重影像（double images）的安全视觉扭曲的扰乱；另外一个来访者发现自己进入催眠后身体某部分不能动，感到特别恐惧；还有一个来访者很害怕自己的意念受到控制。来访者的这些体验都很容易被专心致志的治疗师观察到，如中断的节律、肌肉收缩等，而来访者通常也愿意谈论所经历的体验。因此，治疗师想要理解中断催眠的恐惧（trance-interrupting fear）并做出相应的反应并不是十分困难。治疗师可以向来访者保证这样的体验是安全的、常见的、自然的；或者明确暗示来访者调整其行为

——例如告知上述提到的"视觉扭曲的"来访者如果再次为隧道视觉感到恐惧的话，就深呼吸、眨眼；如果来访者没有"进入"催眠或没有"集中精神"，就放慢诱导速度；转为更柔和的方式；增加并锚定资源以保证来访者的安全感。

6. **是否存在无意识的拒绝行为？** 有时来访者会拒绝进入催眠状态，他自己可能都没意识到这点，治疗师也很难发现。这种可能性应该要加以探索，尤其是在难以解释来访者似乎不愿进入催眠体验时更应如此。其处理有一种相对直接的方式，例如运用意念运动信号来发现是否存在着无意识的拒绝行为，或使用"夜钓"技术（第4章和第6章）之类的概括化或隐喻。

后面四组问题涉及的是来访者无能力进入催眠：

7. **来访者是不是需要更多的时间？** 有些来访者需要相当长的时间来学习进入催眠的技巧。这也是第5章强调无压力训练阶段（包括多达6次延长诱导会谈）的重要性的原因。治疗师如果不能尊重每一位来访者的需要按照他们各自的节律进入催眠，就会发现很多来访者都是"阻抗的"和"无感受性的"。这并不是说其他因素就没有产生作用；催眠师至少还应当考虑到本节中提到的其他问题。然而，除非很明确地知道来访者无能力进入催眠，否则，在没有为来访者提供足够的时间前，是不能认为来访者没有能力进入催眠的。

8. **来访者是否理解他/她的角色？** 如果来访者对于自己作为来访者该如何作出回应有误解的话，就有可能使得他愿意进入催眠但始终无法进入。一位新手来访者在急切紧张地等待着催眠师"引起"他戏剧性的意识变换；而另一位则努力地试图遵循所有的暗示；还有一位来访者曾接受过传统的催眠训练，认为催眠师在微妙的"智斗"中"以智取胜"后来访者才能进入催眠状态。无论哪种情况，来访者想要的催眠都会被其帮助促进催眠的努力所阻碍。因为这些努力通常都是出于良好的意愿，一般而言，治疗师可以通过暗示来访者运用更恰当的回应策略来替代这些努力。

9. **来访者的意识加工对催眠有干扰吗？** 那些难以体验到催眠状态的来访者大多是这种情况。识别并利用这些干扰的方法已有过详细讨论，尤其是在上一章中。一般性的策略包括让来访者睁着双眼、沉闷、"极限游戏"，好朋友约翰技术、隐喻、分离、混乱，和分心技术。

10. **来访者已经进入"分离性催眠状态"了吗？** 前面部分讲到有些来访者如何已经处于自然的分离性催眠状态，这使得他们对正式诱导相对没有反应。处理这种情况的策略也已经进行了讨论。

另外一些问题则涉及催眠师的操作。

11. **我都使用了哪些一般性策略？** 分析先前诱导失败原因的良好第一步是将所有对来访者使用过的策略和技术都列出来。随着这些内容一条条地列出，催眠治疗师就有可能很快留意到来访者对这些技术和策略的反应。这通常使得催眠师了解为什么事情没有像预期的那样顺利发展。例如，我发现我对一位来访者使用了大量的混乱技术。她对这些技术的反应通常是开始谈一些其他的事情，而我将这理解为意识干扰增加了，需要通过"更好"更多的混乱技术才能减弱。在对此仔细思考之后，我突然明白"再来一次（more of the same）"策略很可能本身就是问题，而不是解决方案。我在得到足够确信之后，就转为采用一种较少控制和较少混乱的方式来增进和谐关系并促使其进入催眠。

12. **哪些一般性策略是我未曾使用过的？** 在列出已用策略的同一张纸上，也列出未尝试过的策略。对于前一个问题，看看所列出的条目常常能让我们想到更有效地对来访者开展催眠的想法。例如，如果发现没有对一个理性取向来访者使用隐喻，就可以采用讲故事的方式来引导成功的诱导（第6章）；而对于一位缺乏安全感而寻求特殊引导的女性来访者来说，如果给她一些直接暗示的话，可能会令诱导更为有效。因为形成催眠的直接交流散布这样的诱导过程之中。

13. **如何判断来访者是否已进入催眠状态？** 询问这个问题是为了识别出关于催眠必要条件的可能存在的误解。这些误解可能会阻碍催眠治疗师对催眠状态进行识别和确认。这通常导致了暗示着来访者尚未进入催眠的交流。来访者对于治疗师这样的失误可能有两种反应，一是留在催眠状态中，但却失去与治疗师良好的治疗关系；一是产生怀疑，而这种怀疑会妨碍到其进一步的催眠体验。

例如，我所督导的一位精神科医生错误地以为（1）被催眠的来访者会听从催眠师的一切暗示，（2）手分离的标志就是手浮在空中。所以当某位来访者明显地进入深度催眠后，但对手分离暗示的反应是变得极度手沉重的时候，他就不知所措了。于是他得出结论说来访者没有进入催眠状态，这给他和来访者都造成了困扰。当向他示范极度沉重也是一种正确的分离反应时，他就能够在后来的治疗中认可和利用来访者的反应了。

这里要强调的重点是，虽然催眠状态有一些基本的特征和指示物（第2章和第4章），但没有哪一个对于催眠状态的出现是必不可少的。因此，与其采用死板的规则去评估催眠反应是否出现（如深度放松、暗示感受性），催眠师应当对于催眠能够被形成、体验和呈现的很多不同方式保持敏感。

14. 来访者的行为模式是什么？ 诱导催眠的失败通常反映出没能好好利用来访者的行为和体验。因而，受阻的催眠师就会记下来访者的阻抗行为模式，即使这些行为表现得很琐碎，甚至与催眠并不相关。也就是说，记下所有观测到的来访者反复出现的行为，如东张西望、手部运动、每三四句话就说"你明白我的意思"，或总是摇头。创造性地思考如何利用来访者的行为模式作为诱导的基础，将形成大量可能适合该来访者的诱导策略，本书中很多例子都证明了这一点。

15. 我阻碍了来访者的哪些行为？ 当催眠师陷入认为诱导必须以一定方式（如渐进性放松）进行的思维定势中，他们将会阻止来访者的某些行为和心理过程——如动来动去、不停地提问、关注外部刺激、紧张、睁着双眼等等。由于利用来访者的支配模式通常是最好的诱导策略，那么识别出一切被阻止的行为模式就会很有价值。

例如，我曾督导过这样一个案例，催眠治疗师对于来访者在催眠治疗过程中周期性的笑声头痛不已。他认为这种行为表明的是自我意识或表现癖，声称只有笑声停止才能进入催眠。结果却并不如意，他放弃了并问我是否能帮他处理这位明显有阻抗的来访者。这是一位非常外向的女演员，我坐在了她的旁边。我的观察却表明，这位来访者倒是满开心，而且当其笑出声时其实是蛮专注的。因此我高兴地告诉她在任何情形下幽默感的保持确实很重要，尤其是在催眠过程中，如果来访者她自己喜欢，无意识就可以让她一直笑着进入催眠状态。与此同时，我轻轻地握了握着她的手，让她体验到"着地"的感觉。简单说来，这些简单的利用为成功诱导铺平了道路。一旦她进入催眠状态，对于欢快笑声的暗示就可以分散在指令当中，以发展出各种其他的情绪状态。

在另外一个与此类似的案例中，来访者在极轻度催眠状态下会出现全身奇痒不止的反应。他只好挠挠这里，挠挠那里，最后全身乱挠。刚开始我试图通过分离、分心和混乱来处理这个"问题"，但都毫无效果。最后我恍然大悟：我以为催眠需要身体静止，这一无意识假设让我变得盲目；搔痒也可以并应该被当做诱导的基础。因此，在下次会谈时，我首先确定只有在催眠交流中，他才会出现这种程度的搔痒反应。因此我试着解释创造性的无意识过程和催眠发展都有多种多样的表现方式，包括搔痒。这就为成功诱导打好了基础，在成功诱导中，搔痒被接受、鼓励、引导（至身体各个部分）、交替增减，然后转换为其他感觉（如对好奇的痒觉、预料的刺痛、愉快的挠痒）。

16. 来访者有哪些有价值的联想？这个问题在第4章、第5章中已经有所讨论。我们在此重申，来访者的资源（比如，技能、愉快的记忆、成就等）无论看起来是多么琐碎和不相关，都能加以利用以吸引注意力、建立自信、生成有效的故事、提高动机、提供有说服力的解释和可接受的指示，以及以恰当形式建构催眠。因此，识别出个体的力量可以更好地洞悉过去诱导失败的原因，同时也能为将来进行有效的催眠诱导提供想法。

17. 来访者有哪些贬低的联想？第4章和第5章也提到了来访者的弱点（如，问题、不足、害怕、缺乏技巧）如何能够像利用来访者的资源一样被加以利用，从而促进催眠状态的出现。

18. 是否有来访者的某个部分是我不愿意或无法接纳的？第3章讨论了治疗师不愿接受的体验将如何妨碍他与来访者身上相似体验之间的合作。这就要求治疗师识别出他们所不接纳的来访者方面。如第5章所述，通过记下催眠师用来描述来访者的表达方式的一些临床或有贬抑意味的标签，就可以做到这一点。

小结

本章探索了治疗性催眠诱导的实践方面。第一节提供了一个带有注释的个案摘录，详细描述了一个完整的诱导是如何进行的。这份摘录被用做关于临床催眠要点的基础，其中包括生成治疗性催眠状态所需的恰当时间。第二节概要地介绍了艾瑞克森诱导原则如何以非正式而自然的方式应用于儿童、精神病患者、紧急情况和团体之中。特别强调的是利用已经存在的，但却是自我贬低的催眠状态，这种催眠状态也是很多来访者正在体验的。最后一节提供了催眠师会问的一些问题，涉及对那些难以体验到催眠状态的来访者而言，如何生成有效的诱导策略。

结语

我们在这八章的内容中接触了各种不同的观点。综其要点在于：

1. 合作是转换性变化的基本准则。

2. 艾瑞克森学派治疗师通过参与到来访者建构其现实的方式来进行合作，然后在这样的现实中体验性地扩展可能性的范围。

3. 催眠是一种建构体验性现实的模型。

4. 催眠是一个体验性的专注互动过程。当意识状态发生转换，催眠达到顶点。此时无意识表达在没有意识干扰的情况下进行发展。换句话说，催眠过程就是产生催眠与催眠现象的一种关系。

5. 催眠可以同时是问题和解决方法的基础，这取决于其出现的背景。

6. 催眠是一个应用矛盾逻辑的体验过程，个体会同时体验到两种看起来截然相反的状态。

7. 催眠是在治疗关系中，通过治疗师对以下过程的运用而形成的：（a）体验性地吸引其注意力，（b）跟随并去除固定的概念取向，（c）引发并增强体验（催眠）过程。诱导过程是自然发展过程，大部分技术都是从来访者的持续表现的"技术"中展现出来的（如自我表现模式）。

8. 艾瑞克森学派治疗师既是观察者同时也是参与者。因此，基于治疗环境发展起来的催眠常常在本质上是人际的，而治疗师与来访者的关系是"既是对方的一部分，又与对方相分离"。

9. 无意识被尊为是既富有生产力也富有创造力。治疗师尽力地信任并利用他/她自己的无意识，同时邀请来访者根据自己的需要和目标来信任并利用其无意识。

为了阐明这些观点是如何应用到治疗情境中的，前面的章节中已经介绍了大量的技术。对于这些各样的技术，有一点是明确的：技术终有一天会过时。也就是说，技术的价值就在于促使治疗师和来访者都得到成长。在达到了新的理解和机能水平之后，新的技术就会随着新的挑战而生。在这点上，T. S. Elliot道出了真谛：

> 前一季的果实已被消耗
>
> 只剩下陈旧的拍子敲打着空筒
>
> 曾经的言语只属于曾经的语言
>
> 未来的言语等待着另一种声音（p. 218）

因此，我希望读者能善用这些思想和原则，灵活地运用这些技术。真正精通催眠治疗技术不仅需要大量地学习，而更重要的是了解技术不过是"暗示与猜测"，这意味着还可能有更深的存在。布鲁斯·李的不朽名言：不要只看到指向月亮的手，否则你会错过美好的月色。

米尔顿·艾瑞克森从各种角度指引我欣赏月色。在本书接近尾声之际，我想起在一次训练会谈中与他的相遇。当谈到诊断敏锐性这个话题上时，艾瑞克森递给我一个文件夹，里面装着一位来访者的来信，他让我找出这个病人并没有讲出实情的信息。我没能顺利地完成指定的任务，然后艾瑞克森告诉我来访者声称她是搭"来自圣路易斯的最后一班火车"来见他的。艾瑞克森发现了我迷惑的表现，同感并如催眠般地强调说"从圣路易斯来的火车永不会有最后一班，哪儿都没有最后一班火车，因为总会有另一班火车的。"

10年来我多次回到了当初那种迷惑的状态，盼望自己能欣赏这种看似荒谬可笑话语的价值，这些话语在我内心深处不断地回响着。最近，我终于渐渐明白：没有最后一班火车。

祝您好运。

参考文献

Asante, M. K. The African-American mode of transcendence. *Journal of Transpersonal Psychology*, 1984, *16*, 167-177.

Bain, A. *The emotions and the will*. New York: Appleton, 1859.

Bandler, R., & Grinder, J. *Patterns of the hypnotic techniques of Milton H. Erickson, M. D.: Volume I*. Cupertino, CA: Meta Publications, 1975.

Bandler, R., & Grinder, J. *Frogs into princes*. Moab, UT: Real People Press, 1979.

Bandler, R., & Grinder, J. *Reframing: Neuro-Linguistic Programming and the transformation of meaning*. Moab, UT: Real People Press, 1982.

Bandler, R., Grinder, J., & Satir, V. *Changing with families: Volume I*. Palo Alto: Science & Behavior Books, 1976.

Bandura, A. *Social learning theory*. Englewood Cliffs, NJ: Prentice-Hall, 1977.

Barber, T. X. *Hypnosis: A scientific approach*. New York: Van Nostrand-Reinhold, 1969.

Barber, T. X. Suggested ("hypnotic") behavior: The trance paradigm versus an alternative paradigm. In E. Fromm & R. E. Shor (Eds.), *Hypnosis: Research developments and perspectives*. Chicago: Aldine-Atherton, 1972.

Barber, T. X., & Calverly, D. S. "Hypnotic" behavior as a function of task motivation. *Journal of Psychology*, 1962, *54*, 363-389.

Bartlett, E. E. My first experience with Milton Erickson. *American Journal of Clinical Hypnosis*, 1977, *20*, 6-7.

Bateson, G. *Naven: A survey of the problems suggested by a composite picture of the culture of a New Guinea tribe drawn from three points of view* (2nd Ed.). Stanford: Stanford University Press, 1958.

Bateson, G. *Steps to an ecology of mind*. New York: Ballantine, 1972.

Bateson, G. *Mind and nature: A necessary unity*. New York: E. P. Dutton, 1979.

Bateson, G., Jackson, D. D., Haley, J., & Weakland, J. H. Toward a theory of schizophrenia. *Behavioral Science*, 1956, *1*, 251-264.

Bernheim, H. *Suggestive therapeutics: A treatise on the nature and uses of hypnotism*. New York: Putnam, 1895.

Blum, G. S. *A model of the mind*. New York: Wiley & Sons, 1961.

Bogen, J. E. The other side of the brain: An appositional mind. *Bulletin of the Los Angeles Neurological Societies*, 1969, *34*, 135-162. Reprinted in R. E. Ornstein (Ed.), *The nature of human consciousness: A book of readings*, San Francisco: W. H. Freeman, 1973.

Bower, G. H., & Gilligan, S. G. Remembering information related to one's self. *Journal of Research in Personality*, 1979, *13*, 420-432.

Bower, G. H., Gilligan, S. G., & Monteiro, K. P. Selectivity of learning caused by affective states. *Journal of Experimental Psychology: General*, 1981, *110*, 451-473.

Brown, G. S. *Laws of form*. New York: E. P. Dutton, 1979.

Castenada, C. *Tales of power*. New York: Simon & Schuster, 1972.

Cheek, D. B., & LeCron, L. M. *Clinical hypnotherapy*. New York: Grune & Stratton, 1968.

Chomsky, N. *Syntactic structures*. The Hague: Mouton, 1957.

Chomsky, N. *Aspects of the theory of syntax*. Cambridge, MA: MIT Press, 1965.

Cooper, L. F., & Erickson, M. H. *Time distortion in hypnosis* (2nd Ed.). Baltimore: Williams & Wilkins, 1959.

Cooper, L. M. Hypnotic amnesia. In E. Fromm & R. E. Shor (Eds.), *Hypnosis: Research developments and perspectives.* Chicago: Aldine-Atherton, 1972.

Davis, P. J., & Hersh, R. *The mathematical experience.* Boston: Houghton-Mifflin, 1981.

Day, M. E. An eye movement phenomenon related to attention, thought, and anxiety. *Perceptual and Motor Skills,* 1964, *19,* 443-446.

Day, M. E. An eye movement indicator of type and level of anxiety: Some clinical observations. *Journal of Clinical Psychology,* 1967, *66,* 438-441.

Deikman, A. Experimental meditation. *Journal of Nervous and Mental Disorders,* 1963, *135,* 329-373.

Deikman, A. Deautomatization and the mystic experience. *Psychiatry,* 1966, *29,* 324-388.

de Shazer, S. *Patterns of brief family therapy: An ecosystemic approach.* New York: Guilford Press, 1982.

Diamond, M. J. The modification of hypnotizability: A review. *Psychological Bulletin,* 1974, *81,* 180-198.

Dilts, R. B., Grinder, J., Bandler, R., Delozier, J., & Cameron-Bandler, L. *Neuro-Linguistic Programming I.* Cupertino, CA: Meta Publications, 1979.

Dorcus, R. M. Fallacies in predictions of susceptibility to hypnosis based on personality characteristics. *American Journal of Clinical Hypnosis,* 1963, *5,* 163-170.

Doyle, A. C. *The complete Sherlock Holmes.* New York: Doubleday, 1905.

Drewes, H. W. *An experimental study of the relationship between electroencephalographic imagery variables and perceptual-cognitive processes.* Unpublished doctoral dissertation, Cornell University, 1958.

Ekman, P. Communication through nonverbal behavior: A source of information about an interpersonal relationship. In S. S. Tomkins & C. E. Izard (Eds.), *Affect, cognition, and personality.* New York: Springer Press, 1965.

Ekman, P. Universal and cultural differences in facial expressions of emotions. In J. Cole (Ed.), *Nebraska symposium on motivation, Volume 19.* Lincoln: University of Nebraska Press, 1972.

Ekman, P. Biological and cultural contributions to body and facial movement in the expression of emotions. In A. Rorty (Ed.), *Explaining emotions.* Berkeley: University of California Press, 1980.

Eliot, T. S. Four Quartets. In T. S. Eliot, *Collected Poems: 1909-1962.* London: Faber & Faber, 1963.

Ellenberger, H. *The discovery of the unconscious: The history and evolution of dynamic psychiatry.* New York: Basic Books, 1970.

Epstein, M. O. On the neglect of evenly suspended attention. *Journal of Transpersonal Psychology,* 1984, *16,* 193-205.

Erickson, M. H. Hypnotic psychotherapy. *The Medical Clinics of North America.* 1948, 571-584. New York: W. B. Saunders Co. Reprinted in Rossi, 1980d.

Erickson, M. H. Deep hypnosis and its induction. In L. M. LeCron (Ed.), *Experimental hypnosis.* New York: Macmillan, 1952. Reprinted in Rossi, 1980a.

Erickson, M. H. Hypnotherapy of two psychosomatic dental problems. *Journal of the American Society of Psychosomatic Dentistry and Medicine,* 1955, *1,* 6-10. Reprinted in Rossi, 1980d.

Erickson, M. H. Pediatric hypnotherapy. *American Journal of Clinical Hypnosis,* 1958, *1,* 25-29. Reprinted in Rossi, 1980d.

Erickson, M. H. Further clinical techniques of hypnosis: Utilization techniques. *American Journal of Clinical Hypnosis,* 1959, *2,* 3-21. Reprinted in Rossi, 1980a.

Erickson, M. H. Identification of a secure reality. *Family Process,* 1962a, *1,* 294-303. Reprinted in Rossi, 1980d.

Erickson, M. H. Basic psychological problems in hypnotic research. In G. Estabrooks (Ed.), *Hypnosis: Current problems.* New York: Harper & Row, 1962b. Reprinted in Rossi, 1980b.

Erickson, M. H. The confusion technique in hypnosis. *American Journal of Clinical Hypnosis,* 1964a, *6,* 183-207. Reprinted in Rossi, 1980a.

Erickson, M. H. The "Surprise" and "My friend John" techniques of hypnosis: Minimal cues and natural field experimentation. *American Journal of Clinical Hypnosis*, 1964b, *6*, 293-307. Reprinted in Rossi, 1980a.

Erickson, M. H. Pantomime techniques in hypnosis and the implications. *American Journal of Clinical Hypnosis*, 1964c, *7*, 64-70. Reprinted in Rossi, 1980a.

Erickson, M. H. An hypnotic technique for resistant patients: The patient, the technique, and its rationale and field experiments. *American Journal of Clinical Hypnosis*, 1964d, *7*, 8-32. Reprinted in Rossi, 1980a.

Erickson, M. H. The use of symptoms as an integral part of therapy. *American Journal of Clinical Hypnosis*, 1965, *8*, 57-65. Reprinted in Rossi, 1980d.

Erickson, M. H. The interspersal technique for symptom correction and pain control. *American Journal of Clinical Hypnosis*, 1966a, *8*, 198-209. Reprinted in Rossi, 1980d.

Erickson, M. H. The experience of interviewing in the presence of others. In L. A. Gottschalk and A. H. Auerback (Eds.), *Methods of research in psychotherapy*. New York: Appleton-Century-Crofts, 1966b. Reprinted in Rossi, 1980b.

Erickson, M. H. Laboratory and clinical hypnosis: The same or different phenomena? *American Journal of Clinical Hypnosis*, 1967, *9*, 166-170. Reprinted in Rossi, 1980b.

Erickson, M. H. A field investigation by hypnosis of sound loci importance in human behavior. *American Journal of Clinical Hypnosis*, 1973, *16*, 147-164. Reprinted in Rossi, 1980b.

Erickson, M. H., & Kubie, L. S. The translation of the cryptic automatic writing of one hypnotic subject by another in a trancelike dissociated state. *The Psychoanalytic Quarterly*, 1940, *9*, 51-63. Reprinted in Rossi, 1980c.

Erickson, M. H., & Rosen, H. The hypnotic and hypnotherapeutic investigation and determination of symptom-function. *Journal of Clinical and Experimental Hypnosis*, 1954, *2*, 201-219. Reprinted in Rossi, 1980d.

Erickson, M. H., & Rossi, E. L. Varieties of double bind. *American Journal of Clinical Hypnosis*, 1975, *17*, 143-157. Reprinted in Rossi, 1980a.

Erickson, M. H., & Rossi, E. L. Autohypnotic experiences of Milton H. Erickson, M. D. *American Journal of Clinical Hypnosis*, 1977, *20*, 36-54. Reprinted in Rossi, 1980a.

Erickson, M. H., & Rossi, E. L. *Hypnotherapy: An exploratory casebook*. New York: Irvington, 1979.

Erickson, M. H., & Rossi, E. L. *Experiencing hypnosis: Therapeutic approaches to altered states*. New York: Irvington, 1981.

Erickson, M. H., Rossi, E. L., & Rossi, S. I. *Hypnotic realities*. New York: Irvington, 1976.

Féré, C. *Sensation et mouvement*. Paris: Alcan, 1887.

Freud, S. (1909). Analysis of a phobia in a five-year old boy. *Standard Edition, 10*, 3-152. London: Hogarth Press, 1955.

Freud, S. (1912). Recommendations to physicians practicing psychoanalysis. *Standard Edition, 18*, 235-254. London: Hogarth Press, 1955.

Freud, S. (1923). Two encyclopedia articles. *Standard Edition, 23*, 209-253. London: Hogarth Press, 1955.

Fromm, E. Activity and passivity of the ego in hypnosis. *International Journal of Clinical and Experimental Hypnosis*, 1972, *20*, 238-251.

Fromm, E., Oberlander, M. I., & Gruenwald, D. Perceptual and cognitive processes in different states of consciousness: The waking state and hypnosis. *Journal of Projective Techniques and Personality Assessment*, 1970, *34*, 375-387.

Ghiselin, B. (Ed.) *The creative process*. New York: Mentor, 1955.

Gill, M. M., & Brenman, M. *Hypnosis and related states: Psychoanalytic studies in regression*. New York: International University Press, 1959.

Gilligan, S. G. Ericksonian approaches to clinical hypnosis. In J. K. Zeig (Ed.), *Ericksonian approaches to hypnosis and psychotherapy*. New York: Brunner/Mazel, 1982a.

Gilligan, S. G. *Effects of emotional intensity on learning*. Unpublished doctoral dissertation, Stanford University, 1982b.

Gilligan, S. G. Generative autonomy: Principles for an Ericksonian hypnotherapy. In J.

K. Zeig (Ed.), *Ericksonian psychotherapy, Volume I: Structures*. New York: Brunner/Mazel, 1985.

Gilligan, S. G. The trance dance: Ericksonian hypnotherapy with couples. Manuscript in preparation, 1986.

Gilligan, S. G., & Bower, G. H. Cognitive consequences of emotional arousal. In C. E. Izard, J. Kagan, & R. Zajonc (Eds.), *Emotion, cognitions, and behavior*. New York: Cambridge Press, 1984.

Glass, A. L., Holyoak, K. J., & Santa, J. L. *Cognition*. Reading, MA: Addison-Wesley, 1979.

Grinder, J., & Bandler, R. *The structure of magic: Volume II*. Palo Alto, CA: Science & Behavior Books, 1975.

Grinder, J., Delozier, J., & Bandler, R. *Patterns of the hypnotic techniques of Milton H. Erickson, M.D., Volume II*. Cupertino, CA: Meta Publications, 1977.

Gordon, D. *Therapeutic metaphor: Helping others through the looking glass*. Cupertino, CA: Meta Publications, 1978.

Gordon, D., & Meyers-Anderson, M. *Phoenix: Therapeutic patterns of Milton H. Erickson*. Cupertino, CA: Meta Publications, 1981.

Haley, J. *Strategies of psychotherapy*. New York: Grune & Stratton, 1963.

Haley, J. *The power tactics of Jesus Christ and other essays*. New York: Grossman, 1969.

Haley, J. *Uncommon therapy: The psychiatric techniques of Milton H. Erickson, M.D.* (paperback edition). New York: W. W. Norton, 1973.

Haley, J. *Problem-solving therapy: New strategies for effective family therapy*. San Francisco: Jossey-Bass, 1976.

Hall, E. T. *The silent language*. Garden City, New York: Doubleday & Co., 1959.

Hall, E. T. *The hidden dimension*. Garden City, New York: Doubleday & Co., 1966.

Hall, E. T. *The dance of life: The other dimension of time*. Garden City, New York: Anchor Press/Doubleday, 1983.

Hartland, J. *Medical and dental hypnosis and its clinical applications* (2nd Ed.). London: Baillière Tindall, 1971.

Hartmann, H. *Ego psychology and the problem of adaption*. New York: International Universities Press, 1958.

Higgins, E. T., Herman, C. P., & Zanna, M. P. *Social cognition: The Ontario Symposium, Volume I*. Hillsdale, NJ: Erlbaum, 1981.

Hilgard, E. R. *Hypnotic susceptibility*. New York: Harcourt, Brace, Jovanovich, 1965.

Hilgard, E. R. *Divided consciousness: Multiple controls in human thought and action*. New York: Wiley & Sons, 1977.

Hilgard, E. R., & Bower, G. H. *Theories of learning* (4th Ed.). Englewood Cliffs, NJ: Prentice-Hall, 1975.

Hull, C. L. *Hypnosis and suggestibility*. New York: Appleton-Century, 1933.

James, W. *Principles of psychology* (2 volumes). New York: Holt, 1890.

Janet, P. *The major symptoms of hysteria*. New York: Macmillan, 1907.

Janet, P. The subconscious. In R. G. Badger (Ed.), *Subconscious phenomena*. Boston: Gorham Press, 1910.

Katz, R. *Boiling energy: Community healing among the Kalahri Kung*. Cambridge, MA: Harvard University Press, 1982.

Koestler, A. *The act of creation: A study of the conscious and unconscious in science and art*. New York: Macmillan, 1964.

Knapp, M. L. *Nonverbal communication in human interactions*. New York: Holt, Rinehart, & Winston, 1972.

Kramer, E. Hypnotic susceptibility and previous relationship with the hypnotist. *American Journal of Clinical Hypnosis*, 1969, *11*, 175-177.

Kris, E. *Psychoanalytic explorations in art*. New York: International Universities Press, 1952.

Kroger, W. S. *Clinical and experimental hypnosis*. Philadelphia: Lippincott, 1963.

Kubie, L. S. *Neurotic distortions of the creative process*. Lawrence, KS: University of Kansas Press, 1958.

Kubie, L. S., & Margolin, S. The process of hypnotism and the nature of the hypnotic state. *American Journal of Psychiatry*, 1944, *100*, 611-622.

Lakoff, G., & Johnson, M. *Metaphors we live by*. Chicago: University of Chicago Press, 1980.

Lankton, S. R. *Practical magic: A translation of basic Neuro-Linguistic Programming into clinical psychotherapy*. Cupertino, CA: Meta Publications, 1980.

Lankton, S. R., & Lankton, C. H. *The answer within: A clinical framework for Ericksonian hypnotherapy*. New York: Brunner/Mazel, 1983.

Lankton, S. R., & Lankton, C. H. *Enchantment and intervention in the family: Training in Ericksonian approaches*. New York: Brunner/Mazel, 1986.

Lay, W. Mental imagery. *Psychological Review Monograph Supply*, 1897, *92*, 1-59.

Leonard, G. *The silent pulse*. New York: E. P. Dutton, 1978.

Mandler, G. *Mind and emotion*. New York: Wiley & Sons, 1975.

Marshall, G. *The affective consequences of "inadequately explained" physiological arousal*. Unpublished doctoral dissertation, Stanford University, 1976.

Maslach, C. Negative emotional biasing of unexplained arousal. In C. E. Izard (Ed.), *Emotions and emotion-cognition interactions in psychopathology*. New York: Plenum Press, 1977.

Masters, R., & Houston, J. *Mind games*. New York: Dell Publishing, 1972.

Orne, M. T. The nature of hypnosis: Artifact and essence. *Journal of Abnormal and Social Psychology*, 1959, *58*, 277-299.

Orne, M. T. On the mechanisms of posthypnotic amnesia. *International Journal of Clinical and Experimental Hypnosis*, 1966, *14*, 121-134.

Pearce, J. C. *The bond of power*. New York: E. P. Dutton, 1981.

Perry, C., Gelfand, R., & Marcovitch, P. The relevance of hypnotic susceptibility in the clinical context. *Journal of Abnormal Psychology*, 1979, *88*, 592-602.

Perry, C., & Laurence, J. R. Hypnotic depth and hypnotic susceptibility: A replicated finding. *International Journal of Clinical and Experimental Hypnosis*, 1980, *28*, 272-280.

Perry, C., & Walsh, B. Inconsistencies and anomalies of response as a defining characteristic of hypnosis. *Journal of Abnormal Psychology*, 1978, *87*, 547-577.

Pribram, K. H. *Languages of the brain: Experimental paradoxes and principles in neuropsychology*. Englewood Cliffs, NJ: Prentice-Hall, 1971.

Prince, M. *Psychotherapy and multiple personality: Selected essays*. Cambridge, MA: Harvard University Press, 1975.

Richardson, A. *Mental imagery*. London: Routledge & Kegan Paul, 1969.

Richeport, M. Erickson's contributions to anthropology. In J. K. Zeig (Ed.), *Ericksonian approaches to hypnosis and psychotherapy*. New York: Brunner/Mazel, 1982.

Ritterman, M. *Using hypnosis in family therapy*. San Francisco: Jossey-Bass, 1983.

Rogers, C. R. *A way of being*. Boston: Houghton-Mifflin, 1980.

Rogers, C. R. Reaction to Gunnison's article of the similarities between Erickson and Rogers. *Journal of Counseling and Development*, 1985, *63*, 565-566.

Rosen, G. History of medical hypnosis. In J. M. Schneck (Ed.), *Hypnosis in modern medicine* (2nd ed.). Springfield, IL: Thomas, 1959.

Rosenhan, D. On the social psychology of hypnosis research. In J. E. Gordon (Ed.), *Handbook of clinical and experimental hypnosis*. New York: Macmillan, 1967.

Rossi, E. L. (Ed.) *The collected papers of Milton H. Erickson, Volume I: The nature of hypnosis and suggestions*. New York: Irvington, 1980a.

Rossi, E. L. (Ed.) *The collected papers of Milton H. Erickson, Volume II: Hypnotic alteration of sensory, perceptual, and psychophysiological processes*. New York: Irvington, 1980b.

Rossi, E. L. (Ed.) *The collected papers of Milton H. Erickson, Volume III: Hypnotic investigation of psychodynamic processes*. New York: Irvington, 1980c.

Rossi, E. L. (Ed.) *The collected papers of Milton H. Erickson, Volume IV: Innovative Hypnotherapy*. New York: Irvington, 1980d.

Rossi, E. L., & Jichaku, P. Therapeutic and transpersonal double-binds: Continuing the legacy of Gregory Bateson and Milton H. Erickson. Paper presented at the Annual Scientific Meeting of the American Society of Clinical Hypnosis. October, 1984, San Francisco.

Rossi, E. L, Ryan, M. O., & Sharp, F. A. (Eds.) *Healing in hypnosis: The seminars, workshops, and lectures of Milton H. Erickson.* New York: Irvington, 1983.

Sachs, L. B. Construing hypnosis as modifiable behavior. In A. Jacobs & L. Sachs (Eds.), *Psychology of private events.* New York: Academic Press, 1971.

Sarbin, T. R. Contributions to role-taking theory: I. Hypnotic behavior. *Psychological Review,* 1950, *57,* 255–270.

Sarbin, T. R. Physiological effects of hypnotic stimulations. In R. M. Dorcus (Ed.), *Hypnosis and its therapeutic applications.* New York: McGraw Hill, 1956.

Sarbin, T. R., & Coe, W. C. *Hypnosis: A social psychological analysis of influence communication.* New York: Holt, Rinehart, & Winston, 1972.

Schacter, S., & Singer, J. E. Cognitive, social, and physiological determinants of emotional states. *Psychological Review,* 1962, *69,* 379–399.

Sheehan, P. W., & Perry, C. W. *Methodologies of hypnosis: A critical appraisal of contemporary paradigms of hypnosis.* Hillsdale, NJ: Erlbaum Press, 1976.

Shor, R. E. Hypnosis and the concept of the generalized reality orientation. *American Journal of Psychotherapy,* 1959, *13,* 582–602.

Shor, R. E. Three dimensions of hypnotic depth. *International Journal of Clinical and Experimental Hypnosis,* 1962, *10,* 23–28.

Shor, R. E., Orne, M. T., & O'Connell, D. N. Psychological correlates of plateau hypnotizability in a special volunteer sample. *Journal of Personality and Social Psychology,* 1966, *3,* 80–95.

Sjoberg, B. M., & Hollister, L. E. The effects of psychotomimetic drugs on primary suggestibility. *Psychopharmacologica,* 1965, *8,* 251–262.

Sokolov, E. N. *Perception and the conditioned reflex.* New York: Macmillan, 1963.

Spiegel, H., & Spiegel, D. *Trance and treatment: Clinical uses of hypnosis.* New York: Basic Books, 1978.

Tart, C. The influence of the experimental situation in hypnosis and dream research: A case report. *American Journal of Clinical Hypnosis,* 1964, *7,* 163–170.

Tart, C. (Ed.) *Altered states of consciousness.* Garden City, NY: Doubleday, 1969.

Tinterow, M. M. *Foundations of hypnosis from Mesmer to Freud.* Springfield, IL: Thomas, 1970.

Varela, F. *Principles of biological autonomy.* New York: Elsevier North Holland, 1979.

Walter, W. G. *The living brain.* London: Duckworth, 1953.

Watzlawick, P., Beavin, J. H., & Jackson, D. D. *Pragmatics of human communication: A study of interactional patterns, pathologies, and paradoxes.* New York: Norton, 1967.

Watzlawick, P., Weakland, J., & Fisch, R. *Change: The principles of problem formation and problem resolution.* New York: Norton, 1974.

Weitzenhoffer, A. M. *Hypnotism: An objective study in suggestibility.* New York: J. Wiley & Sons, 1953.

Weitzenhoffer, A. M. *General techniques of hypnotism.* New York: Grune & Stratton, 1957.

Weitzenhoffer, A. M. Hypnotic susceptibility revisited. *American Journal of Clinical Hypnosis,* 1980, *22,* 130–146.

White, R. W. A preface to the theory of hypnotism. *Journal of Abnormal Social Psychology,* 1941, *36,* 477–505.

Wolberg, L. R. *Medical hypnosis.* New York: Grune & Stratton, 1948.

Young, A. M. Consciousness and cosmology. In C. Muse & A. M. Young (Eds.), *Consciousness and reality: The human pivotal point.* New York: Avon Books, 1972.

Zeig, J. K. (Ed.) *Ericksonian approaches to hypnosis and psychotherapy.* New York: Brunner/Mazel, 1982.

Zeig, J. K. (Ed.) *Ericksonian psychotherapy, Volume I: Structures.* New York: Brunner/Mazel, 1985a.

Zeig, J. K. (Ed.) *Ericksonian psychotherapy, Volume II: Clinical applications.* New York: Brunner/Mazel, 1985b.

Zeig, J. K. The clinical use of amnesia. In J. K. Zeig (Ed.), *Ericksonian psychotherapy, Volume I: Structures.* New York: Brunner/Mazel, 1985c.

Zeitlin, H. Cult induction: Hypnotic communication patterns in contemporary cults. In J. K. Zeig (Ed.), *Ericksonian psychotherapy, Volume I: Structures.* New York: Brunner/Mazel, 1985.

Zimbardo, P. G., Rapaport, C., & Baron, J. Pain control by hypnotic induction of motivational states. In P. G. Zimbardo (Ed.), *The cognitive control of motivation.* Glenview, IL: Scott, Foreman, & Co., 1969.

Zukav, G. *The dancing Wu-Li Masters.* New York: Bantam Books, 1979.

世界图书出版公司
心理咨询与治疗系列

《易术——传统中医、心理剧与创造性艺术之整合》
作者：龚鉥 　　　　　　　　　　定价：36.00元　　出版时间：2007.07

《为何家会伤人》
作者：武志红 　　　　　　　　　　定价：27.00元　　出版时间：2007.07

《解读"疯狂"》
作者：武志红 　　　　　　　　　　定价：25.00元　　出版时间：2007.07

《萨提亚家庭治疗模式》
作者：维吉尼亚·萨提亚 　　　　　　定价：36.00元　　出版时间：2007.06

《成长中的家庭——家庭治疗师眼中的个人、家庭与社会》
主编：贝蒂·卡特　莫妮卡·麦戈德里克　定价：59.00元　　出版时间：2007.04

《夫妻家庭治疗案例研究》
作者：弗兰克·M·达提里欧 　　　　　定价：45.00元　　出版时间：2007.04

《音乐治疗学基础理论》
作者：高天 　　　　　　　　　　　定价：25.00元　　出版时间：2007.04

《另类天才》
作者：达罗德·A·崔佛特 　　　　　　定价：25.00元　　出版时间：2006.12

《青少年心理压力管理手册》
作者：布赖恩·L·西沃德　琳达·K·巴特丽特　定价：22.00元　　出版时间：2006.10

《男孩的脑子想什么》
作者：迈克尔·古里安　凯西·史蒂文斯　定价：28.00元　　出版时间：2006.09

《心理学小品3：真相不止一个》
作者：马家辉 　　　　　　　　　　定价：18.00元　　出版时间：2007.02（重印）

《心理学小品2：快乐的人愈快乐》
作者：马家辉 　　　　　　　　　　定价：19.00元　　出版时间：2007.02（重印）

《心理学小品1：爱与不爱之间》
作者：马家辉 　　　　　　　　　　定价：18.00元　　出版时间：2007.02（重印）

《"他们在跟踪我"——变态心理学案例故事》
作者：安德鲁·格兹费尔德 　　　　　定价：36.00元　　出版时间：2007.04（重印）

《成为有影响力的治疗师》
作者：Len Sperry, Jon Carlson, Diane Kjos　定价：35.00元　　出版时间：2006.05

《作为治疗师的艺术家——艺术治疗的理论与应用》
作者：阿瑟·罗宾斯 　　　　　　　　定价：25.00元　　出版时间：2007.08（重印）

《音乐治疗——理论与实践》
作者：梅塞德斯·帕夫利切维奇 　　　定价：25.00元　　出版时间：2007.04（重印）

《艺术治疗实践方案》
作者：苏珊·布查尔特 　　　　　　　定价：25.00元　　出版时间：2006.01

《重塑心灵》
作者：李中莹 　　　　　　　　　　定价：36.00元　　出版时间：2007.02（重印）

世界图书出版公司
心理学英文原版影印及翻译教材系列

《儿童思维发展》第**4**版（中文版）
作者：**罗伯特·西格勒　玛莎·阿利巴利**　　　　定价：**46.00**元　　出版时间：2006.09

《心理学改变生活》第**8**版（中文版）
作者：卡伦·达菲　　　　定价：**45.00**元　　出版时间：2007.09（重印）

《西尔格德心理学》第**14**版（原版影印）
作者：Edward E. Smith, Susan Nolen-Hoeksema, Barbara L. Fredrickson,
　　　Geoffrey R.Loftus　　　　定价：**78.00**元　　出版时间：2007.03（重印）

《心理统计》第**4**版（原版影印）
作者：Arthur Aron　Elaine N. Aron　Elliot Coups　　定价：**75.00**元　　出版时间：2007.08（重印）

《心理学专业**SPSS 13.0**步步通》第**6**版（原版影印）
作者：Darren George　Paul Mallery　　　　定价：**42.00**元　　出版时间：2007.02（重印）

《变态心理学与心理治疗》第**3**版（原版影印）
作者：Susan Nolen-Hoeksema　　　　定价：**88.00**元　　出版时间：2007.02（重印）

《教育心理学》第**3**版（原版影印）
作者：John Santrock　　　　定价：**68.00**元　　出版时间：2007.02（重印）

《语言的发展》第**6**版（原版影印）
作者：Jean Berko Gleason　　　　定价：**68.00**元　　出版时间：2007.02（重印）

《性别心理学》第**2**版（原版影印）
作者：Vicki S. Helgeson　　　　定价：**78.00**元　　出版时间：2007.02（重印）

《变态心理学与心理治疗》第**3**版（中文版）
作者：Susan Nolen-Hoeksema　　　　定价：**75.00**元　　出版时间：2006.12

《教育心理学》第**2**版（中文版）
作者：John Santrock　　　　定价：**65.00**元　　出版时间：2007.03

《发展心理学——人的毕生发展》第**4**版（中文版）
作者：Robert Feldman　　　　定价：**78.00**元　　出版时间：2007.07

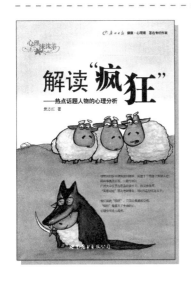

解读"疯狂"——热点话题人物的心理分析

作者：武志红

书号：978-7-5062-8671-8/R·158

开本：小16开

页数：295页

定价：25元

出版日期：2007年7月（重印）

本书精选"健康·心理"专栏的29篇心理分析文章，其中《超级追星族是怎样炼成的》更深地解读了杨丽娟一家的悲剧、闹剧乃至惨剧；《"超级女声"火暴的心理秘密》一文为读者揭示"超女"火暴的心理学必然性；《芙蓉姐姐为什么红遍天》的分析让人对这个网络制造的传奇人物多了一些理解；读过《萨达姆的白日梦与希特勒的情人》后，也许所有被控制欲强的老板压迫的读者都会忍俊不禁。

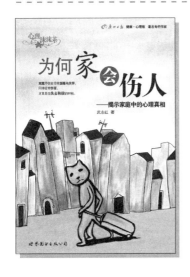

为何家会伤人——揭示家庭中的心理真相

作者：武志红

书号：978-7-5062-8672-5/R·159

开本：小16开

页数：320页

定价：27元

出版日期：2007年7月（重印）

本书精选《广州日报》"健康·心理"专栏32篇阐述家庭教育与个人成长的文章，包括父母溺爱、高考压力、青少年网络成瘾等方方面面的家庭问题。所取案例真实，分析透彻入理。专业的心理学原理与概念在作者笔下也变得生动鲜活，足以被所有普通人理解、接受，进而促进为人父母者的成长，不让家庭伤人的悲剧再次重演。

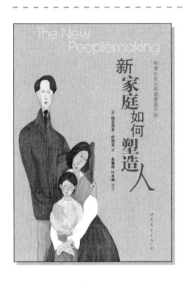

新家庭如何塑造人

原书名：The New Peoplemaking
作者：维吉尼亚·萨提亚
书号：978-5062-8175-1/R·128
开本：小16开
页数：352页
定价：32元
出版日期：2007年7月（重印）

本书作者是美国最具影响力的家庭治疗师之一维吉尼亚·萨提亚。1972年《家庭如何塑造人》在美国出版，即引起极大的反响，增订版的《新家庭如何塑造人》清楚地分析了人在家庭中所经历的成长和蜕变，从中探讨人如何建立自我价值、人际沟通及生活模式，同时透过作者匠心独运的举例和说明，倡导如何沟通思想、如何做好家庭工作，以及如何发展更健全的人格。本书已为一般人士与家庭治疗师们广泛运用。

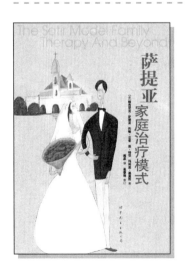

萨提亚家庭治疗模式

原书名：The Satir Model（Family Therapy and Beyond）
作者：维吉尼亚·萨提亚　约翰·贝曼
简·格伯　玛利亚·葛莫莉
ISBN：978-7-5062-8655-8/R·150
开本：小16开
定价：36元
出版日期：2007年5月

本书是萨提亚和三位同事合著的一本关于其治疗手法的理论书籍。该书历时三年完成，是萨提亚最具代表性的专业著作之一。本书涵盖了萨提亚的信念系统，同时详细介绍了萨提亚发展出的强有力的助人技巧，包括雕塑、生存姿态、隐喻、部分派对和家庭重塑等治疗技术。正如萨提亚的其他著作一般，这是一本呈现人类的尊严与内在力量的书。

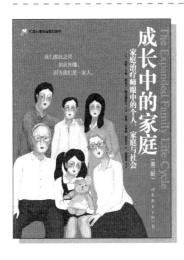

成长中的家庭——家庭治疗师眼中的个人、家庭与社会

原书名：The Expanded Family Life Cycle

作者：贝蒂·卡特 莫妮卡·麦戈德里克

书号：978-7-5062-8656-5/R·152

开本：小16开

页数：663页

定价：59元

出版日期：2007年5月

本书是家庭心理和家庭治疗领域的代表作。它为读者提供了一个框架，在这一框架中，作者将家庭生命周期中的应激，家庭的代际历史及社会文化因素完美地结合起来并用于理解家庭的功能。此外，本书既适用于大学生教育也能适用于研究生教育，既能为初学者又能为更高年级的学生提供有价信息。这些信息非常清晰，它们是由经验丰富的临床工作者所提供，并例举了大量的临床案例加以佐证，读来引人入胜。

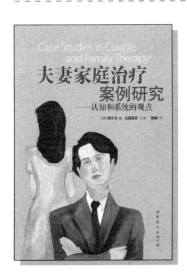

夫妻家庭治疗案例研究——认知和系统的观点

原书名：Case Studies in Couple and Family Therapy

主编：弗兰克·M·达提里欧

书号：978-7-5062-8666-4/R·156

开本：小16开

页数：496页

定价：45元

出版日期：2007年5月

本书收集整理了夫妻家庭治疗领域许多杰出的实践者的案例报告，全面展示了当前活跃在这一领域中的18种方法流派。对于每一种方法，本书都介绍了其治疗过程和目标，并附有详细的案例，以便读者真切地获知杰出治疗师是如何工作的。此外本书还探讨了在当前的系统方法中，认知行为策略可以扮演的角色。

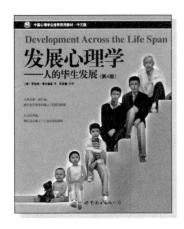

发展心理学——人的毕生发展（中文版 · 第4版）

原书名：Development Across the Life Span 4/e

作者：罗伯特 · 费尔德曼

书号：978-7-5062-8657-2/R · 152

开本：大16开

页数：856页（含8页彩色插图）

定价：78元

出版日期：2007年7月

本书按照时间发展的顺序为学生呈现了人类发展的整体概观——从怀孕那一刻到死亡，集中于身体上、认知上、社会上，以及人格上的发展。这本书提供了最新的各个心理学分支的理论研究，并关注于研究的具体应用，因此吸引了很多不同背景和职业目标的学生。Feldman教授从一个独特的视角阐述了发展心理学领域的广阔范围以及其中的各种差异性，通过询问学生如何将所学知识和自身发展经历联系起来的方式，极大地激发了学在人类发展主题中的内在兴趣。这本书发展心理学教材中的经典教材，属于美国AAA级心理学教材（最佳教材）。

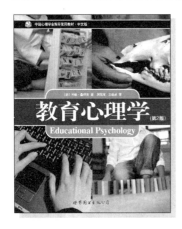

教育心理学（中文版 · 第2版）

原书名：Educational Psychology, 2/e

作者：约翰 · 桑切克

书号：978-7-5062-8585-6/R · 145

开本：大16开

页数：688页（含8页彩色插图）

定价：65元

出版日期：2007年3月

本书于2001年第一次出版，受到了教师和学生的一致好评，并被评为麦格劳－希尔出版公司当年的初版最佳教材。为了更好地修订该教材，修订前出版公司收集了大量一线教师关于"期望从教育心理学教材中获得什么"以及"理想的教育心理学教材该是怎样的"等问题的反馈意见，作者根据教师的反馈意见对教材做出了修订，保留了第一版中优秀的内容，修改增加了一些新内容，完成了本版——第二版书籍的出版工作。

Reader's Suggestion

读者意见卡

为了使我们能够向您提供更优质的服务，烦请您填写下表后寄回本公司。同时，您将可以定期收到所感兴趣的新书书讯。

也可以访问我们的博客：http://blog.sina.com.cn/wpcpsy，欢迎在上面留言。

您购买的书是：《艾瑞克森催眠治疗理论》

您购买本书的方式是：□书店　□网上　□报刊亭　□商场　□其他 _____

您从哪里获得本书信息：□朋友推荐　□报刊广告　□网上　□书店　□其他 _____

您看过本书后，认为：

1、本书选题新颖程度：　□新颖　□一般　□不够新颖

2、本书译著者编译水平：　□好　□一般　□不好（原因是：　　　　　　　　）

3、本书封面及装帧设计：　□好　□一般　□不好（原因是：　　　　　　　　）

4、本书用纸及印刷质量：　□好　□一般　□不好（原因是：　　　　　　　　）

您感兴趣的图书类别有：

您是否希望收到我公司的定期书讯：　□是　□否

您的建议：

您的姓名：　　　　年龄：　　　　职业：　　　　学历：

通讯地址及电话：_____

E—mail地址：_____

请寄往：北京朝内大街137号世界图书出版公司编辑部心理学编室　邮编100010

世界图书出版公司